GUIDANCE TO SEX THERAPY

性機能不全のカウンセリングから治療まで
セックス・セラピー入門

日本性科学会 編集

金原出版株式会社

序

　日本性科学会は1995年に『セックス・カウンセリング入門』を，2005年に『セックス・カウンセリング入門　改訂第2版』を出版し，セクシュアリティやセックス・カウンセリングに関心のある多くの読者に好評をいただいた。その後，10年以上が経過し，新たに本書，『セックス・セラピー入門』を出版することになった。

　本書にはいくつかの特徴がある。

　まず，第一に最新の性機能不全の概念理解を反映したことである。男性性機能不全は薬物療法の進展に伴い，より客観的具体的指標で評価されるようになった。一方，女性性機能不全は，「男性性機能不全の女性版」ではなく，女性独自の研究が進展し，より主観的指標が導入され，また，欲求，興奮，オルガズムという直線的進行だけでなく，それぞれの段階が影響を与えながら，時に円環的に進行するものへと理解されるようになったのである。そういった理解を本書は平明に説明している。

　また，前書と比較し，「セックス・セラピー」により焦点を絞った。近年我が国でも，セクシュアリティ全般への関心が高まり，LGBT，性暴力等をテーマにした出版も増えている。一方，セックス・セラピーを詳しく論じたものは乏しい。そこで，本書はセックス・セラピーにぐっと焦点を絞って論じた。

　論じるにあたっては，多様な個人それぞれに有用なセックス・セラピーになるように留意した。すなわち，個人個人の，セクシュアリティ，心身の状態，ライフステージなどにより，セックスの目的や位置づけは異なる。もっぱら，生殖目的に腟とペニスを結合させるだけではなく，セックスの様々な意味ややり方にも留意し，個人個人の豊かな人生に寄与できるセラピーであろうとしている。

　執筆においては，実際に現場の第一線で臨床や実践にあたっている先生方にお願いした。インターネットの発達した現在，セックスに関してもネット上で膨大な情報を得ることができる。しかし，膨大であるがゆえに，どの情報にどれほどの信頼性があるのか不明で，逆に信用できる情報を得にくくなっている。本書はそれぞれの分野の専門家が，責任をもって記している。インターネットの時代でも，信用できる情報源として，読者に有用であると確信する。

　本書により，日本のセックス・セラピーが進展し，人々の豊かなセクシュアリティの向上に寄与できれば幸いである。

2018年4月

日本性科学会

針間　克己

執筆者一覧

- **編集** 日本性科学会
- **執筆**
阿部　輝夫	あべメンタルクリニック
天野　俊康	長野赤十字病院泌尿器科
荒木乳根子	田園調布学園大学
石丸径一郎	お茶の水女子大学生活科学部心理学科
今井　伸	聖隷浜松病院泌尿器科
内田　洋介	玉昌会高田病院泌尿器科
榎本　小弓	大阪市立大学大学院医学研究科女性生涯医学 / 女性診療科
大川　玲子	国立病院機構千葉医療センター産婦人科
大谷眞千子	元 千葉県立保健医療大学健康科学部看護学科
織田　裕行	関西医科大学総合医療センター精神神経科
金子　和子	日本性科学会カウンセリング室
茅島　江子	秀明大学看護学部
小堀　善友	獨協医科大学埼玉医療センター泌尿器科
早乙女智子	主婦会館クリニック
白井　雅人	順天堂大学医学部附属浦安病院泌尿器科
菅沼　信彦	京都大学大学院医学研究科人間健康科学系専攻
関口　由紀	女性医療クリニック LUNA グループ
宋　美玄	丸の内の森レディースクリニック
高橋　幸子	埼玉医科大学社会医学 / 産婦人科
田中　奈美	つくばセントラル病院産婦人科
田中　祝江	東邦大学医療センター大森病院リプロダクションセンター
道木　恭子	帝京平成大学ヒューマンケア学部看護学科
永井　敦	川崎医科大学泌尿器科
花村　温子	埼玉メディカルセンター心理療法室
針間　克己	はりまメンタルクリニック
平田　俊明	平（たいら）カウンセリングルーム / 東洋大学白山キャンパス医務室
藤井　祐美	主婦会館クリニック
森村　美奈	大阪市立大学大学院医学研究科総合医学教育学 / 総合診療センター
渡辺　景子	日本性科学会カウンセリング室
渡邊　知映	上智大学総合人間科学部看護学科

（五十音順）

CONTENTS

第Ⅰ章 セックス・セラピーを実践するために知っておくべき「セクシュアリティ」

1. 性の健康とセックス・セラピー ……………… 大川 玲子 …… 8
2. 性の健康とその権利 ……………………………… 早乙女 智子 … 10

第Ⅱ章 人間の性反応

1. 性反応理解の歴史 ………………………………… 大川 玲子 …… 23
2. 女性の性反応 ……………………………………… 早乙女 智子 … 26
3. 男性の性反応 ……………………………………… 今井 伸 ……… 43

第Ⅲ章 DSM-5における新しい性機能不全分類

1. 女性 ………………………………………………… 大川 玲子 …… 52
2. 男性 ………………………………………………… 針間 克己 …… 61

  コラム DSM-5から姿を消した性嫌悪症 ……… 阿部 輝夫 …… 69
  コラム "性嫌悪"はなくなったが ………………… 金子 和子 …… 71

第Ⅳ章 セックス・セラピー総論

1. セックス・セラピストの条件 ………………… 石丸 径一郎 … 73
2. セックス・セラピーの倫理 …………………… 石丸 径一郎 … 77
3. セックス・セラピーの基礎 …………………… 金子 和子 …… 81
4. 認知行動療法とセックス・セラピー ………… 石丸 径一郎 … 84
5. 領域別のセックス・セラピー
   ❶ 精神科 …………………………………… 阿部 輝夫 …… 92
   ❷ 婦人科 …………………………………… 藤井 祐美 …… 105
   ❸ 泌尿器科 ………………………………… 今井 伸 ……… 115
   ❹ 看護 ……………………………………… 茅島 江子 …… 122
   ❺ 心理 ……………………………………… 花村 温子 …… 136
   ❻ メール相談 ……………………………… 田中 祝江 …… 141

第Ⅴ章 性機能不全へのセックス・セラピー

1. セックス・セラピーの進め方 ………………… 金子 和子 …… 151
2. **女性性機能不全**
   ❶ 心理 ……………………………………… 金子 和子 …… 184
   ❷ 婦人科 …………………………………… 大川 玲子 …… 198
   ❸ 女性性機能障害に対する薬物療法 …… 関口 由紀 …… 207
3. **男性性機能不全**
   ❶ 精神科 …………………………………… 阿部 輝夫 …… 214
   ❷ 泌尿器科(性欲、勃起障害) …………… 永井 敦 ……… 227
   ❸ 泌尿器科(射精障害) …………………… 今井 伸 ……… 236

CONTENTS

第VI章 ライフステージとセックス・カウンセリング

1. 乳幼児期・児童期 ……………………………………… 渡辺 景子 …… 243
2. 思春期
    ❶ 女性 ……………………………………………… 高橋 幸子 …… 250
    ❷ 男性 ……………………………………………… 天野 俊康 …… 257
3. 性成熟期
    ❶ 不妊（女性）…………………………………… 大川 玲子 …… 265
    ❷ 不妊（男性）…………………………………… 小堀 善友 …… 272
    ❸ 周産期 …………………………………………… 早乙女 智子 …… 280
    ❹ 母乳育児中のセックス・カウンセリング …… 田中 奈美 …… 286
    ❺ 生殖医療 ………………………………………… 菅沼 信彦 …… 293
4. 中年期
    ❶ 女性 ……………………………………………… 大川 玲子 …… 297
    ❷ 男性 ……………………………………………… 天野 俊康 …… 303
5. 老年期
    ❶ 女性 ……………………………………………… 荒木 乳根子 …… 311
    ❷ 男性 ……………………………………………… 永井 敦 …… 318

第VII章 性的少数者へのセックス・セラピー

1. レズビアン，ゲイ，バイセクシュアル（LGB）……… 平田 俊明 …… 324
2. トランスジェンダー …………………………………… 針間 克己 …… 336

第Ⅷ章 パラフィリアをもつ人へのセックス・セラピー
……… 石丸 径一郎 345

第Ⅸ章 疾患とセックス・セラピー

1. 疾患をもつ人のセクシュアリティ ……… 大谷 眞千子 355
2. 疾患別のセックス・セラピー
   - ❶ 性感染症 ……… 早乙女 智子 367
   - ❷ 乳がん ……… 渡邊 知映 373
   - ❸ 婦人科手術 ……… 森村 美奈, 榎本 小弓 378
   - ❹ 泌尿器科手術 ……… 内田 洋介 389
   - ❺ 身体障害 ……… 道木 恭子 394
   - ❻ 精神疾患 ……… 織田 裕行 407
   - ❼ 薬物の副作用により生じる女性の性機能障害 早乙女 智子 413
   - ❽ 薬物の副作用により生じる男性の性機能障害 白井 雅人 421

第Ⅹ章 喜びを高めるためのセックス・セラピー

1. 女性 ……… 宋 美玄 426
2. 男性 ……… 永井 敦 437

索 引 ……… 442

第 I 章 セックス・セラピーを実践するために知っておくべき「セクシュアリティ」

1 性の健康とセックス・セラピー

　セックス・セラピーは，**性機能不全（sexual dysfunction），性機能障害（sexual disorder）に対する治療**である。この2つの用語は強いて言えば前者は総称として，後者は個別の疾患名として用いられるが，ほとんど同じ意味なので，本項では「性機能不全」を使用する。一方，セラピー（therapy）を直訳すれば治療全般となるが，慣用的には精神療法ということになっており，セックス・セラピーも性機能不全に対する心理的療法（行動療法を含める）とするのが国際的には誤解のない使用である。しかし本書は心理的療法を中心に，身体的診断・治療も含め，かつセックス

が本来影響を受ける関係性や社会性を考慮した全人的治療を考えて構成されている。

性の健康世界学会（World Association for Sexual Health：WAS）が2007年に掲げた性の健康の重要課題（モントリオール宣言）8項目のうち，本書の中核テーマ「セックス・セラピー」は，第7番に掲げる"Identify, address and treat sexual concerns, dysfunctions and disorders."（**性に関する悩み，性機能不全，性障害の存在を認識し，それらに取り組み，治療する**）（15頁参照）への取り組みの一つである。

性機能不全はICD-10（国際疾病分類）にも載る疾患であるが，日本では保険病名として採用していないため，検査も治療もそうした病名で健康保険を使えない。薬物処方も然りである。そうした日本の現状打開も我々の課題である。世界的には性機能関連の論文は，インターネット検索でも数え切れないほどある。日本にはないが，"department of sexology"を擁する大学も数多くみられ，その多くで性機能不全への研究，診療を行っている。しかしWASが性の健康課題に一項目挙げているところを見れば，世界的にもその認知と対応は不十分であり，その充実は重要課題なのであろう，と改めて現状が認識される。

人間の性は生殖以外の目的や意味を多くもっており，なかでも性の喜びは人間的なものであり，幸福（well-being）の要素である（WASモントリオール宣言 第8番）。性行動の負の側面，暴力，生殖に関連した疾患，性感染などを排除することも困難であるが，それらのリスク回避のために性行為という人間の根源的な営みを否定してはいけない。心身の障害，疾患があっても，多様なジェンダーや性指向の人を含めて，それがパートナーの性の健康を侵さない限り，性の喜びを本来のものとして，必要であればサポートしなければならない。その方法がセックス・セラピーである。

〔大川 玲子〕

2 性の健康とその権利

性の健康である「セクシュアルヘルス」は，世界保健機関（World Health Organization：WHO）[1]の健康の定義に則した，健康の概念の重要な柱の一つである。生物の三大欲求である睡眠欲，食欲，性欲を満たして健康に生きることは生物の本質とも言える。

❶ 性の健康をとりまく状況

「性の健康」の基本は，個人の健康課題である。しかしながら，個人的な健康概念にとどまらず，多くはパートナーとの関係性や社会通念によって問題意識が発生し，それに伴って健康課題が生じる。それに対して専門家は性に関する知識や診療経験を駆使してカウンセリングや情報提供，治療を行い問題解決につなげていくことができる。クライエントのニーズは医療従事者が思う健康の概念と異なることもありうるが，身体的，社会的，精神的にクライエントが「健康であること」とは何かを共に考えるスタンスが重要である。

性の健康の概念は未だに進化し続けており，そこには長い歴史と差別や偏見に対する人々の戦いがある。20世紀に入ってからも，最初の段階は家族計画や女性に対する性暴力や差別との戦いであった。これがいわゆる「リプロダクティブヘルス・ライツ」である。その次の段階として，いわゆる性の健康，「セクシュアルヘルス・ライツ」が明言された。しかし，その先にはヘテロセクシュアルに限定しない，**性指向と性自認**（sexual orientation and gender identity：SOGI）**の自由**を含めた新しい人権への眼差しがある。性の自由は，常識的な規範や秩序といった社会通念と個人の尊厳のバランスの中で模索され続けている。

❷ 性の健康・権利の変遷

　旧約聖書の創世記38章にある，亡くなった兄の代わりに兄嫁と結婚したオナンが精液を地に放出したことが「オナニー」の語源とされているように，人類の歴史の中で文学や絵画などの芸術の中には様々な性表現が認められ，社会背景を暗喩的に，あるいは如実に表している。

　1929年にヨーロッパを中心としたThe World League for Sexual Reform programが発表した宣言には，結婚の権利や離婚の権利，女性も社会の一員であること，産児調節，すなわち子どもを持つことに責任を取ること，優生思想，性産業や性感染症の防止，などが書かれている。

　その後，1975年にはWHOが人のセクシュアリティに関する教育や治療に言及している。近年で最も大きな転換点は，1994年の国際人口開発会議（International Conference of Population and Development：ICPD）の**リプロダクティブヘルス・ライツ（性と生殖に関する健康とその権利）**である。それまでの母子保健（maternal child health care）から視点を個人に移し，生涯を通じた女性の健康を思春期から更年期まで幅広くケアする考え方であり，生殖に深く関わる女性のみならず，すべての人の性の健康を含む概念となった。人工妊娠中絶の権利も避妊や出産等，他の課題と同等の権利とみなされ，日本を含めた多くの国連加盟国が批准した。思想，信条，宗教の違いをこえて性の権利が認められたのは重要なことである。20年後の2014年に見直され議論になったが，人工妊娠中絶の権利を含めて大きな変更はされなかった。この概念は，狭義の男女の生殖に関する健康から，個人の様々なジェンダーの性の健康とその権利，すなわち「Sexual Health and Rights」へと変わっていく（表1）。

　様々な宣言や提案が出されているが，性の権利宣言（Declaration of Sexual Rights）は，1999年8月に香港で開催された第14回 性の健康世界学会（WAS）において採択された，性に関する基本的かつ普遍的な権利として掲げられた11項目からなる宣言である。国際家族計

表1 性の権利の概念出現の4段階(A.Giami)[2]

1) 性の健康の概念の導入
    1975　世界保健機関（WHO）　人のセクシュアリティの教育と治療：医療従事者のトレーニング（WHO会議報告）
    1987　WHO欧州事務局　性の健康の概念（ワーキンググループ報告）

2) 人権において，性の問題と，生殖やジェンダーの問題を含むこと
    1968　国際連合　テヘラン宣言　国際人権会議の最終提案
    1993　世界人権会議　ウィーン宣言と行動計画
    1994　国際人口開発会議（ICPD）（カイロ会議）
    1995　第4回 世界女性会議　報告（北京会議）

3) 性と生殖の健康領域での人権を包括
    1996　国際家族計画連盟　性と生殖の権利
    1997　性の健康世界学会（WAS）　性の権利宣言（バレンシア）
    1999　WAS　性の権利宣言（香港）
    2000　全アメリカ健康組織/WAS　性の健康の推進　行動計画
    2002　WHO　地域諮問会議
　　　　　性の健康と性の権利に関する仮定義
    2005　モントリオール宣言
    2014　WAS　性と生殖の権利改訂版　性の権利宣言

4) ジェンダーアイデンティティや差別に対する闘いに関連する課題の出現
    2007　ジョグジャカルタ原則　性指向と性自認に関連する国際人権法
    2009　ジェンダーアイデンティティと人権に関する報告書
    2015　欧州議会　欧州のトランスジェンダー差別に対する決議案

画連盟（International Planned parenthood Federation: IPPF）でも「Sexual and Reproductive Rights」として1996年に宣言が出され，2003年，2008年に改訂されている。以下に2005年のモントリオール宣言および，2014年版の性の権利宣言を示す。このような取り組みがなされる背景には，一般社会において，性の健康や性の権利を守ることが簡単ではないという現実がある。性の健康に携わる医療従事者等は，この内容をよく理解し，実践する必要がある。カウンセリングやセラピーを行う支援者が理解して初めて，クライエントやその関係者を理解，支援することができる。

性の健康世界学会 モントリオール宣言"ミレニアムにおける性の健康"
第17回 世界性科学会会議（モントリオール2005）

我々，第17回 世界性科学会会議の参加者は，性の健康世界学会（WAS）の任務を全うし，生涯を通じた「性の健康」の促進に全力を尽くすことをここに明言する。我々はまた，「性の権利（セクシュアル・ライツ）宣言」（WAS, 1999），パンアメリカン保健機関（PAHO）とWASによる2000年度報告書『セクシュアル・ヘルスの推進：行動のための提言』，世界保健機関（WHO）が2002年に策定した「性の健康と性の権利に関する仮定義」をここに再確認する。「国連ミレニアム宣言」を含めた様々な国際的合意文書に掲げられている通り，持続可能な健康と開発に関する目標，および指標の実現に向けた共同行動が緊急に必要であることを考慮する。その上で，

我々は宣言する

「性の健康」の促進は，健全な心身（wellness）と幸福（well-being）の達成や持続可能な開発の実現における中心的課題であり，まさに「ミレニアム開発目標」（MDGs）における中核的課題である。個人やコミュニティが健康であれば，個人と社会の貧困撲滅に対してより貢献することができる。個人的・社会的責任と平等な社会的交流を育みつつ，「性の健康」を推進することが，生活の質の向上と平和の実現に繋がっていく。した

がって，我々は，すべての政府，国際機関，民間組織，学術機関，社会全体，および特に，性の健康世界学会（WAS）に加盟するすべての組織に対して，以下のことを強く求める。

1. すべての人々の「性の権利」を認識し，促進し，保証し，保護する

「性の権利」は，基本的人権の不可欠な部分を成すものであり，奪うことのできない普遍的なものである。すべての人々に保証されるべき「性の権利」なくして，「性の健康」を獲得することも，保持することもできない。

2. ジェンダーの平等を促進させる

「性の健康」には，ジェンダーの平等と相互の尊重が必要である。ジェンダーに関わる不平等や不均衡な力関係は，建設的かつ調和のとれた人間的交流を妨げ，「性の健康」の獲得を妨げる。

3. あらゆる形態の性暴力および性的虐待を排除する

社会的烙印（スティグマ）や差別，性的虐待，強制や暴力から人々が解放されないかぎり，「性の健康」は達成されない。

4. セクシュアリティに関する包括的な情報や教育を広く提供する

「性の健康」を達成するためには，若者を含めたすべての人々が，生涯を通じて，包括的セクシュアリティ教育，および「性の健康」に関する情報とサービスにアクセスできる状況でなければならない。

5. 生殖に関する健康（リプロダクティブ・ヘルス）のプログラムの中心的課題は「性の健康」である，という認識を確立する

生殖は，人間のセクシュアリティの重要な側面のひとつである。それが望まれ，また計画されたものである場合には，人間関係や個人的満足の向上に繋がる。「性の健康」は，「リプロダクティブ・ヘルス」よりも包括的な概念である。既存のリプロダクティブ・ヘルス・プログラムについては，それが取り扱う範囲を広げ，セクシュアリティの様々な側面と「性の健康」について包括的に取り組むようにしなければならない。

6. HIV／AIDSや他の性感染症（STI）の蔓延を阻止し，状況を改善する

「性の健康」にとって，HIV／AIDSや他の性感染症（STI）の予防，強制

ではなく, 自発的に受けることのできる検査やカウンセリング, 包括的ケアと治療など, これらすべてに普遍的なアクセスを確保することは必要不可欠である。普遍的なアクセスを保証するプログラムをただちに拡充すべきである。

7. 性に関する悩み, 性機能不全, 性障害の存在を認識し, それらに取り組み, 治療する

性的に充足していることは生活の質の向上に繋がるため, 性に関する悩み, 性機能不全, 性障害の存在を認知し, それらに取り組み, 治療することは重要である。

8. 性の喜びは幸福(well-being)の一要素であるという認識を確立する

「性の健康」とは, 単に疾病がない状態を意味するに留まらない。性の喜びや満足は幸福(well-being)にとって不可欠な要素であり, これを広く世界に伝え, 促進すべきである。

世界・地域・国・地方がそれぞれのレベルで掲げる「持続可能な開発に向けた行動計画」を遂行していくに当たり, 次のことが必要不可欠である。すなわち, 「性の健康」への取り組みを優先課題のひとつとし, それに対する充分な資源を配分すること。系統的・構造的に存在しているさまざまな障壁に立ち向かい, 改善状況を注意深く見守っていくことである。

第17回 世界性科学会会議 2005年7月15日 カナダ・モントリオール

2006年3月, 日本性科学連合 翻訳

(http://www.jex-inc.co.jp/assets/images/montreal.pdf)

性の権利 Sexual Rights (WAS, 2014)

性の権利とは, セクシュアリティに関連する人権である。

1. 平等, 無差別の権利

(The right to equality and non-discrimination)

学校現場や職場などの集団で一人ひとりの性を尊重するには, その集

団の均一性の中においても，個性としての多様性を認めるということである。規律や時間管理，仕様を守ることと多様性を認めることは，一見，整合性が取れない。しかしながら，区別はともかく，差別はしないというスタンスが何より重要である。性別，婚姻状態，思想，信条，宗教，学歴，肌の色，出身地などと同様，セクシュアリティに関しても差別しないことは基本的人権として重要である。

2. 生活，自由，安全性の権利
（The right to life, liberty, and security of the person）

近年目立っているのは，同性愛者の住居問題である。また，日常的には外出先や職場でのトイレや更衣室の使用についての見解の相違が多い。LGBTトイレなどの設置もあるが，特別扱いすることが心地よいかどうか，当事者ニーズにそって考える必要がある。

特別扱いではなく生活の自由を守られること，その際に心身の安全が担保されることは，医療現場でも難しい場合に直面する。受付の際の保険証の性別記載，入院時の大部屋の扱い，手術の説明等で，血縁者と同居者であるパートナーのどちらの同意を優先するかなど，院内である程度の想定に対して取り決めをしておくことが望ましい。HIV陽性者の透析，不妊治療なども事実上，受け入れ先が極めて少なく，制限が多くなっている。

3. 自律と身体権
（The right to autonomy and bodily integrity）

性に関するその人らしさについて，他者が口出ししたり評価しないこと。妊娠した場合に，本人の意思に反して産ませようと勧めることも身体権の侵害である。日本では明治時代に制定された刑法堕胎罪が未だに撤廃されていないが，これも女性の身体権の侵害である。同様に，結婚の意思のない未婚男性に結婚を勧めたり，子どもがいて一人前などの発言は，自律を阻害する。性交に関しても，誰かの性行為のあり方をそれはおかしい，と考えるのは身体権の侵害である。厳密には「普通の人の普通のセックス」など存在しないと考えるべきである。あるとしたら，大まかな括りのほぼ満足した状態があるだけである。性の好みや頻度などは基本的に

指図されるものではない。ただ, 経験や知識が少ない場合に, 専門家が例を示したり, 知識を提供することは必要かもしれない。日本では, 嫡出子と非嫡出子の差は目立たないが, 実際, 法的には相続や社会保障の点で差がある。避妊方法も限られており, 人工妊娠中絶のケアや人工妊娠中絶薬の導入が遅れており, 方法やケアとも十分とは言えず, 改善の余地がある。男性のED診療についてもまだ一部偏見があり, 十分なケアがされているとは言い難い。

4. 拷問, 残虐, 非人道的, あるいは粗末な治療や罰のないこと
　（The right to be free from torture and cruel, inhuman, or degrading treatment or punishment）

　日本は同性婚を認めてはおらず条例のみ存在するが, 同性愛が違法とされる国が国連加盟国の中で半数くらいある。また, 性のダブルスタンダードにより, 女性が夜間外出するだけで性被害に遭って命を落としたり, 性被害に遭った被害者がそれを恥じた親族に惨殺されたりする国もある。また, 婚外交渉や婚外子に対する差別も人道的ではないが, 2015年に廃止されるまでは韓国では不倫は姦通罪で罰せられた。イスラム国では不倫に対して石打ちの刑がある。超音波検査で女児とわかると人工妊娠中絶を行っていた国や地域も過去にはあった。

5. あらゆる種類の暴力や弾圧のないこと
　（The right to be free from all forms of violence and coercion）

　身体的, 精神的に望まない性行為をされれば, それは広義の暴力や性被害となる。日本では, 日常的に社会やメディアなどで, 無造作な性的表現が視覚的聴覚的にまき散らされており, それが暴力であるとの認識がされないことも多い。人間社会においては, 人と人の間に様々な見解や影響, 軋轢が生じるのは当たり前のことではあるが, 社会的あるいは関係性において, 優位に立つ者からの避けがたい言動は暴力になりうることを意識することは重要である。往々にして, 加害となる言動をする方は覚えていなくても, された方は覚えているものである。また, あからさまに権力などを用いて, 相手の尊厳を損ねる言動を弾圧といい, 国家や社会など

で組織的に行われることがある。特に性暴力や性的な弾圧は個人の生きる力を奪うもっとも卑劣な言動である。

6. プライバシーの権利
（The right to privacy）

プライバシーは誰にでもあり，守られるべきものである。性教育の担当者が性的な質問を受けて困るのは，こうしたプライバシーの侵害をされやすいことにある。しかしながら，専門家として教育を施すことと，自らのプライバシーを晒すことは全く関係しない。

診療の場において，カウンセラーやセラピストは，安心して自分のプライバシーを守りながら診療を行うべきである。

同様に，クライエントも，相談に必要な情報開示は必要だが，あえて言いたくないことを言う必要はない。もちろん，相談を通じて得た情報をカウンセラーが他者へ漏洩することは厳禁である。他者の事例を例に引く場合もプライバシーに十分配慮することで信頼を得やすく，信頼されることでより多くの情報が引き出せるので具体的なアドバイスがしやすくなる。

7. 達成可能な最高レベルの標準的な健康の権利

快適で，満足できる安全な性経験の可能性のある性の健康を含む。

（The right to highest attainable standard of health, including sexual health; with the possibility of pleasurable, satisfying, and safe sexual experiences）

誰でも完全に自由で思い通りの性的欲求を満たせたら幸せだろう。SOLO SEX(マスターベーション，オナニー，自慰ともいう)であれば，健康を損ねない限り何をしてもよい。TENGAなどの男性のマスターベーショングッズ，女性用のバイブレーターやローター，潤滑ゼリーなどの器具を用いてもよいだろう。しかし，ここで述べているのは何をしても良いということではない。誰もが性的に自由であるとき，自分の性欲を満たすために他者の自由や権利を損ねてはならない。したがって同意のない性的行為でない限り，という制限は依然としてつきまとう。

8. 科学的過程や応用を享受する権利
（The right to enjoy the benefits of scientific progress and its application）

昨今の性や生殖を取り巻く環境は刻々と変化している。最新の技術はすぐには普及せず，誰もが享受できるものではないが，そうあるような努力は必要である。避妊や不妊治療，妊娠・出産のケア，人工妊娠中絶ケアなどは最新で安全な方法をとることが望ましい。避妊や人工妊娠中絶に関しては，国内での専門家が少なく，十分な研究，医療の進歩が取り入れられていない。保険診療外であるために，避妊や人工妊娠中絶に関して公的機関での取り組みが少なく，国内では信頼できる統計もない。また，性感染症の予防や治療に関しても同様である。性別違和に対する医療は，必要な人に十分に行きわたることが望ましいが，過度な医療介入はすべての領域において控えるべきである。

9. 情報を得る権利
（The right to information）

性に関する情報は，どんな妨害も受けず，科学的・倫理的な研究により生み出され，すべての社会階層に適切に伝えられるべきである。学校では学校保健法のもとに，保健センターでは地域保健法のもとに施策が行われている。その他，メディアやインターネット情報，医療情報など様々な情報があるが，情報過多のために，どの情報が自分にとって有用なのかの判断に迷うことも起こりやすい。専門家はその個人に必要な情報の整理ができるよう適切な助言が求められる。

10. 包括的なセクシュアリティ教育への権利
（The right to education and the right to comprehensive sexuality education）

セクシュアリティ教育（性教育を含む，より広いもの）はライフサイクル全体にわたり，すべての社会制度を巻き込んで行われる過程であることが望ましい。『Human Sexuality Today』[3]では，セクシュアリティとは何か，生殖器の構造，ホルモン，性反応，性感染症，避妊，妊娠と子育て，

ジェンダーと性別役割, 性指向, 大人の性行動, 愛と関係性, 性の問題や治療, パラフィリアや多様な性, 性被害, 性産業と法などの章立てがある。

性器の名称を教えるかどうか, 妊娠について教えるかどうかなどと狭義の性教育で制限をかけるより, より人道的で性愛を含めた人間性の教育が必要である。性の相談では, 性知識のなさによって結婚後何年も性行為がうまくいかない事例がある。性を特別扱いする必要はなく, 性教育も人生の質を高める教育の一環として行われるべきである。

11. 結婚への自由参入, 形成, 解消に対する完全で自由な意思を行使する権利
(The right to enter, form, and dissolve marriage and full and free consent)

婚姻は多分に社会化された性表現の一種であり, パートナーシップを公表する手段でもある。モノガミー（単婚）やポリガミー（重婚）または, ポリアモリー（複数の親密な関係性）など, 時代や社会, 宗教によって変遷する。ブラジル, オランダなどでは3人婚も法的に認められている。完全に自由なセクシュアリティに結婚という概念が必要なのかどうかは議論のあるところだが, いずれにしても自由意思で行われるものであり, 社会制度や親族圧力で行ったり解消されたりするものではない。

12. 子どもを持つか持たないか, 何人, どのように持つかを決める権利そしてそれに必要な情報を得る権利
(The right to decide whether to have children, the number and spacing of children, and to have information and the means to do so)

個人またはカップルの挙児希望は叶えられることが望ましいが, 生物学的にすべての女性が妊娠するわけではないし, 妊娠したとしても流産や不育症で生児を得られるとは限らない。また男性は自分で産むわけではないので, 実際はカップルであっても挙児希望が一致するとは限らない。原則として女性の身体権を優先すれば, 挙児希望は女性の思い通り

であるべきである。しかしながら,日本ではもっとも使用されている避妊方法が男性用コンドームであり,実際は,使用したりしなかったりする不確実な方法であるため,既婚者でも予定外の妊娠が起こりうる。女性の自立,特に性的自立は避妊からであることを理解する必要がある。子どもを持たない人生を選ぶ人も増加している。生涯未婚(49歳までに一度も結婚しない)率は,男性20%以上,女性10%以上となっている[*1]。逆に,性別違和の当事者でも,人間として子どもや家族が欲しいというニーズが高まっているが,それに対する不妊治療のアクセスはまだ十分ではない。アメリカではFTM[*2]の当事者が自分で出産するケースもある。

13. 思想,意見,表現の自由を守る権利
　　（The right to the freedom of thought, opinion, and expression）

性的な表現に苦情が出るとき,表現の自由を盾に取ることがある。様々な意見,ときには炎上商法として話題になるために行われることもある。しかしながら,表現の自由は,求めない人に見せつける権利ではない。見たい人が手に取る,聞きたい人が聞きに行くのは自由だが公共の場で垂れ流す自由ではない。

14. 結社,平和的集合体の自由の権利
　　（The right to freedom of association and peaceful assembly）

一人の声は届かなくても,同じ考え方の人が集まることは,お互いの力になる。当事者団体はこうした集団であり,誰もがそうした活動をする権利がある。ただし,同じ当事者だと思っても課題が異なったり,同じ扱いを受けることに違和感がある場合もある。

15. 公的,政治的生活への参加の権利
　　（The right to participation in public and political life）

性の多様性を受け入れることは,そのままその人であることを認めることであり,政治参加や公的な場への出席は当然の権利である。国内では,お盆や正月,冠婚葬祭などに際して地元に帰れないトランスジェンダーや,親族に受け入れられない結婚や出産などの課題がある。

> **16. 裁判, 救済, 更正にアクセスする権利**
> （The right to access justice, remedies, and redress）
> 性に関するトラブルの解決, 被害者支援は重要である。そして性加害者であっても, それで人生が終わるわけではない。適切な対処や処分, 更正プログラムにアクセスできる権利を有する。

（http://www.worldsexology.org/wp-content/uploads/2014/10/DSR-Japanese.pdf をもとに筆者改変）
*1　2015年の国勢調査によると, 生涯未婚率は男性23.4%, 女性14.1%であった。
*2　FTM：female to male

おわりに

性の権利は, 基本的人権の大事な一部である。性のことを切り離したり, ないようにふるまわず, 健康の概念にしっかりと組み込んでいくことで, より健康的に生きることができる。性的なことを含めて, クライエントを全人的に受け止め, 性の健康を含めた健康を推進していきたいものである。

（早乙女 智子）

参考文献
1) WHO sexual health
   http://www.who.int/topics/sexual_health/en/
2) A.Giami. Sexuality, health and human rights: The invention of sexual rights. Sexologies. 2015; 24 (3): e45-53
3) Bruce M. King, Pamela C. Regan. Human Sexuality Today. 8th ed. Pearson, USA, 2014

第 II 章 人間の性反応

1 性反応理解の歴史

人間の性反応について

　男女の性反応について，現象的には古くから知られており，世界中の小説や絵画に正確な描写が見られる。人間では，性行為が生殖以外の目的に突出して発達したため，性反応が人類共通の関心事となったのは当然であろう。しかし欧米では，キリスト教文化の影響で「性」はおとしめられていた。そのため，近代文化の発展で科学技術や医学が先進的に発達したにもかかわらず，性は医学研究のなかで最も遅れて科学のメ

スが入ったのである。

　19世紀の後半になり，まず精神医学の分野で人間の性，性反応への科学研究が発表された。精神分析の祖と言われる**フロイト**(S. Freud, 1856-1939)は，性医学の祖ともされている。彼は人間の活動が性欲を基盤としている（汎性欲説）ことを，神経症の研究などで確認した。一方，このころのヨーロッパでは，ヒステリー女性にクリトリス刺激を与える治療法が行われており，電動式バイブレーター発明につながったとも言われている。その逆にフロイトは，クリトリス刺激によるものと膣刺激，すなわち性交で得られる女性のオルガズムについて言及し，後者が女性の精神発達のうえで成熟したものと評価した。この考え方は当時女性の不感症frigidityの診断根拠ともなった。男女のマスターベーションがキリストの教えに背く行為であり，医学的には精神疾患の原因とされていた時代，宗教と科学の分離は困難であったと推測される。フロイトと同時代に性を研究した精神科医は多数いるが，性心理学の祖とも言われる**ハヴロック・エリス**(H. Ellis, 1859-1939)は，女性の性，マスターベーションや同性愛などについて，社会の潮流に批判的でより科学的な論述をした。

　アメリカの**キンゼイ**(A. Kinsey, 1894-1956)は，18,000人のアメリカ人男女を対象にした性のインタビュー調査を行い，『男性における性行動』(1948)，『女性における性行動』(1953)を著した。「性」という，現在でもためらいがちな調査の当時の参加者は，キンゼイの調査配慮にもかかわらず，性への構えが積極的な傾向であったと言われる。すなわち多数の回答からは，男女とも性的に活発で，婚前・婚外セックスやマスターベーション，同性愛など多様な性のあり方が浮き彫りにされた。フロイトが下位においたクリトリス・オルガズムは，この調査では，明らかにより多くの女性が得ていたことが示された。しかし，『男性における性行動』を好意的に受け止めたアメリカ社会は，『女性における性行動』にみられた活発な性行動に嫌悪を示し，女性編を発売禁止にしたのである。

　マスターズ(W. Masters, 1915-2001)と**ジョンソン**(V. Johnson, 1925-2013)（以下M&J）は，ボランティア男女600人の実験生理学研究

を行って『人間の性反応』(1966)を発表した。また後に，それら性反応に問題のある場合の治療法を研究し，『人間の性不全』(1970)を著した。M&Jによれば，人間の性反応は自律神経を介した生理学的な反応で，性的興奮期，(興奮の高まった)高原期，オルガズム期と進み，そののち消退期となるが，これらはすべて末梢血管の拡張(充血)と筋肉の緊張，およびその復帰とで成り立っている。また性器の発生解剖学を念頭に置けば，男女の性反応は相同であることを強調した。彼らの知見では，女性の性的興奮の著しい変化は腟潤滑液の流出であり，これは男性の勃起と同様，骨盤内の充血に基づく変化である。興味深いことに，彼らの開発した性治療法は，行動療法を中心とした心理学的なものであり，性不全の多くは心理的なトラブル(多くは不安)から生じていることを示している。

　精神科医である**カプラン**(H.S. Kaplan, 1929-1995)はM&Jの性反応と治療法理論を完成させた。カプラン説がM&Jと異なるのは，カプラン説では性的興奮が生じるのは性欲が条件となっており，人間の性反応を「性欲」，「興奮」，「オルガズム」という三相のサイクルとしたことである。DSM-Ⅳ-TR，ICD-10における性機能不全分類は，カプラン理論に基づいている。

　その後，男性の性反応や性機能不全，特に勃起と勃起障害(erectile dysfunction:ED)の研究はめざましく進歩し，血管の神経伝達物質を増加させる勃起機能改善薬〔PDE5(phosphodiesterase5)阻害薬〕の開発に至ったことは周知のことである。

　女性の性反応研究はその後，男性研究とは方向の異なる2つの大きな成果をあげた。一つは，腟オルガズムはクリトリスの内部構造といえる前庭海綿体の刺激で起こること(H. O'Connell, 1998)である。もう一つは，多くの女性には男性のような明瞭な性欲相がなく，性欲と性的興奮反応が渾然としている(R. Basson, 2001)という知見である。後者はDSM-5に反映されている。

〔大川　玲子〕

参考文献

1) Alfred C Kinsey. 朝山新一 訳. キンゼイ報告女性編 人間女性における性行動 1.2（上・下）. コスモポリタン社, 東京, 1954
2) Masters WH, Johnson VE. 謝国権, ロバートY, 竜岡 共訳. 人間の性反応: マスターズ報告. 池田書店, 東京, 1966
3) Kaplan HS. The new sex therapy. Brunner/Mazel Publisher, New York, 1974（野末源一 訳. ニュー・セックス・セラピー. 星和書店, 東京, 1982）

2 女性の性反応

性反応を語る前に

　日本ではカップル・カウンセリングやセックス・カウンセリングの受け皿が少ないが，需要がないわけではない。需要が見えにくいのは，医学教育の中で性の健康が十分に教育されておらず健康保険対象となっていないことも一因だが，アジア諸国と同様，文化的に性に対して否定的だったり，隠匿すべき事柄とみなされていることなども関係しているだろう。しかし，性は人生を良く生きるためにも大事な要素であり，性的な関係性の不安や不満は，精神的にも身体的にも影響を及ぼすという研究も多々ある[1]。肥満，免疫力低下，うつ，不眠などの直接的な効果や，寿命の長さや幸福度といった間接的な効果も考えられる，軽視できない健康課題であることを認識したい。

❶ 愛と性

　愛について先人たちは様々な分類を試みた。Pure（純粋な）LOVE（以下L），Common（普通の）L，True（真実の）L，Platonic（プラトニック）L，Sensual（繊細な）L，Sentimental（センチメンタル）L，Maternal（母の）L，Romantic（ロマンティック）L，Conjugate（複

合的な)L, Parental(親の)L, Familial(家族の)L, Religious(宗教的な)L, Sexual(性愛)L, Self(自己愛)L, Real(本物の)L, Pseudo(偽の)L。そしてその他の関係性としてAffection(愛情), Friendship(友情), Eros(エロス), Charity(慈悲)などが挙げられる[2]。

　愛と性は一元的に語られることが多いが，その内容は多彩で矛盾に満ちている。例えば，「愛しているからセックスする」「愛していないけれどセックスする」「愛しているからセックスしたいのに拒否される」「愛しているならセックスすべきだ」「愛しているからこそセックスできない」など，その文脈や状況に応じて，いかようにも変化しうる。問題はその状況による個人のフラストレーションをどう解決するかであり，カップルでカウンセリングするか，個人で行うかも，状況や問題意識や関係性による。

❷ 性と愛

　逆に，性に愛はどの程度必要なのかを考えることにも意味がある。一人で行う性的行為にSOLO SEX，いわゆるマスターベーションがある。誰も傷付けることなく，妊娠とも性感染症とも無縁なこの行為は，性別・性自認にかかわらず自分のニーズを満たし自らを癒すことができる。それに対して，相手のある性行為は，感情，身体，社会等への影響を考える必要があり，相手の同意がなければ犯罪行為となる。そのリスクを愛が越えられるか，あるいは合併症による勃起障害や，過去の性被害によるトラウマなど，科学的現実的リスクに関係者がどう向き合うか，などが問われる。問題が解決しにくい場合は，いったん，性と愛を分離してみることも重要である。特に結婚と性と愛は，婚姻という社会契約と身体の健康問題が複雑にからみ合っているので，法的制度・経済状態・社会環境・家族関係などに分けて，性そのものの問題に特化して単純化し，改めて積み上げて考えると解決への道がわかりやすい。

❸ ジェンダーバイアス：性別役割認識の程度

　カウンセラーやセラピストの頭の中で，二元論的性別役割認識が固定化されていると，クライエントは自分の性を自由に語りにくいし，語ったところで理解されにくい。また，クライエントの意識に**ジェンダーバイアス**の縛りがあると，セラピスト側と前提が食い違う。性とは何か，性別役割とは何か，人はどこまで自由で何に拘束されうるか，その問題点は何か，などについてセラピスト側は日頃から柔軟に考える練習をしておくことが望ましい。基本的には性欲は個人のものであり，誰もが自分のために生きているという大原則がある。他者のために生きているという人がいたら，それはそうする自分を良しとする，あるいは保身のためにそうせざるを得ない圧力があると考えた方が適切だろう。

　ジェンダーバイアスの有無を調べるためには，男女を入れ替えてもその文章が成り立つかを考えてみる。「セックスの場では女は男にリードされるもの」というのは逆ではいけないのだろうか。「仕事が忙しいからセックスどころではないのは男としては仕方がない」というのは，今どき働く女性も同じであろう。「男性は性欲が強い」，「女性は受け身である」など，ステレオタイプの考え方が染み付いていると，「セックスしてくれない夫は私を愛していないのでしょうか？」とか，「性欲が強い自分（女性）は異常でしょうか？」など，性と愛とジェンダーバイアスを絡めて，問題を複雑化してしまいがちである。特に日本は国際的に見てジェンダーギャップの大きな国である。大事なことを決める政治参加，経済力，教育，健康分野の4つの指標では国連加盟国の中で平均をはるかに下回る男女格差が存在し，ときには専門家と思しき人までジェンダー意識の低い人がいる。また，同性愛禁止とまではいかなくても，性の多様性に必ずしも理解がある社会ではない。みんなと同じでない生き方は異常であるという発想は，性の多様性の前では無意味である。性の多様性は，マイノリティだけではなくすべての人に当てはまる。誰もが特別なニーズをもっており，「普通の人の普通の性」という標準はどこにもない幻想にすぎないことを

認識すべきである。

　男女二元論では，男性の性欲を女性が受け止める流れで語られることが多い。しかし，ヘテロセクシュアルであっても，性欲は個人のものであり，性の好みもパートナー間で一致するとは限らない。長年連れ添った夫婦でも，その間に起こったライフイベントや，出会った人や物事，あるいはお互いの理解のすれ違いなどが起こりうるし，そうでない場合は，我慢したり諦めたり，パートナーを変えているだけのことである。性や身体の仕組みについて経年変化を知ることは重要なことである。また昨今は，「添い遂げる」，「連れ添う」といった概念自体が古びているとも言え，高齢化社会において，個人の人生にとって必要なものだけを残す「断捨離」的な思考に基づく行動もある。

　パートナー間で，お互いが問題を相手のせいにしている場合のカウンセリングは，双方の言い分を個別に聞き取ってから，一緒に問題のすり合わせをする場合もある。その際，カウンセラーの前で喧嘩が始まることもあるが，第三者の立ち会いがあるからこそできる喧嘩もあるので，貴重な機会と捉えて，なるべく不用意な介入をしないで公平に見守りたい。

❹ 外性器と内性器

　外陰部は，皮膚のひだである大陰唇と，内側の小陰唇で覆われている。小陰唇の内側には，前からクリトリス（陰核），尿道口，腟前庭を隔てて腟口が並んでおり，会陰の後ろが肛門である（図1）。

　クリトリスは感覚神経の密集した亀頭部に当たり，その左右には小陰唇の内側と尿道口の奥から腟前壁に向かって神経が走っている脚部に当たる。腟でオルガズムに達するかクリトリスで達するかという議論は，この構造が明らかになることで意味を失った。どちら側から刺激するかの違いである。

　腟入口から5~10 mm程度のところに，処女膜といわれるひだがあり，

その形は個人差が大きいが，伸展するひだである．円形状だと伸びが悪く，性交のためには処女膜切開を要する場合もある．その前に処女膜が閉じていれば月経モリミナとして，切開が必要になる．腟痙という用語は，

図1　女性器の構造と機能

外陰

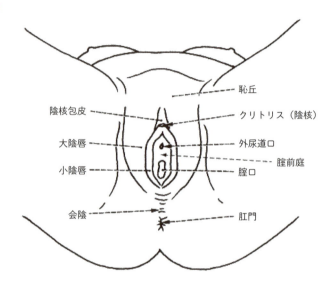

外陰断面とクリトリス

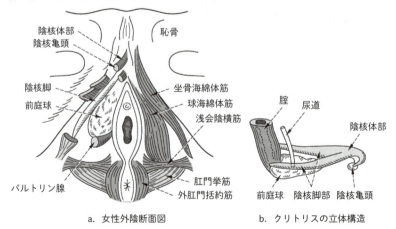

a.　女性外陰断面図　　　　　b.　クリトリスの立体構造

DSM-5では「陰部骨盤痛症候群」としてまとめられてしまったが，腟に何かが入って来る時に不随意に処女膜あたりの腟下1/3が締まり，痛みを感じる状態がある。腟の向きも個人差があり，腟前壁は敏感なところなので，指やペニス，器具の挿入には後壁側を圧迫するつもりで行う。

腟前壁の下1/3くらいのところは，G-スポット，オルガズム隆起と呼ばれ，先ほど述べたクリトリスの亀頭から続く神経の集合体である。子宮口はP-スポットなどと呼ばれ，性感に関係するとも言われている[3]。

❺ 診察にあたって

平常状態と性的励起状態（性反応）

外来での診察は，平常状態である場合だけでなく，性の相談に来る女性は緊張していることが多いので，緊張をほぐすことが何より大事である。性的行為ではないこと，診察はできるところまでで止めることを約束して行い，決して無理強いしてはならない。産婦人科の診察がトラウマになり，性交もできず何年も検診にすら来られなかった女性を多数見てきた。治そうとして壊してしまっては何にもならない。

診察の場で性的興奮を励起させることは厳に控える。

❻ 女性のマスターベーション

(1) 性器を知ろう
自然家族計画法の応用にみる自己管理と診察の仕方

凸型で毎日排尿時に使用する男性の陰茎とは異なり，女性の外性器は凹型であり，日常的には自分では見ることが難しいこと，教育の中で

性器を自分のものとして管理するように教わっていないこと、そして親からも教わる機会が少ないことなどから、自分で見たり触れたりすることを、大人の女性や経産婦でさえ「何となく」避ける傾向にある。しかし、性に関わる専門家は、なるべく正しい用語を用いて説明すべきである。専門家がきちんと語らなければ、クライエントのハードルが上がってしまい問題解決から遠ざかる。機器の取り扱い説明書と同様に、使用する物事には、名称や役割、特徴などがあり、それらを知らずに使用することほど危険なことはないのであり、体も同じと考えることができる。

　性器に関しては、医学的名称と一般名称、また俗語などがあり、不用意に口に出せば、聞く相手にハラスメントをしかねないのも確かである。しかし、男性では語られることが女性では語られなかったり、男性と女性では異なる文脈で語られるなど、性に関することは歴史や文化、一般常識として語られる中に偏見や偏重がある。名称に関して、医学的名称だけでなく一般の呼称として女性の外性器にはなじみがない、名前がない、図としても見ない、あるいは日常的な親しみがないことは、存在そのものを隠し、ないようにふるまうことを示唆されていることと同様であり、このことが性の悲劇を生んでいる。ホテルに泊まる時に非常口を確認したり、お湯の出し方を確認するのと同じように、体の「取り扱い説明書」は生きていくうえで基本中の基本であり、それを知るのに何も恥じることはない。語らない、できればないことにしたいというような風潮の社会で育った大人たちが性の相談外来を受診した場合には、構造や仕組みを自分で理解することの大切さから伝えていくが、受け入れの様子を見計らいながら進めることが何より重要で、細心の注意を払うべきである。特に、性嫌悪の人に性加害とならないように話すには、性的な関心があるのが当たり前と決めつけないことも、そのクライエントの尊厳を守るうえで重要である。

　女性が自分の体を知るには、自分で見たり触れたりしていいことを伝え、その方法を伝授することが必要である。

　「**自然家族計画法**」(Natural Family Planning)とは、カトリック信者

が器具や薬を使用しないで自分の排卵時期を予想して避妊をする方法[4]である。不確実なため避妊法としてはお勧めできないが，女性が自分の性器の状態や変化を知るにはとても良い方法であり，性反応について説明する前に構造や機能の知識を確認するのに適している。

　自然家族計画法は，そもそも自分で排卵時期を知ることで避妊をしようとする方法である。基本的には，毎日腟に自分の指を入れて，子宮口の硬さを確かめる。排卵期には鼻翼の柔らかさになるが，それ以外では鼻の頭の硬さである。また，排卵期には透明な頸管粘液が増える。

陰部の見方：本人やパートナーの自主練として

a）外性器の形を知る－見る，触れる，感じる

　手鏡で見る場合は，お風呂に入った時や就寝前など，負担に感じないタイミングを選ぶ。自分の感情に逆らわず，見たくないときは見なくてよい。大陰唇から小陰唇へと構造を確認する。小陰唇の内側は，慣れないと違和感や不快感が起こりやすいので，自分のペースを守ることが大事である。小陰唇の合わさる前から，クリトリス，尿道口，腟口，肛門の位置関係を確認する。クリトリスを観察し，触れられれば触れてみる。クリトリスは触れるか触れないかくらいのタッチが基本である。気持ちよいポイントや触れ方がわかれば，好きなときに好きなように触れてみると，より深く自分の体の仕組みを知ることができる。女性の尿道は短く，感染を起こしやすいので，尿道口には不用意に触れたり刺激しない。また，尿道口から腟口の間の腟前庭も不用意な圧迫や摩擦で違和感を生じやすい。逆に，腟口から肛門の間の会陰は，性交や出産の時に伸びやすく，神経が疎なため，初心者には後ろ寄りから腟口に触れてみることを勧めている。

b）月経周期による変化を知る

　月経中は血液が出てくるので，手鏡などで腟口を確認しやすいが，血が怖いと思うなら，月経中は何もしなくてよい。

腟口から指を挿入してみる。腟入口から5〜10mm程度のところに，いわゆる処女膜と呼ばれるひだがある。そのひだに触れないように隙間から指を滑り込ませるようにすると，痛みは少ない。挿入の仕方がわからずに腟口の前の腟前庭を圧迫すると違和感が強いので，少し後ろ側からアプローチするとよい。腟の前壁は，クリトリスから連続した感覚神経の束が集まったG-スポットがあり，圧迫すると違和感が強いので，そのまま腟の後壁を押すように指を進めると入りやすい。怖ければ最初は第一関節くらいの深さまででやめておく。徐々に深く挿入してみると，だいたい自分の指が全部入った先に，子宮口を触れる。子宮口の向きは，前向きや後向き，右寄り，左寄りなど個人差がある。出産後は子宮はやや右寄りに傾き，子宮口は左に傾くことが多い。子宮口はP-スポットとも呼ばれ，性感に関係するとされている。

月経終了直後はエストロゲン分泌が多く，腟が潤いやすいので，触れてみるには良い時期である。逆に，排卵後の黄体期はプロゲステロンの影響が強く，おりものが滑りにくいうえに，むくみや便秘で物理的に狭い場合もあり，精神的に落ち込みやすいなど，自分で見たり触れたりを初めて試すには月経直前は向いていない。

c) 排卵期を知る

排卵期には，子宮頸管は少し開いて頸管粘液が増え，子宮口は鼻翼の柔らかさになる。逆に，それ以外の時期は子宮口は鼻の頭くらい硬く，閉じている。この硬さと頸管粘液の潤いを覚えておけば，自分の月経周期を把握することができる。もちろん，基礎体温を併用してもいいし，妊娠を考える場合は排卵チェックも有用である。ちなみに，これで排卵を予測するのは避妊法としては伝統的で不確実な方法であり，避妊法として使用することはお勧めしない。

d) マスターベーション，性交の準備をする

自分の性器に向き合い，慣れたらSOLO SEX，いわゆるマスターベー

ションあるいは性交をしてみる準備が完了する。セックストイを選んで自分の体の反応を引き出してみてもよい。自分ですることに想像がつかない場合は，もちろん，パートナーと試してみることから始めても構わない。

診察の手順

① 性嫌悪や性交疼痛症などの診察では，いきなり内診台に上げることは厳禁である。まず十分に話を聞いて，どこの部分の障害がありそうかを推察する。産婦人科医は内診で見落としを避けるように教育されているが，まずは十分な問診をし，内診は必要時のみ最後に行うくらいでよい。処女膜強靱や外性器の奇形などは，内診しないとわからない場合があることを伝え，内診台に乗る診察を希望するか尋ねる。

② 観察だけならベッド上でも可能であることを伝える。ただし，十分な診察は困難であること，入院が可能なら静脈麻酔下での診察もできるという選択肢も，麻酔リスクを含めて提示する。性被害者や性交経験のない女性では，診察が性加害にならないよう細心の注意を払う。

③ 診察はいつでも，どの段階でも中止できることを伝える。

④ 何ができて何ができないのかを調べるので，十分な診察ができなくてもよいことを伝える。

⑤ 言動で何に反応するのか，注意深く観察する。性嫌悪なのか，性的な言葉に慣れていないだけなのか，知識がないだけなのか，などにより診察の手順や方法が異なる。性嫌悪であれば，性的な用語を控え，語りを傾聴する。用語の問題であれば，図示や細かく説明を加えて理解の確認をする。また，初めて聞く言葉や性的な会話に慣れていない場合は，俗語や本人の語りに出てくる用語など，本人が使用できる言葉で対応する配慮も必要である。

⑥ 内診の際は，カーテンの希望の有無を聞く。国際的には上半身と下半身を分けるカーテンは他国にはほとんどなく，その意味も定かではない。むしろ，下半身にタオルをかけたり，診察者や介助者以外の

排除など，羞恥心に適切に対処する．無駄にライトを当て続けることも避ける．ライトが不用意に顔に当たることも厳に慎むべきである．

⑦ 陰部の触れ方

1) 観察する：ライトで照らしてよいかについても同意を取る

陰唇の形，腟口の形，腟口の位置・向き，処女膜の状態などを観察する．本人の語りを尊重する．病変を確認する際は，口頭または自分で触れてもらって確認する場合もある．

2) 触れていいか声をかけ，どこに触れるか伝える

触れる際は，直接その場所に触れる前に当たり障りのない膝や大腿外側などに触れて反応を見る．不安や恐怖心がなければ，問題の部分に触れる．触れる前に必ず声かけをする．

3) 臀部，大陰唇，小陰唇外側の順に確認しながら左右を触れる

(a) 小陰唇の内側は触れただけで「痛い」と表現する女性もいるので，ここから先は特に慎重にゆっくり行う．

(b) 処女膜から奥に指を挿入してみる．痛みを訴える，あるいは処女膜輪の収縮が起こるようなら腟痙（ワギニスムス）を疑い，その日はそこで終了する．

(c) 指の挿入が可能であれば，どのあたりが痛いのか，ゆっくりと指で圧迫したり，指を回したりして確認する．水や潤滑ゼリー，キシロカイン®ゼリーなどを用いる．腟前壁は，いわゆるG-スポットといわれる敏感な部分であり，腟壁を無駄に圧迫しないこと．腟への指の挿入は，腟壁に触れないようなイメージで前後壁の隙間の後壁寄りに滑り込ませる要領で行う．腟口の観察は，未産婦では性交による会陰裂傷，経産婦では会陰切開の跡などを注意深く診察する．見た目でわからない場合は触れたり圧迫してみる．腟口が狭い場合は，診察者の小指から始め，示指，中指，あるいは，示指と中指2本の挿入などを試みる．2本挿入可，あるいは経腟超音波挿入可能であれば，体外受精に移行したり，ペニスの挿入を試みる

　　　　目安となる。
　　　（d）子宮筋腫や卵巣嚢腫，子宮内膜症による癒着等では子宮口を押したときに腟円蓋の痛みを訴えるので，ゆっくりと腟の奥まで挿入してみる。
⑧ 終了時は，違和感がないように声かけをしながら指をゆっくりと引き抜く。
⑨ 診察の協力に感謝とねぎらいの言葉をかける。
⑩ 診察者側もクライエントも，お互いが性的な連想をしないよう言葉かけなどに留意する。
⑪ パートナー同席の場合，クライエントの安心のためなら頭側に，診察の手順を学んで自宅で取り組むためには横に立ってもらい，場合によっては診察者がどこをどのように触れているかを伝達する。クライエントの安心と同意を第一に優先する。その際は，なるべく性的な連想をしなくて済むような言動を心がける。

社会規範と性のニーズ

　多くの人は身体について，特に性的な部分について習っていない。知らないということを知らないで苦しんでいる場合がある。受診や相談は貴重な機会なので，クライエントが納得できるまで説明することが望ましい。ときには，反社会的と思われるニーズに対応しなければならない場合もあるが，犯罪以外の性の好みは尊重されるべきであり，何らかのリスクを伴うと思われる場合はそのリスクや回避する方法を伝達する。また，性産業従事者の性やその健康も守られるべきであり，職業差別も厳に慎みたい。

ジェンダーバイアスを取り除く

　性は男性が女性を襲うもの，と考える男女では，男性の一方的な性欲に女性が振り回されるだけでなく，女性の性欲は満たされないことも多い。双方がお互いのニーズを認め合い，満たし合うことが性の公平性を

担保する。日本では長時間労働等で，忙しい，疲れているなど，生活上の困難が性的な関係性を阻んでいる可能性があるが，それ以上に愛情や思いやりで工夫をすることができる。男女に限らず一人ひとりが性的な存在としてそのニーズを満たす権利がある。

何が性的か

何をもって性的とするかは個人によって差が大きい。目が合うことや，ハグ，何気ない会話も性的な意味合いを帯びることがある。下着で過ごす，一緒に入浴するなど性的な関係になりそうな状況でも，一方の期待に対して他方が応えられない場合もある。カウンセリングの場では，診断やアドバイスのために，なるべく具体的な状況を聞き出し，クライエントが「性的」と思う場面を知る必要がある。

また，専門用語として発した言葉も，相手によっては卑猥に聞こえて，嫌悪感をもったり，混乱して黙り込んでしまうこともあるので，言葉使いを変えたり，必要性を丁寧に説明する。

(2) 性反応を知ろう

月経周期，加齢変化，産後の変化など，女性の心身は目まぐるしく変わり，自分でもその変化に気づかないこともある。誰でも調子のいい時も体調がすぐれない時もあるので，自分の体調を把握することも大切である。また性に関することは，パートナーとの相性や，タイミング，生活環境など，ちょっとした条件でも反応が変わる繊細なことなので，簡単に諦めないでチャンスを見つけることも大切である。

マスターズとジョンソン[5]は，性反応を4段階に分け，①興奮期，②高原期，③オルガズム期，④消退期とした。さらにカプランは，女性の性欲は男性と同じように起こるだけでなく，触れられることで体が性的に反応して性欲が惹起される循環型もあるとしている。

性感帯とは，性器だけでなく，うなじ，耳，首筋，脇腹，足など，触れたり押されたりすることで性的な反応が高まる場所を指し，それには個

人差や経験による差が大きい。

性的なタッチと性的ではないタッチの差も，個人差が大きく，性的な反応を引き出そうとしても，くすぐったくて耐えられないというケースもある。また逆に，肩は大丈夫でもデコルテから胸に至るところで性的な意味を感じて先に進めない場合もある。

性反応に関係する神経は，大脳の辺縁系およびS2〜4領域（陰部神経）の脊髄反射である。視覚，触覚，聴覚などと大脳の働きで，最終的には脊髄反射としてのオルガズムに至る。

性反応としての体の変化
a) 興奮期 Excitement

何に性的興奮を覚えるかは人それぞれである。女性の場合は，裸体を見るなどの視覚刺激より，触れる，抱き合うなどの触覚刺激の方が性的興奮につながりやすいとも言われる。環境，状況，体調やムードなど，反応に正に働く因子や，便秘や月経前症候群（premenstrual syndrome：PMS）など，負に働く因子などがある。

全身の反応としては，皮膚の紅潮，発汗，心拍数の増加などがある。皮膚は第二の脳とも言われ，性感帯と呼ばれるうなじや，耳の後ろ，腰やわき腹から胸など，性的興奮を高める部位の愛撫が興奮を高める。性的な会話を楽しむことも大事な要素である。愛撫の仕方は様々だが，皮膚の触覚を刺激する意味では，痛点・温点・冷点・圧点などを意識して，加減をすることが重要である。

陰部の局所的反応としては，クリトリスの充血・膨隆，小陰唇内側の充血，バルトリン腺液の流出や腟壁からの滲出液などがある。ただし，腟壁の充血はまだ十分ではないので，この段階で挿入するのは早い。この段階の挿入では多くの女性が痛みを感じてオルガズムどころではない。指やペニスの挿入で痛みを感じると，せっかく反応した性的気分も下がり，陰部が乾いて元の状態に戻る。挿入にこだわると，このプロセスをないがしろにしがちであるが，女性の性反応には重要なプロセスである。

b) 高原期 Plateau

　女性にとって性的快感を引き起こす適切な刺激が続いて初めてこの段階に至る。適切な性的刺激とは，適度な場所の刺激，圧，摩擦頻度，温度などによって，皮膚や粘膜の感覚神経の興奮状態を引き出すものである。触れるか触れないかくらいの圧であったり，ゆっくりした動きであったり，反応の仕方も刺激の強度の好みも個人差がある。興奮期と高原期の違いは，途中で止められるかどうかである。この時期まで来ると，男性では精嚢腺に内射精が起こる時期に相当し，オルガズムを求める時期とも言える。腟は充血し，腟前壁にオルガズム隆起を認める。子宮は腹腔の奥に持ち上がり，後腟円蓋が広がり，射精された時の精液だまりとなる。この時期が挿入・射精に適している。ただ，挿入すると腟が開いており，いわゆるロストペニス感という腟の奥の当たり所のない感じになり，男性が物足りなさや不安を感じることがある。狭い腟を貫くイメージから遠いかもしれないが，腟は本来，出産の時には胎児の頭の10 cm径まで伸展する部位であり，次のオルガズムの準備として伸縮することが十分な反応を引き起こしているということを，男女とも理解する必要がある。実際，腟が締まるのは，尿道括約筋や肛門括約筋などの骨盤底筋群の働きであり，そもそも腟そのものを締める筋肉は存在しない。この時期はクリトリスや小陰唇，腟壁の充血が，興奮期よりさらに高まっている。

c) オルガズム期 Orgasm

　性交の時にオルガズムを感じる女性は1/3程度と言われる[6]が，それは女性の性反応が理解されず，十分に引き出されていないためであると考えることもできる。女性もマスターベーションではオルガズムに達するが，ペニスの挿入では達しない場合がある。オルガズムのない性交は，男性に置き換えれば射精しない性交に匹敵する。オルガズム期では，男性も女性も，0.8秒間隔で性器が収縮する。女性の場合は，腟の下1/3と子宮が収縮し，オルガズム痛としての下腹痛が認識されることもあ

る。これは，性反応がそもそも構造的に生殖行為であることを考えれば，挿入されたペニスの根元をしごき，腟奥の精液だまりに射精された精液をくまなく吸い取る動きと考えることができる。性行為がすべて生殖のためではないとしても，快感としてのオルガズムは経験する価値があるだろう。全身のけいれんや眼球の上転，発汗や全身皮膚の紅潮，叫びや流涙など，様々な反応が起こることがある。また，男性よりもマルチオルガズムに至ることが多く，不応期なしにオルガズムが反復することもある。

d）回復期 Recovery

オルガズムに至っても，反応の醒め方には個人差もある。すぐに醒める場合も，しばらくかかる場合もある。いずれにしても，性的反応状態から平常時に戻る過程である。脳波としては，α波が出てすぐに深い睡眠に至ることもある。疲れているからセックスできないというカップルもあるが，疲れを取るには良い運動であり，心身をリフレッシュできる行為と考えれば，快眠の元として健康法の一つとすることもできる。

カプラン[7]は，これに加えて，女性には循環型の反応もあるとした。つまり，性的興奮がない状態で愛撫を受けているうちに身体が性的な反応をし，性欲が湧いてくるというもので，女性が受け身であるという部分でもある。しかし，そもそもどちらが先に性欲を感じて行動に移すかは，さほど重要ではない。大事なのは，嫌がることを無理やりしたかしないかに尽きる。

性反応における個人差

実際，性交に関しては様々な研究があり，性交頻度が保たれているカップルの健康度が高いという論文もある。思春期はもちろん，大人になっても性について教わる機会は限られているので，クライエントが嫌がらない限りは知識の伝達は重要なことである。

濡れやすさには個人差が大きく，産後や更年期など多くの人が悩むよ

うな時期におけるものと，体質的なものがある。潤滑剤などをうまく使って無理なく盛り上げていく工夫が大切である。

　環境としては，音漏れ，親と同居，社宅，子どもがそばで寝ている，部屋の照明，温度や湿度，香りや音楽の演出などでムードは変わる。マンネリ化するようなら，サイコロやカードなどで，場所や体位などプレイに変化をつけることもできる。

　構造的な違いとして，俗に上付き・下付きというが，形状によって挿入のしやすさや適切な体位がある。それは妊娠中も同じだが，体形や身長差なども工夫の要るところである。

　興奮相の障害については，性嫌悪の有無，興奮を阻害する因子，知識の有無などを確認する。特に，性的なことを「いけないこと」と捉えていると，何も始まらない。「子どもが欲しいだけなのに，どうしてこんな恥ずかしいことをしなければならないんですか？」と言った女性がいたが，恥ずかしいこと，いやらしいこと，してはいけないこと，という自己呪縛を取り払うには，体の神秘や機能を伝えて自己表現を促すしかない。

　オルガズムに達したことがない女性も多いと言われるが，高原期に至る過程がわからないまま，興奮期に挿入されてしまうと，痛みを感じて早く終わって欲しいと思いながら消化不良で終わってしまう。男性も勃起しにくい場合にはブリッジ・テクニック（97頁参照）を使用するが，女性も自分でマスターベーションを行って，ある程度まで性反応を引き出し，そのうえでタッチングにつなげることで高原期まで引き上げていく方法もある。高原期が興奮期と異なるのは，何があってもオルガズムを目指して没頭する状態まで励起していることである。到達，達成感など様々な表現があるが，オルガズムという脊髄反射を引き出す大脳の葛藤状態とも言えるだろう。

（早乙女　智子）

参考文献

1) Lapate RC, van Reekum CM, Schaefer SM, et al. Prolonged marital stress is associated with short-lived responses to positive stimuli. Psychophysiology. 2014; 51 (6): 499-509

2）Bruce M. King, Pamela C. Regan. Human Sexuality Today. 8th ed. Pearson, USA, 2014
3）Grimes DA. Role of the cervix in sexual response: evidence for and against. Clin Obstet Gynecol. 1999; 42(4): 972-8
4）尾島信夫. 新リズム法−自然家族計画. メディカ出版, 大阪, 1989
5）William Masters, Virginia E. Johnson. Human Sexuality. 5th ed. Allyn & Bacon, USA, 1997
6）モア・リポート班 編. モア・リポート−新しいセクシュアリティを求めて. 集英社, 東京, 1986
7）Kaplan HS. Hypoactive sexual desire. J Sex Marital Ther. 1977; 3(1): 3-9
8）Chia M, Chia M, Abrams D, et al. 柳沢杏奈 訳. ラブメイキングのすべて タオが教える性奥義. 講談社, 東京, 2004

  男性の性反応

❶ 性反応の段階

　セックスは，世界のどの国においても，あらゆる年齢の男女にとって重大な関心事である。昔からの文化的，宗教的な影響によるタブーや一般的な誤解に対して，セックスの解剖学的，生理学的事実を客観的に立証したいと性科学者たちは考え，研究を重ねてきた。1925年，まだ性に関する研究がタブー視されていた時代に，ディキンソン（R. L. Dickinson, 1861-1950）は性の生理について，科学の「唯一臆病な領域」であるとし，平均的で正常と思われる事実（性反応）に関する統計や生理学的な解説を発表するべきであると医学界に訴えかけた。彼は，広範囲にわたる性行為の研究をし，キンゼイの研究に影響を与えたと言われている。

　キンゼイは，1938年から1952年に至るアメリカにおける人々の性行動のパターンを直接質問によって得て，膨大な統計資料を発表した。このキンゼイ報告は社会学的調査であり，心理的，解剖学的，生理的な性反応の解明を企図するものではなかった。

　人間の性反応についての解剖学と生理学の調査は，1954年ワシントン大学で開始され，有名なマスターズ報告に結実する。マスターズとジョンソンは，「有効な性的刺激に反応するとき，男性と女性にはどのようなことが起こるのか」，そして「有効な性的刺激に反応するとき，男性と女

性は，なにゆえ現在とるような行動を起こすのか」という2つの問題を取り上げ，被験者を集めた．男性の性反応の観察は，21～89歳の312人を対象として行われた．研究室内での性交の観察などによって，性的刺激を受けて起こる男性の身体的変化が詳細に記録された．さらに，綿密な面接によって性心理的背景，性的刺激に対する心理的反応も記録された．その分析の結果，性反応は基本的に女性と同じ（1）興奮期，（2）高原期，（3）オルガズム期，（4）消退期の4段階に分けられるとした[1]．

(1) 興奮期

身体的または心理的な性的刺激を受けて性的興奮が起こり，性器に充血を起こす時期である（図2, 図3）．性的刺激が与えられると，通常3～8秒で陰茎海綿体に血液が流入し，その内圧が上昇し，陰茎は腫大して硬くなる．これが，勃起現象である．さらに，陰嚢は厚みを増し，平坦になる．精巣は，精索が短縮することにより上昇し始める．全身反応としては，乳頭勃起，筋緊張，心拍数の増加，血圧の上昇がみられる．

(2) 高原期

有効な性的刺激が持続すると，性的興奮が強化され，陰茎が勃起し続ける時期である．完全な勃起に達した陰茎は，この時期に亀頭冠がさらに主張し，直径がわずかに増加する．亀頭部が赤紫色に変色する．精巣も充血して通常の大きさの50％程度大きくなる．カウパー腺から分泌された粘液が，外尿道口から2～3滴分泌される．全身反応としては，皮膚の紅潮，全身骨格筋の筋緊張，呼吸数の増加，心拍数の増加，血圧の上昇がみられる．

(3) オルガズム期

性的興奮が絶頂に達すると，不随意的な筋緊張が起こり，快感を伴う時期である（図4）．性的興奮が絶頂に達すると，男性では射精が起こり，それに伴って極致感を生じる．男性副性器（精巣上体，精管，精嚢，

図2 安静時の男性性器

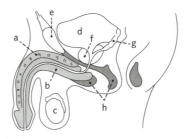

陰茎海綿体（a）と尿道海綿体（b）に血液が少ないためペニスは柔らかくたれ下がっている。精巣（c）は，平静な状態では通常低い位置にある。膀胱（d），恥骨（e），前立腺（f），精嚢（g），球海綿体筋と会陰筋（h）。

図3 性的に興奮が高まった状態の男性性器

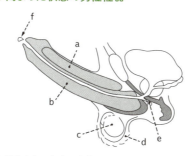

陰茎海綿体（a）と尿道海綿体（b）に血液が充満し，ペニスは勃起する。精巣（c）もまた充血して増大し，オルガズム直前に会陰に向かって上昇する。陰嚢表層部の平滑筋（d）は厚みを増し，収縮する。非常に興奮している状態では，カウパー腺（e）から粘液様の分泌物（f）が外尿道口にみられる。

図4 射精時の男性性器

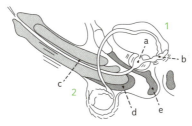

1. 射精開始の3〜5秒前に前立腺部尿道（a）が開大し，精液の一部である前立腺液が後部尿道に排出される（seminal emission）。
2. 精液の大部分が精嚢（b）から射精管を通り，直線的に尿道（c）へ排出される。この精液は，尿道周囲の筋肉（d）や会陰筋（e）の律動的な収縮により，外尿道口から体外に排出される。

（図2〜4：日本性科学会，日本セックスカウンセラー・セラピスト協会 監修．セックス・カウンセリング入門．金原出版，1995，p36より）

射精管，前立腺）の収縮によって排出された精液は，尿道海綿体筋や会陰筋の0.8秒間隔の3~7回のリズミカルな収縮によって外尿道口から排出される。オルガズムの後，男性は性的刺激に無反応，すなわち「**無反応期**」があり，一定の時間が過ぎるまでは，再び射精することができない。全身反応としては，皮膚の紅潮，骨格筋の不随意的収縮とけいれん，呼吸数や心拍数の増加，血圧の上昇がみられる。

(4) 消退期

陰茎は2つの段階を経て小さくなる。まず，完全勃起の状態から，約50％の大きさにまで縮小する。そして，30分以内にさらに海綿体と亀頭から血液が減少し，大きさの増加分はすべて消失する。精巣はもとの大きさにまで縮小し，通常の位置に下がる。オルガズムの後，性的刺激から起こった充血，筋緊張が消退して通常の状態に戻っていく。全身反応としては，発汗が30~40％の男性にみられ，増加していた呼吸数や心拍数，上昇していた血圧が次第に平常の状態に戻っていく。

この性反応周期の4つの段階は，一つの連続的な流れとして変化していく出来事の中から特徴的な生理学的反応を抽出し，分類している。

カプランは，性反応という一つの連続した出来事が，2つの明らかに比較的独立した構成成分からなっているとした。すなわち，男性では，①性器の血管充血反応（勃起），②反射的な間代性筋肉収縮（射精・オルガズム）である。この勃起と射精は，別々の解剖学的構造をもち，それぞれに異なる神経が分布している。そして，これらの反応は性的な考えから引き起こされるもので，これを性欲相とした。のちにこの正常な性反応周期を観察して，解剖学的な観点から性反応を①**性欲相**，②**充血相（勃起）**，③**オルガズム相（射精）** の三相に分類した[2]。

男性の性反応をこの三相に区別し，どの相の障害であるかを鑑別し，それに応じた治療をすることが，性機能障害の治療においては大変重要である。

❷ 性的興奮のメカニズム

中枢性に性的興奮が始まる場合と，末梢性に始まる場合とがある（図5）[3]。中枢性の性的興奮は，視覚・聴覚・嗅覚といった感覚と，イメージ・ファンタジーといった精神活動が，大脳皮質に性的刺激として捉えられ，異性または同性に対する性的感情をわかせて発現する。これが大脳辺縁系に存在している性欲中枢を興奮させ，さらに間脳視床下部にある間脳性勃起中枢を興奮させる。この刺激が下降性に脊髄仙髄部に存在している脊髄性勃起中枢に伝達されて興奮させる。さらにここから末梢神経を経由して性器に反応を起こさせる。

図5 性的興奮のメカニズム

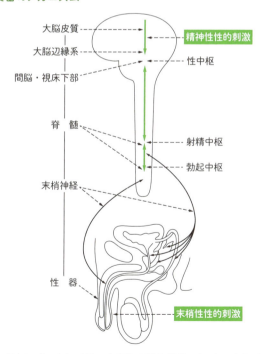

（日本性科学会，日本セックスカウンセラー・セラピスト協会 監修．セックス・カウンセリング入門．金原出版，1995，p38より）

末梢性性的興奮は，性器や性感帯に与えられた局所知覚刺激が末梢神経を経由して脊髄性勃起中枢を興奮させる。これが下降性に反射路を経て性器に反応を起こさせるのと同時に，脊髄を上行性に刺激が伝達されて間脳性勃起中枢を興奮させる。

この中枢性性的興奮と末梢性性的興奮とは，相互に関連し合って性的興奮を加重させ，性反応を強化させる。

❸ 勃起のメカニズム

勃起とは，陰茎海綿体内へ多量の血液が急速に流入するために，その内圧が急上昇し，陰茎が腫大して硬くなる現象をいう。

ヒトの陰茎を形態学的にみると，左右2本の円柱体の組織（陰茎海綿体）と，尿道を取り囲み，遠位端に亀頭を有する1本の円柱体（尿道海綿体）からなり，これらは白膜という硬い膜で覆われている。勃起に関与するのは主として陰茎海綿体で，尿道海綿体は亀頭も含め，勃起時は膨張するだけで硬くはならない。勃起した陰茎の内部はどうなっているのか。陰茎は血管の集合体であり，陰茎の血管系を正確に把握することが必要であるが，通常の光学顕微鏡での観察だけでは限界であった。1989年，萬谷は陰茎の血管より樹脂を注入して，陰茎の血管鋳型を作成し，これを走査顕微鏡で観察することにより，陰茎海綿体内の微細な血管構築が判明した[4]。さらに，陰茎海綿体白膜の構造も詳細に解析され，勃起のメカニズムが明らかとなった。

ヒトの陰茎海綿体内の血流は，陰茎深動脈によって供給されている。陰茎深動脈は，陰茎海綿体内で，毛細血管網より白膜下静脈叢を経て後海綿体小静脈に至る経路と，らせん動脈より海綿体洞を経て後海綿体小静脈に至る経路に分かれる。陰茎の弛緩時（非勃起時）には，陰茎深動脈の血流は毛細血管網から白膜下静脈層へ至る経路を流れる。らせん動脈は収縮しているため，血液が入ってこない海綿体洞も収縮して

いる。

　性的刺激などにより，仙髄にある脊髄性勃起中枢から骨盤内に分枝する副交感神経が興奮すると，海綿体神経および血管内皮細胞からNO（一酸化窒素）が放出され，血管の平滑筋が弛緩し，陰茎深動脈が拡張する。この時，らせん動脈も拡張し，陰茎深動脈から多量の血液がらせん動脈を通って海綿体洞に流入し，勃起が始まる。海綿体洞に多量の血液が流入することで陰茎海綿体は膨張し，陰茎海綿体白膜が引き伸ばされる。白膜は表層，中間層，深層の3層構造で，引き伸ばされた白膜の中間層で白膜内を通る貫通静脈が絞扼され，陰茎からの血液の流出が抑制される。この結果，陰茎海綿体洞に血液が貯留して，勃起が完成する（ 図6 ）[5]。

　性的興奮がおさまると，NOの放出がなくなり，陰茎深動脈，らせん動脈および海綿体洞の平滑筋がともに収縮し，陰茎海綿体洞への流入血液が減少する。膨張していた海綿体洞は収縮し，貫通静脈の絞扼は解除され貯留していた血液が流出するため，陰茎海綿体内圧が下降し，勃起が消退する[6]。

❹ 射精のメカニズム

　精神活動による中枢性性的興奮，局所刺激による末梢性性的興奮が高まってくると，腰髄にある射精中枢が興奮し，下腹神経に含まれる交感神経を介して射精が起こる。健常男性における射精の観察では，射精開始の3～5秒前に前立腺部尿道が開大し，精液の一部である前立腺液が後部尿道に排出される（seminal emission）。同時に，前立腺の収縮に伴い，膀胱頸部が平坦化し，内尿道口が閉鎖する。この時，主観的には「射精が起こりそうな感覚」から「もはや射精を避けられない感覚」へと変化していく。その直後に，精液の大部分が精嚢から射精管を通り，直線的に尿道へ排出される。この精液は，尿道周囲の筋肉や会

図6 陰茎海綿体の血管構築と勃起のメカニズム

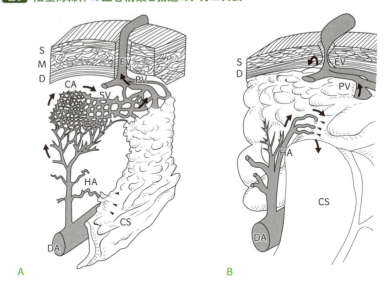

A:非勃起時の循環系
陰茎深動脈(DA)→ 毛細血管網(CA)→ 白膜下静脈叢(SV)→ 後海綿体小静脈(PV)→ 貫通静脈(EV)
貫通静脈(EV)が垂直に貫く陰茎海綿体白膜は，膠原線維の走行様式により表層(S:縦走)，中間層(M:交織)，深層(D:輪走)の3層に区別できる。
B:勃起時の循環系
陰茎深動脈(DA)→ らせん動脈(HA)→ 動静脈吻合(矢頭)→ 海綿体洞(CS)→ 後海綿体小静脈(PV)→ 貫通静脈(EV)
海綿体洞(CS)が血液で充満すると，陰茎海綿体白膜は伸展されて表層(S)と深層(D)の2層となり，中間層(M)の位置で貫通静脈(EV)が絞扼されて血液の流出が抑制される。
(萬谷嘉明. 白井將文 監. 三浦一陽, 石井延久 編. 性機能障害. 南山堂，東京, 1998, p14より)

陰筋の律動的な収縮により，外尿道口から体外に排出される。精液の射出は，12～13秒で終了する。射出終了後に，前立腺部尿道に残存した精液が，膀胱内に流入する[7]。主観的には，最初の2，3回の強い収縮時に最も強いオルガズムを自覚し，後半の収縮になるにしたがってオルガズムは弱まっていく。自覚的に射出される精液の量が多い時の方が，少ない時に比べてオルガズムは強く感じられる。

(今井 伸)

参考文献

1) Masters WH, Johnson VE. Human sexual response. Little Brown, Boston, 1966(謝国権, ロバートY. 竜岡 共訳. 人間の性反応. 池田書店, 東京, 1980)
2) Kaplan HS. The new sex therapy. Brunner/Mazel Publisher, New York, 1974(野末源一 訳. ニュー・セックス・セラピー. 星和書店, 東京, 1982)
3) 日本性科学会, 日本セックスカウンセラー・セラピスト協会 監修. セックス・カウンセリング入門. 金原出版, 東京, 1995
4) Banya Y, Ushiki T, Takagane H, et al. Two circulatory routes within the human corpus cavernosum penis: a scanning electron microscopic study of corrosion casts. J Urol. 1989; 142(3): 879-83
5) 白井將文, 三浦一陽, 石井延久. 性機能障害. 南山堂, 東京, 1998
6) 男性性機能不全. 日本臨床. 2002; 60増刊6
7) Nagai A, Watanabe M, Nasu Y, et al. Analysis of human ejaculation using color Doppler ultrasonography: a comparison between antegrade and retrograde ejaculation. Urology. 2005; 65(2): 365-8

第 III 章

DSM-5における新しい性機能不全分類

1 女性

性機能不全の分類とその変遷

　性機能不全分類には世界的に知られたものが複数あるが，DSM（Diagnostic and Statistical Manual of Mental Disorders：アメリカ精神医学会の疾患分類）が，特にDSM-Ⅳ以降，研究にも多く使われている。その意味で，最新版で2013年に公表されたDSM-5[1]の性機能不全分類についての解説は，疾患理解や研究に有益と思われる。ちなみに本書の前バージョンと言える『セックス・カウンセリング入門　改訂

第2版』(2005年)ではDSM-Ⅳ-TRとWHOの疾患分類ICD-10とを対比して解説している。ICD-10では性機能不全が精神疾患として分類されていることを含め，DSMとほぼ同様の記述をしている。またDSM-Ⅳ(1994年)と，小改訂といえるDSM-Ⅳ-TR(2000年)[2]は，性機能不全の記述はほとんど変更がないので，本項では区別せずに「旧版」と記述する。

20年ぶりの大改訂であるDSM-5と旧版の相違点をいくつか挙げると，版の名称がこれまでⅣ，Ⅳ-TRのようにローマ数字であったのが，今回普通のアラビア数字になった。また旧版では，性機能不全，性嗜好異常，性同一性障害が「11:性障害，性同一性障害」の一つのカテゴリーに入っていたものが，今回は「**13:性機能不全群**」，「**14:性別違和**」および「**19:パラフィリア障害群**」と3つのカテゴリーに分かれ，それぞれが旧版とは多少とも様相を異にしている。

性機能不全群についてみると，次項「男性」編にあるように男性の診断基準はあまり変わらないのと対照的に，女性性機能不全は大きく変更された。その理解のため，分類の変遷を踏まえた解説を試み，性機能不全の研究を**マスターズとジョンソン**[3](M&J)まで遡ってみる。

M&Jの『人間の性反応』によれば，男女の生理学的な性反応には高度な対称性がある。しかし彼らの性不全分類(表2)はむしろ実際的であり，概念としての疾患原因には，身体的，精神的なものが含まれていた。この分類とともに彼らは『Human Sexual Inadequacy』(1970年)を発表したが，性不全の治療法として行動療法という一種の精神療法を取り上げたのが彼らの業績である。つまり当時，性機能不全という生理学的疾患の治療法はメンタルなものであった。

＊M&Jの「Sexual Inadequacy」は謝国権の訳でも「性不全」となっているが，内容は「性機能不全」としてよいものである。

DSM旧版における性機能不全分類は，M&J理論を発展させたカプランの理論に基づいている。

カプランは性的興奮の前提に性欲相があるとし，彼女の提唱した性反

表2 性不全分類

男性性機能不全	女性性機能不全
Primary impotence 一次性インポテンス	Primary orgasmic dysfunction 一次性オルガズム不全
Secondary impotence 二次性インポテンス	Situated orgasmic dysfunction 二次性(状況性)オルガズム不全
Premature ejaculation 早漏	Vaginismus ワギニスムス
Ejaculatory incompetence 射精不全	Dyspareunia 性交疼痛症

(文献3より筆者抜粋)

応の**三相サイクル理論**(性欲,性的興奮,オルガズム)は長く支持された。しかし疾患分類(**表3**)としては,男女の対称性に,M&Jより強くこだわったものになっている。

DSMは精神疾患分類であるが,カプランはすでに多くの性機能不全は身体因性であると述べている。そのためかDSM旧版の分類は,身体因性性機能障害も当てはめられるよう設定され,利用もされてきた。

DSM-5における女性性機能不全分類

DSM-5は旧版に比べてevidence based,言い換えれば論文重視の傾向が強い。その結果,男性性機能不全の分類は旧版をほぼ踏襲しており,身体因性性機能不全を中心とした国際性機能学会の分類ともほぼ一致している。他方,女性性機能不全では,男女の対称性に固執せず,むしろ差別化を図った近年の論文に基づいている。

診断基準のABC要件や病型分類(生来型・獲得型など)については旧版とほぼ同じで,次項「男性」編の記述を参照されたい。要件Dでは男

表3 性機能不全sexual dysfunctionの疾患分類

性的欲求の障害　Sexual Desire Disorders
性的欲求低下障害　Hypoactive Sexual Desire Disorder
性嫌悪障害　Sexual Aversion Disorder
性的興奮の障害　Sexual Arousal Disorders
女性の性的興奮の障害　Female Sexual Arousal Disorder
男性の勃起障害　Male Erectile Disorder
オルガズム障害　Orgasmic Disorders
女性オルガズム障害　Female Orgasmic Disorder
男性オルガズム障害　Male Orgasmic Disorder
早漏　Premature Ejaculation
性交疼痛障害　Sexual Pain Disorders
性交疼痛　Dyspareunia
腟けいれん　Vaginismus
病型　発症の特性:生来型　獲得型 　　　性機能不全がおこる状況:全般型　状況型

DSM-IV-TR[2]より

女ほぼ同じ記述のところ，女性の性機能障害のみ，対人関係上の苦痛（例:パートナーからの暴力）を特筆している（表4）。また要件Dで「他の意味のあるストレス因の影響ではうまく説明されない」としながらも，診断を支持する関連特徴として，男女共に5つの要因を考慮すべき，と述べられている。すなわち（1）相手の要因（例:相手の性的問題，相手の健康状態），（2）（相手との）対人関係の要因（例:コミュニケーション不

表4 DSM-5における女性性機能不全の診断基準

女性の性的関心・興奮障害 Female Sexual Interest/Arousal disorder

A. 以下のうち3つ以上で明らかになる性的関心・興奮の欠如、または臨床的に意味のある低下：
   (1) 性行為への関心の欠如・低下
   (2) 性的・官能的な思考または空想の欠如・低下
   (3) 性行為を開始することがない、または低下しており、典型的には相手の求めに受容的でない
   (4) ほとんどすべて、またはすべて（約75～100％）の性的出会いにおける、性行為中の性的興奮や快楽の欠如・低下
   (5) 内的または外的な性的、官能的な手がかりに反応した性的関心・興味の欠如・低下
   (6) ほとんどすべて、またはすべて（約75～100％）の性的出会いにおける、性行為中の性器または性器以外の感覚の欠如・低下

B. 基準Aの症状は、少なくとも6カ月間は持続している

C. 基準Aの症状は、その人に臨床的に意味のある苦痛を引き起こしている

D. その性機能不全は、性関連以外の精神疾患、または重篤な対人関係上の苦痛（例：パートナーからの暴力）、または他の意味のあるストレス因の影響ではうまく説明されないし、物質・医薬品または他の医学的疾患の作用によるものではない

▶いずれかを特定せよ
　生来型：その障害は、その人が性的に活動を始めたときから存在していた
　獲得型：その障害は、比較的正常な性機能の期間の後に発症した

▶いずれかを特定せよ
　全般型：ある特定の刺激、状況、または相手に限られない
　状況型：ある特定の刺激、状況、または相手の場合にのみ起こる

▶現在の重症度を特定せよ　　軽症　中等度　重度

（日本精神神経学会[日本語版用語監修]．髙橋三郎，大野 裕 監訳．DSM-5 精神疾患の診断・統計マニュアル．医学書院，東京，2014，p425より，一部省略）

> **女性のオルガズム障害 Female Orgasmic Disorder**
> A. 以下のいずれかが存在し，性行為においてほとんどいつも，または常に（約75〜100％）経験される
>   (1) オルガズムの著しい遅延，著しい低頻度，または欠如
>   (2) オルガズムの感覚の著しい強度低下
> B．C．D．および特定条項については女性の性的関心・興奮障害と同文

(日本精神神経学会〔日本語版用語監修〕．髙橋三郎，大野 裕 監訳．DSM-5 精神疾患の診断・統計マニュアル．医学書院，東京，2014，p421-422より，一部省略）

> **骨盤・性器の疼痛と挿入の障害 Genito-Pelvic Pain/Penetration Disorder**
> A. 以下のうち1つ（またはそれ以上）の持続性または再発性の困難：
>   (1) 性交の際の腟挿入
>   (2) 腟性交または挿入を試みる際の外陰腟または骨盤の著しい疼痛
>   (3) 腟挿入の予期，最中，またはその結果起こる外陰腟または骨盤の疼痛に対する著しい恐怖や不安
>   (4) 腟挿入の際の骨盤底筋の著しい緊張または締め付け
> B．C．D．および特定条項については女性の性的関心・興奮障害と同文

(日本精神神経学会〔日本語版用語監修〕．髙橋三郎，大野 裕 監訳．DSM-5 精神疾患の診断・統計マニュアル．医学書院，東京，2014，p429より，一部省略）

良，性行為への欲求の不一致），（3）個人の脆弱性の要因（例：貧弱な身体心像，性的または情動的虐待の既往），（4）文化的・宗教的要因（例：性的行為の禁止に関連した制圧，性的なものに対する考え方），そして（5）医学的要因とし，相手との関係性を重視している。

❶ 女性の性的関心と興奮の障害
Female Sexual Interest/Arousal disorder

　旧版からの大きな違いの一つは，女性の性欲と性的興奮の障害を1つのカテゴリーとしたことである。これにはBasson(2001)の理論[4]が大きく影響したと思われる。すなわち「性行動で受身的な行動をとりがちな女性では，『相手からの働きかけに応じていると(親密な関係のある相手の場合は)，性的興奮が生じ，さらには性欲も起こってくる』という性反応パターンがむしろ一般的」というものである。とはいえ，診断基準Aの指標 (1)(2)(3) は性欲障害を，(4)(5)(6) は性的興奮障害の内容を示している。また，性欲と性的興奮が渾然一体となることは，男性にもありうるし，女性も典型的には男性で示されるような，性欲を自覚した後，性的刺激によって興奮反応が起こることもあるだろう。Bassonも当該論文で，この男女の反応パターンは傾向的なもので，はっきりと二分化するものではないと述べている[4]。

　DSM-5分類が，男性では従来どおり「性欲障害」としているのに，女性に採用された名称が「sexual interest:性的関心」と大分トーンダウンしているのは，気になるところである。消極的な感じ方であってもそれは性欲(関心)である，という主張は，診断基準Aの指標 (3) で「典型的には相手の求めに受容的でない」という障害パターンで採用されている。実際のところ，多くの女性では，性行動の少なくとも初動は受身的であろう。したがって，パートナーの求めに応じることが困難，という状況で初めて性機能障害を自覚する女性も少なくない。そのことが苦痛である女性は，診療対象となる。トーンダウンさせたのは実際的ということかもしれない。

　そのほか，他のカテゴリーでも同様であるが，DSM-5では診断基準に採用すべき症状の出現頻度を「ほとんどすべて(約75〜100%)」，持続期間を6カ月以上とするなど，具体的な数字を挙げている。こうした数値は「およそ」となるはずであるが，診断に曖昧さを取り除き，かつ診

断を容易にする試みとしては理解できる。

❷ 女性のオルガズム障害 Female Orgasmic Disorder

　オルガズム障害は名称も診断基準も旧分類と変わらない。また心因性疾患としては，男性の射精遅延とほぼ同様の反応パターンと考えてよいだろう。性的興奮は自覚するのにオルガズムが起こらない状態である。その本質的な病理は，オルガズム反射の無意識な回避である。具体的には，ある程度興奮が高まると決まって，パターン化した雑念が起こって性的感覚への集中が途切れてしまうのである。

❸ 骨盤・性器の疼痛と挿入の障害 Genito-Pelvic Pain/Penetration Disorder（GPPPD）

　旧分類と大きく変わったことは，vaginismus（ワギニスムス，膣けいれん）というM&J以来の名称がなくなり，「骨盤・性器の疼痛と挿入の障害」という，病態を適切に表現する名称に変わったことである。さらに記述を読むと，GPPPDは心因性の激しい痛みを伴う挿入と，挿入そのものの障害（従来のvaginismus）を指している。言い換えれば広義のvaginismus（何とか挿入できるが著しい痛みを伴う）を含めてすべて，挿入への恐怖と拒絶反応を示している。

　したがって，M&J以来含まれてきた，器質的疾患による性交疼痛は当てはめにくいクライテリアとなっている。

④ 他の特定される性機能不全 Other Specified Sexual Dysfunction
特定不能の性機能不全 Unspecified Sexual Dysfunction

　DSM-5ではこのほか「他の特定される性機能不全」のカテゴリーがあり，例としてsexual aversion(**性嫌悪障害**)のみが挙げられている(67頁～参照)。

　もう一つのカテゴリー「特定不能の性機能不全」に疾患例はない。女性性機能障害編集にあたり，よりどころになったと思われる，FSD分類(コンセンサス・ミーティング・グループ)では，持続的性器興奮障害persistent genital arousal disorder(PGAD)や心因性外陰痛vulvodyniaが新たな疾患概念として注目されたが，DSM-5で個別の言及はなく，「特定される」あるいは「特定不能の性機能不全」に該当するのか，判断に迷うところである。

身体因性ないし混合性性機能不全

　旧版の分類では身体因性の諸症状を分類に当てはめることもできたが，DSM-5は疾患名もそうであるように，精神疾患分類であることを明確にしている。例えばgenito-pelvic pain disorderについて，子宮内膜症や閉経後の性交痛は，身体性疾患としての治療効果が明らかでないものが本疾患と限定している。

　一方，女性の身体因性性機能障害の研究も，DSM旧版のような男女対称性にとらわれず，女性の特徴を捉えてきた。男性における，勃起，射精といった具体的な性機能指標が乏しいため，**FSFI**(**The Female Sexual Function Index**)などの質問紙評価法が，信頼性のある指標として開発されている。その結果，女性の性機能は，性反応，疼痛，パートナーシップ，満足度を含めた全体的評価に帰着しつつある。これは，心理や関係性の問題を，ともすると無視しがちな男性の研究や臨床に対する「提案」とも言うべきである。

　いずれにせよ，女性の性機能不全には，心因性，身体因性，混合性

を診断しうる包括的な分類を策定する，という課題が残っている．

（大川 玲子）

参考文献
1) 日本精神神経学会(日本語版用語監修). 髙橋三郎, 大野 裕 監訳. DSM-5 精神疾患の診断・統計マニュアル. 医学書院, 東京, 2014, pp415-441
2) 髙橋三郎, 大野 裕, 染矢俊幸 訳. DSM-IV-TR 精神疾患の分類と診断の手引. 医学書院, 東京, 2003
3) William Masters, Virginia E. Johnson. Human Sexual Inadequacy. Little Brown & Co., Boston, 1970
4) Basson R. Female sexual response: the role of drugs in the management of sexual dysfunction. Obstet Gynecol. 2001; 98(2): 350-3

2 男性

DSM-5で新しくなった診断基準の概略を紹介する．以前のDSM-IV-TRとの変更点についても紹介する．

❶ 男性の性欲低下障害 Male Hypoactive Sexual Desire Disorder

診断基準の要点

診断基準A 性的・官能的な思考，空想および性的活動への欲求が，持続的，反復的に不十分であること．
診断基準B 症状が少なくとも6カ月間は持続していること．
病型 「生来型」か「獲得型」，および「全般型」か「状況型」に分類する．

主な変更点と診断にあたっての留意点

男性の性的欲求低下障害は，DSM-IV-TRにおける性的欲求低下障害と比較し，病名に「男性の」がついただけで，基本的な病名，疾患概

念は同様である。診断基準Aの文言もほぼ維持されている。その変更のなさは，女性の性機能不全疾患概念の大幅な変更と比較し，逆に特徴的である。すなわち，女性においては，性的欲求の低下のみでは疾患としてみなされなくなったのに，男性においては性的欲求が低下した場合には，精神疾患としてみなすことには疑いがもたれていない。男性は，性欲があるのが正常，という前提なのだろう。ただし，今後は，女性の性機能不全疾患をめぐる議論も男性に及び，「勃起障害と性的欲求低下障害は重なり合わないのか？」，「最初は性的欲求がない男性も，性行為を進める中，反応として性的欲求が生じる場合はないのか？」などの疑問が呈されていくのかもしれない。

診断基準Aにおいて，不十分の判断は，臨床家が，年齢およびその個人の全般的，文化社会的背景などの性機能に影響を与えうる要因を考慮して行う。

病型を従来通り，「生来型」か「獲得型」，および「全般型」か「状況型」に分類する。これまでにあった「心理的要因による」か「混合性要因による」という病型分類はなくなった。

鑑別診断では，本人が自分を**アセクシュアル**であると思っている場合は，男性の性的欲求低下障害は診断されない。アセクシュアルとは英語ではasexualであり，男性にも女性にも性的魅力を感じない「無性愛者」のことである。アセクシュアルを多様なセクシュアリティの一つとして尊重しようという立場からの鑑別診断だと思われる。

❷ 勃起障害 Erectile Disorder

診断基準の要点

診断基準A 性行為において，ほとんどの場合に（約75％以上の割合），
  1．性行為中に勃起することが困難

    2．性行為を終了するまでに勃起を維持することが困難
    3．勃起時の硬さの減少
のいずれか1つ以上があること。
診断基準B　6カ月以上症状が持続すること。
病型　「生来型」か「獲得型」，および「全般型」か「状況型」に分類する。

主な変更点と診断にあたっての留意点

　DSM-Ⅳ-TRでは「男性の勃起障害」という名称だったが，DSM-5では「男性の」がはずれ「勃起障害」とシンプルな名称に変更されている。DSM-Ⅳ-TRで「男性の」がついていた理由は，「性的興奮の障害」の中で「女性の性的興奮障害」に対応する男性の障害としての位置づけだったからである。DSM-5では，男女の疾患の対称性はない。「女性の性的興奮障害」という疾患概念もDSM-5では消失しているため，ことさら「男性の」とつける必要がDSM-5ではなくなった。また，女性においても陰核の興奮による肥大を「勃起」と呼ぶこともあるが，一般的には「勃起」とはペニスの生理的反応を指す言葉なので，「男性の」とあえてつける必要がないということもあろう。

　なお，日本では勃起障害を指す言葉として，近年「ED」が広く使われるようになったが，これは「Erectile Disorder」ではなく「Erectile Dysfunction」の略語である。「Erectile Dysfunction」は泌尿器科領域で使われる用語であり，勃起の機能面の障害に重点を置き「Dysfunction」を用いている。一方で，DSMでは精神疾患の一つとしての立場から，他の精神疾患と同様に「Disorder」を用いている。類似な用語ではあるが，泌尿器科領域と精神科領域で用語が微妙に違うので，注意を要する。

　診断基準Aは，DSM-Ⅳ-TRまでは，1と2のみが診断基準にみられたが，DSM-5では，3の「勃起時の硬さの減少」が新たに加わった。

　診断基準Bは「6カ月以上症状が持続すること」である。この基準は新たに加わった。その理由として，勃起障害治療薬の開発の進展に伴い，その効果のエビデンスを示す必要上，より明確な診断基準を作成する必

要があったという側面が大きい。

病型を従来通り,「生来型」か「獲得型」,および「全般型」か「状況型」に分類する。これまでにあった「心理的要因による」か「混合性要因による」という病型分類はなくなった。

疫学的データは,DSM-5では,高齢者におけるデータが記載されている。すなわち60〜70歳以上の男性では40〜50％に著明な勃起の問題がみられるという。高齢者において勃起機能の低下がみられるのは,正常な加齢変化とも思われる。しかし,高齢者においても勃起機能の低下を勃起障害としてDSM-5は捉えている。これは高齢者の生活の質(quality of life:QOL)における性生活の果たす役割の重要性が認識されてきたという側面もあるが,勃起障害治療薬の進展に伴い,高齢者における勃起機能低下も,疾患とみなし積極的に治療対象にしていこうという医療経済的側面もあるのだろう。

❸ 射精遅延 Delayed Ejaculation

診断基準の要点

診断基準A　パートナーとの性行為において,ほとんどの場合に(約75％以上の割合),
1. 射精の著明な遅延
2. 射精が極めて稀,または欠如

のどちらかがあること。

診断基準B　6カ月以上症状が持続すること。

病型　「生来型」か「獲得型」,および「全般型」か「状況型」に分類する。

主な変更点と診断にあたっての留意点

DSM-Ⅳ-TRでは「男性オルガズム障害」という名称だったが,DSM-5

では「射精遅延」という名称に変更されている。オルガズムと射精は近似の概念ではあるが，厳密に言えば，異なる概念である。すなわち，射精とは客観的に観察可能な身体反応であるが，オルガズムとは主観的な感覚である。通常は射精時にオルガズムを感じる。しかし，射精しながらもオルガズムの感覚がない場合や不十分な場合もある。このような場合は「射精の障害」はないが「オルガズムの障害」はあると言えるであろう。しかし，DSM-Ⅳ-TRの「男性オルガズム障害」はその診断基準における「オルガズム」が，「射精」を指すのか「主観的なオルガズム感覚」を指すのかが不明瞭であった。その点，DSM-5では，より明確な身体的反応の「射精」に焦点を絞り，「射精遅延」と名称が変わり，診断基準でも「オルガズム」という言葉は用いられず「射精」という言葉が用いられている。

診断基準A．1の「射精の著明な遅延」は日本における一般的理解としての「射精遅延」と一致するが，2の「射精が極めて稀，または欠如」は，「射精遅延」としての一般的理解と異なる。2に相当する概念は，日本の医学界においては「腟内射精障害」として呼ばれることが多い。すなわち，自慰では射精が可能だが，性交時，腟内においては射精が困難なものたちがおり，その原因としては，手を使わずペニスを布団などにこすりつける，強いグリップでペニスを握るなどの不適切な自慰の方法が指摘されている。しかしながら，DSM-5においては，1と2の両者は別疾患とはされず，あわせて「射精遅延」となっている。

また，射精遅延では，診断基準Aで「パートナーとの性行為において」とあるため，自慰における射精障害は診断の対象外である。パートナーとの性行為とは，日本での「腟内射精障害」と同様に，女性の腟ペニス性交が主たるものであろうが，DSM-5中に明確な記載はないものの，パートナーの性別は男女を問わず，腟内に限らず，手指による刺激，口唇性交，肛門性交などの場合も含むと思われる。

「遅延」に関しては，具体的に「何分以上」などの記載はない。射精までの時間がどれくらいが正常なのか，どのくらいの時間だと受け入れが

たい長さなのかという点については，医学的合意がないからである。

射精遅延に関する疫学的データは不明であるが，DSM-5では，男性の性機能不全の主訴の中では最も少ない，と述べられている。しかしながら，本邦では前述したように「腟内射精障害」として臨床的に注目されており，性機能不全の治療を行ういくつかの医療機関においても，男性受診者の10～20％程度を占めている。

❹ 早漏 Premature (Early) Ejaculation

診断基準の要点

診断基準A　パートナーとの性行為において，持続的ないし反復的に，腟挿入後1分以内に，その人が望む以前に射精すること。
診断基準B　6カ月以上症状が持続すること。性行為時の，ほとんどの場合（約75％以上の割合）に起きること。
病型　「生来型」か「獲得型」，および「全般型」か「状況型」に分類する。
重症度
軽度　　：挿入から射精までの時間が30秒から1分
中等度　：15秒から30秒
重度　　：性行為前，性行為開始時ないし15秒以内

主な変更点と診断にあたっての留意点

早漏は，病名はDSM-5において変更はなく，基本的概念も同じであるが，診断基準は具体的数値が入り，より精密なものとなった。これは，早漏の診断基準をよりエビデンスに基づいたものに，という観点から2008年にSociety of Sexual Medicineにおける早漏の定義の専門委員会によって提案された定義をDSM-5も採用したからである。専門委員会によって提案された早漏の定義とは，生来型では腟挿入後1分以

内に射精をする，というものである。獲得型の早漏や腟挿入以外の性的活動においては，明確な定義はなされていない。よって，DSM-5の診断基準もそれに準じたものとなっている。

診断基準Aでは，注意書きとして，腟挿入以外の性的活動については，射精までの時間の定義は確立されていないと述べられている。

病型を従来通り，「生来型」か「獲得型」，および「全般型」か「状況型」に分類すること，これまでにあった「心理的要因による」か「混合性要因による」という病型分類がなくなったことは，他の性機能不全疾患と同様である。

三段階に重症度を分類するが，その基準は，射精までの時間によってである。時間は客観的数値として評価しやすいので，重症度の基準に用いるのに便利だとは思われる。しかしながら，他の性機能不全疾患は「苦痛」といった主観的観点から重症度を評価しているため，早漏だけ時間という別尺度で評価することには，性機能不全疾患全体として，整合性が保たれないという問題は残る。

診断にあたっては「1分以内」という本人の自己申告はほぼ正確なので，客観的に測定する必要はないと記されている。

異性愛以外の性指向でも，射精までの時間は異性愛男性と近似しているので，早漏が1分以内という基準は当てはまりうる，と記されている。

また，最初の性交時は射精が早期だったものが，慣れるにつれ射精をコントロールし射精までの時間が長引くのはよくあることなので，診断にあたっては，6カ月以上続くことは重要である。

5 他の特定される性機能不全
Other Specified Sexual Dysfunction

DSM-Ⅳ-TRにおける「特定不能の性機能不全」は，DSM-5では，「他の特定される性機能不全」と「特定不能の性機能不全」の2つに分

かれた。このように2つに分かれたのは，DSM-5において，性機能不全以外の疾患分類でも共通してみられるものである。

　性機能不全であり，診断者が臨床像を把握しており，特定の性機能不全の診断基準を満たさない理由が明確な場合に「他の特定される性機能不全」が用いられる。具体例として「性嫌悪障害」が挙げられている。

　ここで具体例として挙げられているように，DSM-Ⅳ-TRまでは「性嫌悪障害」は独立した疾患単位であったが，DSM-5では，1個の疾患単位ではなくなり，「他の特定される性機能不全」に含まれるものとなっている。これは，DSMはエビデンスを重視する診断分類であるが，「性嫌悪障害」は論文等のエビデンスに乏しかったため，疾患単位として継続が見送られたからである。日本語文献では，性嫌悪障害について書かれたものはあるため，日本の研究者としては残念なところである。

6　特定不能の性機能不全
Unspecified Sexual Dysfunction

　「特定不能の性機能不全」とは，性機能不全ではあっても，診断者が明確には臨床像を把握しておらず，特定の性機能不全の診断基準を満たすかどうか判断するには情報が不十分な場合に用いられる。

（針間 克己）

参考文献
1) 日本精神神経学会（日本語版用語監修）．髙橋三郎，大野 裕 監訳．DSM-5 精神疾患の診断・統計マニュアル．医学書院，東京，2014

> コラム

DSM-5から姿を消した性嫌悪症

　2013年5月，アメリカの精神医学会が作っている診断の手引き書DSM-Ⅳ-TRがDSM-5に改訂され，日本語訳も2014年6月に出版された。10年ぶりの改訂で「性機能不全群」も大改訂が行われ，従来のカプランの三相概念を軸にした手法を止めて，次の10疾患に分類された。①射精遅延，②勃起障害，③女性オルガズム障害，④女性の性的関心・興奮障害，⑤性器-骨盤痛・挿入障害，⑥男性の性欲低下障害，⑦早漏，⑧物質・医薬品誘発性性機能不全，⑨他の特定される性機能不全，⑩特定不能の性機能不全である。性嫌悪症が姿を消し，腟けいれんと性交疼痛症が，性器-骨盤痛・挿入障害としてまとめられたのである。さらに下位分類として，それぞれを生来型/獲得型，全般型/状況型のいずれかに分類することはDSM-Ⅳ-TRと同様である。改善されたのは，重症度を**軽度，中等度，重度**と特定したことと，①**相手の要因**，②**対人関係の要因**，③**個人の脆弱性の要因**，④**文化的・宗教的要因**，⑤**予後，経過，治療に関連する医学的要因**などを考慮するよう求められるようになったことである。

　性嫌悪症がすっかり消え去ったわけではなく，「他の特定される性機能不全」のカテゴリーに「性嫌悪症などが含まれる」とされた。「他の特定される性機能不全」とは，症状がどの性機能不全の基準をも満たしていない場合であるらしい。もっとも性嫌悪症が他の性機能不全の基準を満たすわけがないが，これほど特徴的な症状をもつ疾患が消えてしまった背景には複雑な理由があるに違いない。考えられる原因の一つはここ10年間，性嫌悪症の論文を目にしなくなったことがある。その理由として性

嫌悪症は性機能不全群の中で最も難治性であるため，治療者が手を出さなくなってしまったのではなかろうか。エビデンスに乏しい疾患は消え去る運命だったのかもしれない。もう一つの原因は，性嫌悪症が性機能不全ではあるが，恐怖症の病像に酷似していることである。彼らはパートナーとのセックスをイメージするだけで脂汗をにじませることもあるぐらいで，不安症の中の**限局性不安症**（Specific Phobia：高所恐怖症，飛行機恐怖症など）に分類するべきであろうと筆者は以前から考えていたし，DSM-5のドラフト編集委員会にもこのことは提案したことがあった。おそらくこのような考えの研究者は他にもいたであろうから，性嫌悪症を神経症のカテゴリーに入れることを提案したのかもしれない。しかし神経症のワーキンググループからボイコットされたのではないかと推測している。もう少し英語が堪能であれば突っ込めたのだが残念である。

　さらに今回の改訂で驚いたのは早漏の定義である。「腟に挿入後約1分以内に，本人が望む前に射精した場合」となっている。さらに重症度では腟挿入から30秒～1分以内に射精した場合は軽度，15～30秒以内は中等度，性行為前，性行為開始時，または腟挿入から15秒以内だと重度となるそうだ。性交時にストップウォッチを持ちながらということになるのだろうか。DSM-5はあまりにも操作的すぎる。誰が診断にあたっても，その一致率が高くなることはわかるが，精神疾患の病因や病態に対する精神病理学的な思索なしに，外から観察できる行動異常と疫学的な事実に基づいてのみ診断しようとしているように思われてならない。

（阿部　輝夫）

> コラム

"性嫌悪"はなくなったが

　2013年に出されたDSM-5の「性機能不全群」から「性嫌悪」の項目が消えた。かつて性嫌悪といわれたものは，どう扱えばよいのだろうか。代わりの分類先を探しても，「性的関心・興奮障害」という項目しかない。「性的関心の喪失」というのでは，性に対する嫌悪という要素が入っていない。では，性に対して嫌悪感を抱くという患者はいなくなったのだろうか。筆者の印象では，決して減っていないどころか，患者の割合としては増えている。実数が増えたというよりは，表面化しやすくなったのだろう。

　筆者の経験では，これまで性嫌悪の患者はほとんどが女性だった。「性的な体験で嫌な思いをした」，「我慢して性行為をしてきた」と言う人たちが多い。嫌な体験の結果，性行為に対して嫌悪感を抱き，その原因が取り除かれ，気持ちよく性的行為をしたいと望んでも，性に対する嫌悪感がわいてしまうという人たちは少なくないのだ。これを性欲・関心の喪失と同じとするのは少々乱暴だ。治療法も異なる。食を例にとればわかりやすいだろう。食欲がないというのと，食べることに嫌悪感があるというのはレベルが違う。

　「性嫌悪症」の患者の中には，性行為を体験する前から性に関するマイナスイメージが強くて，嫌悪感の強い人もいるが，多くは，不快な性的体験の後に発症している。しかしよく話を聞くと，普通に性生活がもてていた時も，あまり自分から，性生活を楽しもうという気持ちが少なかった，あるいはなかったと述べることが多い。したがって，もともと性的関心が薄い人が（薄くする経験があったかはこの際問わないが），不快な体験の積み重なりの後に発症することが多いと言えるだろう。しかし中には楽し

めていた人もいる。いずれにおいても，不快な体験が重要な役割を占めていることは確かなようである。

　患者の中には，自分の持続する嫌悪感に当惑し，他の人となら性的行為を楽しめるかと試みる人もいる。しかし，多くの場合，嫌悪感が同じであることを発見する。

　治療としては，パートナーとの良い関係を確立し，かつてのつらい，不快な体験の生じる機制を理解し，マイナス感情を脱感作して，性に対する良いイメージを取り込むようにすることである。

　なぜDSM-5から「性嫌悪」が消えたのだろうか。かつては項目があったのだから，アメリカに性嫌悪がなかったとは思えない。最近減って不要となったのだろうか。治療者としては，つらい，あるいは不快な体験がなくなり，性嫌悪が生じないことを望むが，少なくとも日本では当分必要な項目と考えている。そして，現場の者は，新しい，あるいは従来の診断基準等をよく理解するのが必要であるのはもちろんだが，それらに縛られず，常に現場で患者や障碍，病気等の状態をしっかりと把握し整理しようとする態度が必要だと改めて考えさせられる。

（金子　和子）

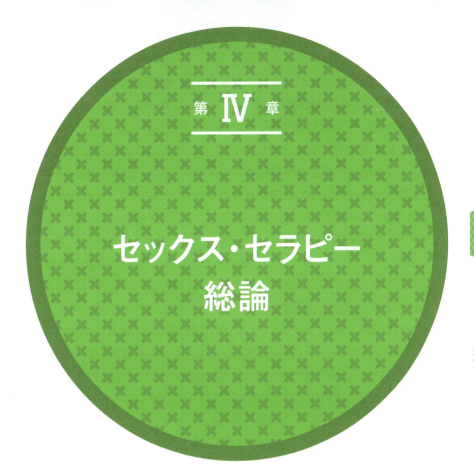

第 IV 章 セックス・セラピー総論

1 セックス・セラピストの条件

❶ セックス・セラピスト認定のための要件

　セックス・セラピストは，標準的な対人援助専門職としての十分な技能を身につけている者が，さらに付加的に性に関する専門技能を身につけているという状態が望ましい。つまり，セックス・セラピストはセックス・セラピストである前に，医師，看護師，心理士などの専門資格を備えており，セックスに関係のない領域でも十分な実力を発揮できる専門家であることが求められる。日本性科学会では「**医師，臨床心理士，保健師，助産師，**

看護師，その他医療職としての資格を有する者，あるいは，これらと同程度の技能を有すると思われる者」であることを，日本性科学会認定セックス・セラピスト資格を取得するための条件としている。これに当てはまらない者は，日本性科学会認定**セックス・カウンセラー**の方に申請することは可能となっている。認定セックス・カウンセラーの方は，治療ではなく広く性相談に関わる者として基礎資格要件を設けていないが，研修会や研究発表での研鑽は必要とされている。

　アメリカ性教育者・セックスカウンセラー・セックスセラピスト協会（The American Association of Sexuality Educators, Counselors, and Therapists:AASECT）では，より詳細にセックス・セラピストの条件を定めている[1]。表5 に抄訳を示す。基礎資格があることだけでなく，基礎知識，セラピーのトレーニング，実習経験の下限時間数が定められていることに加え，態度と価値観のトレーニングが含まれていることにも注目したい。高い専門性・知識と優れた技能を持ち，多くのクライエントと会っているものの，セラピストが望ましいと考えているあり方にクライエントを誘導してしまっている実践も多いと考えられる。AASECTで推奨されているSAR（Sexuality Attitude Reassessment:性的態度再評価）のようなグループ実践は日本ではあまり行われていない。知識やスキルだけでなく，価値観に関するトレーニングは，日本では不足しているところだろう。

❷ セックス・セラピストと当事者性

　人はなぜセックス・セラピストになろうと思うのだろうか。臨床でも研究でもそうであるが，テーマが人間に関わるようなことであれば，広い意味での当事者性があるという理由で，そのテーマを選ぶことはとても多いと考えられる。例えば，自分や家族やよく知っている友人などが，性的な問題があったり，性に関する何らかの状態にあるということである。以前

表5 AASECT セックス・セラピー認定のための要件

1. AASECT のメンバーであること
2. AASECT の倫理・行動規定を遵守すること
3. 学術的・職業的経験
   AASECT が認定したコースの教育を受けていること。修士取得後2年間の臨床経験，または博士取得後1年間の臨床経験が必要とされる。
4. 心理学，医学，ソーシャルワーク，カウンセリング，看護，夫婦・家族療法のいずれかの分野で，有効な州のライセンスを持っていること
5. ヒューマン・セクシュアリティの中核的知識（90時間以上）
   中核的知識領域は，倫理，セクシュアリティの生涯発達，性に関する価値観や社会文化的要因，性指向・性同一性の問題，親密性，性的ライフスタイルの多様性，性の解剖・生理学，身体医学的要因，性機能，性的ハラスメント・虐待，性とインターネット，物質乱用，性の喜び，学習理論，専門的コミュニケーション技術，セックスに関する研究やセラピーの歴史，性に関する研究法
6. セックス・セラピーのトレーニング（60時間以上）
   セックス・セラピーについてのプログラムを教育機関で修了することが強く推奨される。内容は，セックスに関する心理療法，DSMにおける性に関する障害の診断技術，性や親密な関係に関する介入アプローチ，性心理的疾患に対する介入アプローチ，コンサルテーション・協働に関する原則，倫理的な意思決定，実習経験（観察，デモンストレーション，ロールプレイなどを含む）
7. 態度と価値観のトレーニング（10時間以上）
   例えばSAR（性的態度再評価）のようなグループ体験をすること。職業哲学やセックス・セラピーの目標は何だと考えるか，1ページの小論文の提出が求められる。
8. 臨床経験，インターンシップ（300時間以上）
   AASECT の監督下で，臨床実習を行う。補助的なセラピストではなく，メインのセラピストとなることが求められる。
9. スーパーヴィジョン（50時間以上）
   AASECT 認定スーパーヴァイザーによるスーパーヴィジョンを受ける必要がある。直接観察または録音・録画によるものが推奨される。1対1の個別スーパーヴィジョンの時間が半分以上とならなければならない。

（http://www.aasect.org/aasect-requirements-sex-therapist-certificationを筆者が抄訳）

に自身が挿入障害を抱えていた女性が，それを克服した後にセックス・セラピストになるケースや，自身がセクシュアル・マイノリティである人がセックス・セラピストになるといったケースである。以前に当事者性のある研究テーマを選ぶことの功罪について論じたことがある[2]が，ここでは**当事者性のあるセラピーを行うこと**について考えてみたい。

　メリットとしては，その分野について特段勉強しなくとも，実体験を伴う豊富な知識を持っていることである。そのため，アセスメントの時間が節約できたり，すぐにクライエントの状況を把握できるので信頼を得やすかったりする。セラピーの方針についても，知識不足による的外れなゴールを設定することはないだろう。

　デメリットとしては，当事者性というのが局所的なものであり，それとは異なったクライエントと会う場合に，アセスメントや方針が歪められる可能性があることである。性欲相の障害であるのに，自身の経験のある挿入障害について過剰にアセスメントしたりこだわったりするというようなことである。また，同様の問題を持ったクライエントの場合には，過剰な共感が起こり，クライエントとの距離が近づきすぎるという危惧もある。また，例えば自分と同じ挿入障害を持ったクライエントが来た場合には，アセスメントが不十分なまま，自分が克服した方法と同じ方法を薦めてしまうこともあるだろう。さらに，専門知識が偏ってしまうことも起きる。例えば，本人がゲイ男性であり，セクシュアル・マイノリティを専門とするセックス・セラピストとなったとしても，ゲイ男性のことは非常によく知っているが，レズビアンに関しては関心が薄く，知識が少ないといったことも起こりうる。

　当事者性に関するもう1つのポイントは，外見からそれとわかるかどうかである。セックス・セラピーについて，外見からわかる当事者性は比較的少ないが，例えば肥満，身体障害や，老年期である，といったことは外見からわかりうる。セラピストが男性であるか女性であるかというのは，セラピーに大きく影響する当事者性の一つであるし，見てそれとわかるトランスジェンダーということもあるだろう。**外見からわかる当事者性**につい

ては，クライエントがそれをどのように受け取るか，注意しておく必要がある。一方，外見からわからない当事者性については，それをセラピーの中でカミングアウトするかどうかという点について考慮が必要になってくるだろう。

（石丸 径一郎）

参考文献
1) AASECT Requirements for Sex Therapist Certification. AASECT: American Association of Sexuality Educators, Counselors and Therapists.
https://www.aasect.org/aasect-requirements-sex-therapist-certification (Accessed September 7, 2017)
2) 石丸径一郎. 調査研究の方法. 新曜社, 東京, 2011

2 セックス・セラピーの倫理

❶ 対人援助専門職としての倫理性

　医師，心理士，看護師などといった専門的対人援助職は，困難や問題を抱えたクライエントと，権威や専門知識を持った専門家という，権力関係の不均衡の中で仕事を行う。このことからその実践にあたり，クライエントの人権を守り，搾取を防ぐために，もとより高度な倫理性が求められている。それに加えて，セックス・セラピストは人間の生活の最もプライベートな部分を扱う。これにより，通常のセラピー関係よりも，さらに距離感が近くなったり，事故が発生する可能性が高まるため，さらに特別な倫理性が求められる。セックス・セラピーの倫理に関して，この2つに分けて解説する。

　金沢[1]は，心理臨床家の職業倫理の原則について の通り7つにまとめている。セックス・セラピストも対人援助専門職であるので，このような基本原則を十分に守る必要がある。**第1原則「相手を傷つけない」**に関しては，セックス・セラピーに訪れるクライエントは，セックスがうまくい

かないことについて，強い劣等感を持っていることが考えられる。その点に配慮し，相手を傷つけないよう言葉遣いに気をつけながら，丁寧なノーマライゼーションや心理教育を行うのが良いだろう。**第2原則「身につけた専門的な行動の範囲内で，相手の健康と福祉に寄与する」**については，セックス・セラピーにおいても，十分なトレーニングやスーパーヴィジョン（上級者からの助言や指導）を受けることが重要である。日本においては，セックス・セラピーの教育機会が非常に少ないことが課題である。**第3原則「相手を利己的に利用しない」**については，セラピストが結果的に，クライエントによって性的欲求を満たそうとしてしまう状況が考えられる。セラピスト・クライエント間の性的接触や多重関係は，以前より大きな倫理的テーマとなっているが，セックス・セラピーは性的接触そのものを扱うため，この危険性が大きいことを認識しておくべきだろう。**第4原則「一人ひとりを人間として尊重する」**に関しては，セラピーが一方的な教育になってしまったり，自分の研究の被験者として強引に協力させるようなことをせず，意志や権利を持った人間としてクライエントを扱うことが大事であ

表6 セラピストの職業倫理の7原則

第1原則	相手を傷つけない，傷つけるようなおそれのあることをしない
第2原則	十分な教育・訓練によって身につけた専門的な行動の範囲内で，相手の健康と福祉に寄与する
第3原則	相手を利己的に利用しない
第4原則	一人ひとりを人間として尊重する
第5原則	秘密を守る
第6原則	インフォームド・コンセントを得，相手の自己決定権を尊重する
第7原則	すべての人々を公平に扱い，社会的な正義と公正と平等の精神を具現する

（文献1より作成）

る。**第5原則「秘密を守る」**については，セックス・セラピーの分野は専門家の人数が少ない狭い業界のため，セラピストがこのくらいは大丈夫だろうと判断して相談内容を誰かに話したり原稿に書いたりしたことが，クライエントに伝わってしまう可能性が高い。**第6原則「インフォームド・コンセントを得る」**については，セラピストが得意とする治療方法を押し付けず，丁寧に説明し，クライエントが拒否できる余地を与えることが重要である。性的な話題なので，クライエントが本心を言い出せない状況もありうることや，カップルで来ている場合は，二人の希望が異なっていることもありうることを注意しておくべきである。**第7原則「すべての人々を公平に扱う」**については，セラピストの言うことをよく聞くクライエントや，性的に好みであるクライエントに対して優遇したりすることがないようにしなければならない。また，すべてをクライエントの責任と考えず，社会的な状況による影響もよく考慮に入れることが必要だろう。

❷ 性を扱う専門家としての倫理性

特に性を扱う専門家のための倫理綱領として，アメリカ性教育者・セックスカウンセラー・セックスセラピスト協会（AASECT）のものがある[2]。**表7**に概要を示した。

セックス・セラピーについて特に問題となるのは，セラピスト・クライエント間における直接の性的接触である。婦人科医や泌尿器科医が診察目的でクライエントの性器に触れることには特に議論はない。一方，性機能不全のセラピーの中で，セラピストが直接クライエントと実地訓練のように性的接触をもつことは不適切であるとする意見が圧倒的であろう。日本性科学会では，セラピストがクライエントと直接性的接触をもつことは明確に禁じている。

〔石丸 径一郎〕

表7 AASECT 倫理・行動の規定

（前略）
第6章　行動規定
第1原則　能力と誠実さ
- 能力
- インフォームド・コンセント
- 不適格な活動の支援禁止

第2原則　道徳的，倫理的，法的基準
- セラピストの個人的ニーズが実践に影響することを認識し，スーパーヴィジョンなど，外部の目が入るようにしておく
- 多重関係の禁止
- クライエントの権利を侵害しない
- 人種，障害，年齢，性別，性指向，宗教，出自に関する不適切な実践をしない
- 宣伝活動では，事実，正直さ，明確性に基づく発信を行う
- 認定された適切な高等教育機関等から与えられたものでなければ，称号や資格証明を提示してはいけない
- 他の所属する専門家組織が定める基準やガイドライン，そして管轄地域の法律に従って行動する
- 利用者から倫理的・法的な苦情や判決を受けた場合は，30日以内に書面でAASECTに報告する

第3原則　利用者の福祉
- メンバーは利用者と関わる際，下記のことを明確化しておく：
  a. 専門的訓練，経験，能力　　b. 提供できるサービスの特徴
  c. 介入効果の限界　　d. 専門家としての価値観や志向
  e. 守秘義務の例外　　f. 料金
- 秘密保持に留意する
- 緊急時など守秘義務を破らなければならない状況もありうる
- ケースについて教育，研究，出版などのために情報を使うことができるが，クライエントの同意が必要である
- 記録を保存する安全なシステムを整備する（7年間の保存義務）

（以下略）

（文献2より抜粋・筆者訳）

参考文献
1) 金沢吉展. カウンセリング・心理療法の基礎: カウンセラー・セラピストを目指す人のために. 有斐閣, 2007
2) American Association of Sexuality Educators, Counselors and Therapists. Code of Ethics & Conduct for AASECT Certified Members.
https://www.aasect.org/sites/default/files/documents/Code of Ethics and Conduct_0.pdf
(Accessed September 7, 2017)

3 セックス・セラピーの基礎

セックス・セラピーの基礎として，セラピストの態度と，それを支える治療構造とがある。

❶ 基本的な態度

　セラピーは，患者が変わっていくのを援助することであって，セラピストが患者を変えることはできない。それはちょうど骨折した患者に医者が手術をしたりギプスを巻いたりして回復を援助することはできても，骨の再生そのものは患者以外の誰もできないのと同様である。患者は様々な悩みや症状を抱えている。セラピストはそれらに関する専門的知識や技法をもっている。その知識や技法は患者にとって大いに助けになる。しかし，それは患者がその知識や技法を利用しようとするときに限られる。ではどのようなときに，患者は前向きにセラピストと共に問題に取り組んでいこうという気持ちになるのだろうか。

　患者の多くは自分の問題を解決したくて来所する。パートナーや親たちに強引に勧められて来たにしても，何とか事態が変わってほしいとは思っている。しかし一方で，少なからぬ不安も抱いている。問題を抱えていること自体で不安になるものなのに，その問題が性的なものであるという二重のハンディがあるのだ。患者にとっては，胃痛で医者に行くのと性交痛でセラピーに行くのとは，大いに違う。そこで，セラピストが性の

問題は他の問題と同じ当たり前の悩みであると認識しており，それが患者に伝わることがまず最初に必要となる．セラピストが性の問題を特別視していなければ，それは自然に伝わることが多い．

次に患者が抱く不安であるが，人間は性機能障害に限らず，何であれ，問題を抱えているときは不安なものである．自信を失い心もとなく思っており，問題に前向きに取り組めないことが多いが，これもセラピストの接し方によってずいぶん緩和される．その接し方に必要なものとは，患者を理解しようとする姿勢，患者を肯定的に把握する態度，患者の世界への敬意などである．患者は自分が，責められず，脅かされず，理解され，受け入れられ，敬意を払われており，自分の問題の解決に力を貸そうとしてくれる人がいるとわかると安心して，自分たちや自分たちの問題を客観的に見るゆとりがでてきたり，問題に取り組もうと思えることが多い．

患者を理解する第一歩は，まず何といっても患者の話に耳を傾けることである．それは，正しい，正しくないという次元を離れて，セラピストが虚心に，患者の世界を共有しようとするところから始まる．そうすれば，患者の語る言葉の意味する具体的な事実と，そこに込められた患者の感情の両方をおのずからくみ取ることができるだろう．

そのためには，セラピストが先入観をもたないようにしなければならない．何事であれ，先入観の伴うものであるが，特に性の分野は，知らず知らずのうちに，ある価値観を抱いていることが多い．また，性を扱ううえで欠かせない男性観，女性観にも偏りがあるだろう．何を偏りというかは議論の多いところではあるが，セラピスト自身が自分の性に対する考え方や男性観，女性観を検討して，その偏り（特徴）を把握しておくことが必要である．その作業が欠けると，知らず知らずのうちに患者を自分の価値観で裁いたり，説教しようとしたりしてしまうことになり，患者はそれを敏感に感じて，率直になれないだろう．

❷ セックス・セラピーの治療構造

(1) セラピーを行う場所

　セラピーは極めて個人的なことを相談するのであるから，秘密の保持に慎重でなければならない。また，患者が自分の話が外に漏れないという安心感をもてることも重要である。そこで，セラピーが行われる場所は独立した部屋である必要がある。しかし，現実的には医療の現場ではそうした部屋を確保するのが困難なこともある。その場合には，他患のいない時間帯を選ぶ，他のスタッフはそこに近付かないなどの工夫をして，独立した部屋に近い状態をつくらなければならない。そして，医療スタッフのプライバシーに関する感覚と一般の人の感覚にはかなりギャップがあり，医療スタッフは自分たちがかなり鈍感になっていることを自覚しておく必要がある。

(2) 料金

　現在の医療体制では，器質的問題がない性機能障害に関しては保険がきかない。自費診療という形にするか，保険医療の中に組み込むかが問題となる。できれば患者がある程度の負担をする自費診療の方が好ましい。料金を払うということで，患者は自分の問題に立ち向かう姿勢ができやすいし，治療にも責任をもつようになりやすい。料金は地域，患者の経済的層などによって異なるだろう。

(3) 時間・間隔・予約

　1回の面接の時間はセラピストによって異なるが，30〜50分くらいである。1回の時間を一定にした方がよい。特に自費診療の形をとるときには，この時間でいくらと決めておくのがよい。患者は自分に与えられた時間があらかじめわかっていれば，落ち着いてその時間を有効に使える。
　面接の間隔は治療目標，患者の忙しさ，現在の困窮度などによって

決める。**週1回から月1回**の間が現実的である。セックス・セラピーではこれまでのパートナーとの関係や性的環境を変えようとするわけだが、そのためには、あまり間があくと、患者の変わろうとする力よりも、変わるまいとする力の方が勝ってしまうことになりやすい。そのため初期は、2週間以上は間隔をあけない方がよい。ペースができ、セラピーが長引きそうなときは、月に1度くらいまで間をあけることも可能である。

面接は**予約制**がよい。セラピーは単なる立ち話や社交的会話ではなく、専門家が特別な目的をもって行うものなので、基本的には、次の予約をとって帰るのが望ましい。

（金子 和子）

認知行動療法とセックス・セラピー

❶ セックス・セラピーと認知行動療法との関係

近年、認知行動療法がブームとなっている。心理療法には数多くの技法があるが、その中でも認知行動療法は、その効果と効率性と安全性などに関する数多くのエビデンスが蓄積されてきた。メンタルヘルスケアの領域では必須の技法となってきている。日本でも2010年から、認知行動療法が健康保険の適用となっている。さて、セックス・セラピーと認知行動療法との関係をどのように理解すればよいだろうか。

認知行動療法は、多様な技法の寄せ集めであると表現されることがあり、大まかに言って行動療法の流れをくむ技法と、認知療法の流れをくむ技法と、さらに第3世代と呼ばれる東洋思想の影響を受けたものの3種類がある。セックス・セラピーは、そもそも行動療法の要素を多分に含むものであった。例えば段階的な脱感作を用いたり、セッション間には宿

題を課したり，リラクセーションや自律訓練法を取り入れたりしている。従来の精神分析的心理療法の弱点を改善する形で，行動療法的なセックス・セラピーが広まるようになった。

　一方，性機能不全に対する認知的アプローチはなかったわけではない。アルバート・エリス（A. Ellis）は認知を再構成する技法を開発した一人であると言われている。彼は，論理情動行動療法を作り上げ，**ABCDEモデル**によるアセスメントと介入で知られている。AはActivating events（出来事），BはBelief（信念），CはConsequences（結果），DはDispute（反駁），EはEffect（効果）であり，アーロン・ベック（A. Beck）が提唱した認知療法と非常に近い考え方である。1965年に出された「グロリアと3人のセラピスト」という心理療法セッションの実際を収めたビデオ教材が日本の心理学教育でも古くから使われており，そこにクライエント中心療法のカール・ロジャーズ（C. Rogers），ゲシュタルト療法のフレデリック・パールズ（F. Perls）とともに，アルバート・エリスが論理情動療法の実践者として登場している。このように日本では論理情動行動療法の提唱者として知られているアルバート・エリスであるが，実は性科学者としての一面もあり，キンゼイと共同研究をしたこともあった。しかしアルバート・エリスの性科学者としての仕事は，日本では翻訳されておらず，あまり知られていない。

　認知行動療法は短期間で効果を生み出すとされており，その適用範囲をどんどん広げている。性機能不全に対しても，適用してみる価値は十分にあるだろう。性機能不全に対する認知行動療法は，未だ確立された分野とは言えないが，実際に適用した研究はいくつか見られる。以下ではそのような研究例を紹介していきたい。

② 認知行動療法を用いたセックス・セラピーの研究例

(1) 性欲低下に対して

　カナダのTrudelら[1]は，性的欲求低下障害の女性たちに対して，認知行動療法グループを適用している。38組のカップルがグループ療法に参加した。このプログラムは週に1回，12週間のもので，1回2時間のグループ・カップルセラピーである。1つのグループには4～6組のカップルが参加した。男女1名ずつのペアになったセラピストが実施した。グループは，認知行動療法と**マルチモーダルセラピー**（A．ラザルスが開発した折衷的アプローチ）を含むものであり，すべてのセッションでホームワークが課され，印刷されたマニュアルが渡された。このグループプログラムでは，9つのセラピーテクニックが用いられた。それらは，性欲低下に関する直近／長期間の要因分析，性に関する情報提供，カップルでの性的接触エクササイズ，感覚集中訓練（センセート・フォーカス），コミュニケーション・スキル・トレーニング，情緒的コミュニケーション・スキル・トレーニング，互いに褒めるトレーニング，認知再構成，性的空想のトレーニングである。グループに先立って，質問紙により非機能的な認知プロセス

表8 性的欲求低下女性における帰属，性的信念・神話，否定的思考

帰属	%
1. 性的関係とパートナーの否定的反応に対する予期不安	67.6
2. 性的に見放される恐怖とそれに関連した嫌な症状	67.6
3. 情緒的・性的なコミュニケーションの欠如	62.2
4. 性的な喜びや満足の欠如	60.8
5. 性に対して否定的な小児期の親からのメッセージ，またはそのような宗教的メッセージ，そして現在の罪・恥の感覚と性に否定的な態度	50.0
6. 性的関心・空想のなさ	44.6

性的信念・神話	
1. 男性というものは，常に性欲があって，いつでもセックスができる	64.3
2. 性行為は，計画してやるものではなく，むしろ自然になんとなく始まるものである	62.9
3. 男性が勃起していないセックスなんてありえない	38.6
4. セックスはし過ぎてもしなさ過ぎてもよくない。カップルは，定期的な頻度のセックスを維持するべきだ	34.3
5. 良い性的体験は，オルガズムで終わらなければならない	30.0

自分に対する否定的思考	
1. 身体の外観や姿	44.6
2. うまくやれるかに関する不安や期待	33.6
3. 性的関心の欠如	31.1
4. 自信のなさや無価値感	21.6
5. 家族やお金や仕事についての心配事	21.6

パートナーに対する否定的思考	
1. パートナーはセックスばかりを望んでいる	35.1
2. パートナーの親密さや共感の欠如	27.0
3. パートナーの嫌な特徴	20.3
4. パートナーの性的抑制	17.6
5. プレッシャーをかけてきたり，支配的だったりする	13.5

関係性に対する否定的思考	
1. コミュニケーションや親密さの欠如	20.3
2. コミットメントのなさや，一緒にいられない外的事情	17.6
3. 退屈なカップル生活，わくわく感のなさ	13.5
4. 性格の不一致	10.8
5. カップルの性的問題が解決しないのではという恐怖	8.1

（文献1より筆者訳）

を調査したところ，表8のような結果になった。開始時に全員が性的欲求低下障害の6つの診断基準を満たしていたのが，グループ終了後にはそれが26％まで減少したという結果となった。3カ月後フォローアップで

36％，1年後フォローアップでも36％であった。

(2) 勃起障害に対して

男性の勃起障害に対してはシルデナフィルなどの薬物治療がよく奏効するが，この分野では，シルデナフィルと認知行動療法の組み合わせに関する研究が見られた。

アメリカのMcCarthy[2]は，いくつかのケーススタディから，シルデナフィルと認知行動療法との統合を論じている。そのうちの1つを紹介する。4年間の未完成婚が続いた後，夫のジョッシュはセラピストの所に訪れた。このカップルはキリスト教原理主義の背景があった。二人ともそうであるが，特にジョッシュは反中絶主義者であり，無計画な妊娠は防ぎたいという強い思いがあった。二人は避妊用ピル，コンドーム，殺精子剤を使っていた。結婚式で酒に酔い，疲れ切ったところで初夜を迎えた。コンドームをつけようとした時に勃起が萎えてしまい，ジョッシュはパニックになった。その後，ジョッシュは予期不安や遂行不安を感じるようになった。4回の失敗の後，ジョッシュはセックスをしようとしなくなり，交際中にしていたように，お互いに手で刺激し合いオルガズムを得るようになった。妻のリサは結婚して4年以上経つのに，28歳で処女であることを恥ずかしく感じていた。ジョッシュは，高い性的欲求を持ち，夫婦の絆を回復させようとしており，親密さや性的喜びに関心があるので，シルデナフィルの処方に適していた。成功の鍵は，リサが，時間をモニターしたり，性的なシナリオに乗ってくれたり，挿入を促したりガイドしたりすることに同意してくれたことだった。最初の4回のシルデナフィルを使った性的接触のうち，2回は挿入なし，2回は挿入ありだったが，4回とも強い勃起が得られた。これによって，二人とも自信が高まった。その翌月からは，シルデナフィルを使っていない時も含めて8割以上の確率で勃起が得られるようになった。このように，勃起を得るためというよりも，クライエントが予期不安・遂行不安や集中欠如を克服するためにシルデナフィルを補助的に使用するということがありうる。このケースは，シルデナフィル

表9 心因性勃起不全に対する認知行動セックス・セラピーの手続き

第1週	"Stronger Erections"のビデオ，勃起機能についての情報シート，コミュニケーションに関する情報，記録冊子を渡される。 **ホームワーク**：自分とパートナーの「良いところ」のリストを書いてくる。
第2週	ホームワークと記録冊子の振り返り。 コミュニケーション・スキルとビデオについて話し合う。 **ホームワーク**：リラックスでき，ロマンティックで，喜びを生むような夜の時間（官能的マッサージ付き）を交代で企画する（スペシャル・イブニング）。
第3週	ホームワークと記録冊子の振り返り。 過去，現在，未来の，愛や好きな気持ちの表現方法を話し合う。 **ホームワーク**：リストの中から選んでサプライズを計画する。
第4週	ホームワークと記録冊子の振り返り。 勃起機能や夫婦関係の質問紙に回答する。

（文献3より抜粋・筆者訳）

がその薬効だけでなく，新たなセックスの刺激になったり，楽観的にさせることに役立ったりしたことを示している。

アメリカのBannerら[3]は，シルデナフィル単独と，シルデナフィルに認知行動療法を加えた治療とで，心因性勃起不全に対する効果を検討している。研究参加者のカップルは，この2群にランダムに振り分けられた。この認知行動療法の手続きを**表9**に示す。53組のカップルが参加したが，4週間後の結果は，シルデナフィル単独群の質問紙による勃起不全の改善率は29％であり，満足した割合は37.5％であったのに対して，認知行動療法を組み合わせた群はそれぞれ48％，65.5％であった。

(3) 女性の性交疼痛・挿入障害に対して

Bergeronら[4]のカナダとアメリカの研究グループは，腟前庭炎が引き起こした性交疼痛症の女性たちに対して，3つの治療効果を比較した。その3つとは，グループ認知行動療法，表面筋電図バイオフィードバック，

腟前庭切除である。78人の女性が3つの治療グループのどれかにランダムに振り分けられ，治療前後，6カ月後フォローアップ時点でアセスメントされた。グループ認知行動療法では，PhDレベルの臨床心理士による2時間のグループセッションが行われた。グループの人数は7，8人で，12週間の期間に8回のセッションが行われた。セッションの内容は，腟前庭炎について，また性交疼痛がどのように性欲や性的興奮に影響するかについて情報を提供し教育すること，痛みの多要因モデルについて教育すること，性の解剖学について教育すること，漸進的筋弛緩法，腹式呼吸，ケーゲル体操，腟のダイレーション，性的イメージを使った気晴らし技法，コーピングのセリフを自分に言い聞かせる技法，コミュニケーション・スキル・トレーニング，認知再構成法である。これらの技法は，性交中の痛みに対する恐怖や，不適応的な情緒・認知的反応を減らし，性的活動レベルを上げ，そして痛みを減らすことをねらっている。結果として，3群すべてで痛みが改善した。特に腟前庭切除群ではよりよく改善していた。しかし，腟前庭切除群では，割り当てられた人たちのうちの7人は治療を辞退したので，解釈に注意が必要であるとのことである。

　オランダのter Kuileら[5]は，生得性ワギニスムスをもつ81人に対して3カ月間の認知行動療法を行った。この認知行動療法は，グループ療法とビブリオセラピー（読書療法：マニュアルを渡して自分で取り組む）の2通りで提供された。グループ療法の方は，2時間のセッションが10回行われた。グループは6～9人で構成されており，パートナーは参加しなかった。ビブリオセラピーの方ではマニュアルが渡され，2週間に1回，15分間のセラピストとの電話で助言を受けた。これらの認知行動療法を受けた参加者たちは，待機コントロールに比べて，より挿入することができるようになり，挿入恐怖が減っていた。この認知行動療法の内容は，性教育，リラクセーション練習，段階的エクスポージャー，認知療法，センセート・フォーカスである。参加者にワギニスムス治療についての50ページのマニュアルと，リラクセーションと性的ファンタジーの練習のインストラクションを録音したCDを渡した。このマニュアルは，性機能不全に対する認

知行動療法的なセルフヘルプ法について説明している。最初に，ワギニスムスが始まり維持される生物学的・心理学的メカニズムについて解説されている。解剖学的なイラストも添えられている。また，参加者にはリラクセーション法のCDを1日に2回聞きながら練習し，記録をつけることを求めた。男性パートナーには，本人の練習をサポートするように依頼した。**段階的エクスポージャー**は，手鏡で腟を観察すること，自分とパートナーが指先で性器にタッチングすること，自分での1指挿入，2指挿入，パートナーによる1指挿入，2指挿入，プラスチック製ダイレーターの挿入，勃起ペニスによる腟入り口のタッチング，ペニスによる挿入と進んでいく。次にマニュアルでは，認知再構成を含む論理情動的な自己分析の方法が解説されている。ワギニスムスに伴う非合理的な認知としては，例えば「私の腟の入り口はきつ過ぎる」などがあった。

おわりに

　セックス・セラピーに認知行動療法を応用している研究例を見てみると，基本的な認知行動療法のフォーミュレーションを行い，オーソドックスにアセスメントと介入を実施している印象を受けた。おそらく，認知行動療法を学び，一般臨床である程度経験を積んだセラピストが，性機能不全の領域の知識を十分に得たならば，自然に認知行動療法的なセックス・セラピーができるようになると思われる。しかし，治療成績は十分とは言えず，新たな技法の開発や，既存技法の改善の余地はまだまだある。

　現代的な認知行動療法を，セックス・セラピーに応用する試みはまだ始まったばかりである。特に，第3世代認知行動療法と呼ばれる，マインドフルネスやアクセプタンス・コミットメント・セラピーの応用はほとんど試みられていないようである。セックス・セラピーと認知行動療法の創造的な融合に関する今後の研究が期待される。

（石丸　径一郎）

参考文献

1) Trudel G, Marchand A, Ravart M, et al. The effect of a cognitive-behavioral group treatment program on hypoactive sexual desire in women. Sex Relation Ther. 2001; 16(2): 145-64
2) McCarthy B. Integrating Viagra into cognitive-behavioral couples sex therapy. J Sex Educ Ther. 1998(4); 23: 302-8
3) Banner LL, Anderson RU. Integrated sildenafil and cognitive-behavior sex therapy for psychogenic erectile dysfunction: a pilot study. J Sex Med. 2007; 4 (4 Pt 2): 1117-25
4) Bergeron S, Binik YM, Khalifé S, et al. A randomized comparison of group cognitive--behavioral therapy, surface electromyographic biofeedback, and vestibulectomy in the treatment of dyspareunia resulting from vulvar vestibulitis. Pain. 2001; 91(3): 297-306
5) ter Kuile MM, van Lankveld JJ, de Groot E, et al. Cognitive-behavioral therapy for women with lifelong vaginismus: process and prognostic factors. Behav Res Ther. 2007; 45(2): 359-73

5 領域別のセックス・セラピー

❶ 精神科

(1) 診断の進め方

　性障害を主訴に来院した患者に接した場合の診断の進め方を 図7 に示した。これはカプランのシェーマで，初診時の鑑別診断の要領を明解に述べている。確定診断が困難だったり，治療が膠着状態に陥った場合などにも，このシェーマを想起しながら整理してみるためにも有用と思われる。

(2) セックス・セラピーの公式的治療法

　性反応の三相概念に従って，それぞれの性機能障害が分類されるが，各相に応じた，あるいは各障害に対応する治療法がある程度公式化されている（ 表10 ）。

　性の問題を主訴に来院するカップルの中には，性機能そのものの障害以前に両者の関係がこじれてしまっていて，二人共同で進めるべきはずの行動療法が行えない場合がよく見られる。このようなケースではセックス・セラピーに先立って，夫婦間調整のための**マリタル・セラピー**のセッショ

図7 性機能障害の診断の進め方

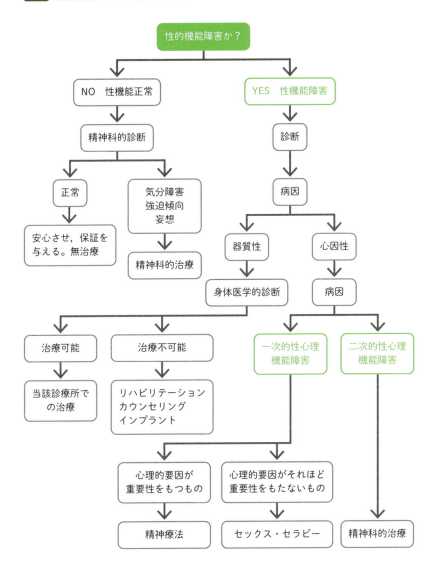

表10 障害レベルに応じた公式治療法

障害レベル	診断	セックス・セラピーの公式的治療法
性欲障害	性嫌悪症 性欲低下	性的空想 センセート・フォーカス
興奮障害	勃起障害 腟潤滑不全	系統的脱感作 精神療法 ホルモン補充療法 ノン・エレクト法 センセート・フォーカス リラクセーション 薬物療法 精神療法
オルガズム障害	早漏	ストップ・スタート法 セマンズ法
オルガズム障害	射精遅延	マスターベーション ブリッジ・テクニック
オルガズム障害	女性のオルガズム障害	性的空想 自己身体観察 センセート・フォーカス マスターベーション ブリッジ・テクニック
性交疼痛障害	性交疼痛障害 腟けいれん	自己身体観察 系統的脱感作 センセート・フォーカス ノン・エレクト法 咳をしながらの挿入練習

ンが必要になってくる。

セックス・セラピーの特徴は、これらの治療法を患者の状態像やニーズに合わせて、適時柔軟に取り入れて対応することにある。

(3) セックス・セラピーの特徴

セックス・セラピーの目標は、まず現在患者の考えている問題点に焦点を合わせ、困っている症状をとにかく解決することである。そして治療過程で生じてくる抵抗や葛藤に対しては、精神療法のセッションを何回か組み込みながら進める。

セックス・セラピーの特徴として以下の6点が挙げられる。

① 気楽に楽しんでセックスできることを学習する機会を与える。
② カップルの真の感情を伝え合うことを学習する。つまり、自分がどう感じ、どうしてほしいのかを話し合えるようになる。
③ これまで回避していたセックスを試してみる。
④ 上記の③によって無意識下の葛藤、カップル間の葛藤を引き出し、精神療法的介入が容易になる。
⑤ ひいては、セックスへの罪悪感・恐怖感を減じていく。
⑥ 以上のことから、これまでのように、傷つき、失敗し、拒絶されることを、恐れたり予期しなくなる。

(4) セックス・セラピーの実際

セックス・カウンセリングとセックス・セラピーに際しての基本技法として、最低限必要な技法をいくつか紹介しておく。カウンセラーもセラピストも、この基本技法に習熟しておくことが大切である。

センセート・フォーカス・テクニック

感覚集中訓練(以下SF)と訳しているが、カプランは次の5段階の公式を用いている。

SF1	お互いの身体（性器は除く）を交互に愛撫し合い，相手のことを配慮せず，利己的に全神経を与えられた感覚や官能に集中し，タッチングを受けることを楽しむ。触られ方の好みを相手に伝える。
SF2	上記のSF1に性器へのタッチングを加えたもの。しかしオルガズムには至らない程度。
SF3	女性上位で何度か短時間挿入する。自己刺激またはパートナーからの手や口による刺激でオルガズムに至る。
SF4	女性上位でオルガズムに至るまでペニスを膣内にとどめる。
SF5	男性上位でオルガズムに至るまでペニスを膣内にとどめる。

　この手法はほぼ通常の性交と変わりなく，性に不馴れなカップルや未完成婚，性嫌悪症などの症例には抵抗が強く不向きである。筆者は，これを日本人向けに改良した以下の手法（SF日本版）を用いている。

SF1	爪切り・肩もみ・耳そうじ
SF2	着衣の上からタッチング
SF3	素肌へのタッチング
SF4	性器へのタッチング
SF5	ノン・エレクト法での性器接触

　この手法で治療の導入をしてからカプランのSFに移行すれば，すべての性機能不全に対応できることになる。
　この他に，筆者が考案したセックス・セラピーの行動療法的手法を紹介しておくことにする。

コンドーム・マス法

　膣内射精障害や勃起持続障害に用いる。
①潤滑剤をコンドームの内側につけて被せて刺激する
②カウパー腺からの分泌液が潤滑のよい補助になる

③腟内のヌルヌルした状態に似せる
④柔らかいグリップで
⑤ピストン運動で射精に至る

ノン・エレクト法

　心因性勃起障害，挿入障害，一部の性嫌悪症に用いる。
①亀頭部が一番敏感なのは半勃起状態の時なので
②勃起させないようにして
③陰茎の根元をつまんで
④亀頭部だけを腟の入り口に滑り込ませ
⑤腟の内部の温かさを楽しむ
⑥勃起してしまうと感覚が鈍るので失敗

ブリッジ・テクニック

　カプランによる手法で，女性のオルガズム障害や射精遅延に用いる。
　性器的結合をして性交運動をしながら，パートナーの手指によりクリトリスや陰茎など，好みの部位に刺激を補ってオルガズムに至らしめる手法。手指の代わりにバイブレーターを用いることも有用である場合が多い。

(5) 精神疾患とセックス・セラピー

　性機能障害を主訴にしている場合でも，その背景に様々な他の精神疾患が隠されていることがある。この場合，主訴となっている性障害をまず治療すべきか，基礎となっている精神疾患から手をつけていかなければならないかは症例にもよるが，一般論として，統合失調症とうつ病については，セックス・カウンセリングやセックス・セラピーは不適であり，原疾患の治療を優先させて，**セックス・エデュケーション**程度にとどめておくべきであろうと思われる。それでは症例を挙げて検討することにしよう。

a) 統合失調症

症例1　41歳, 男性

「勃起しない」「半勃起になっても亀頭に力がない。自分のもののような気がしない。マスターベーションも無理やりやっている」「ズボンをはく時ペニスが痛いし, お尻の皮がひきつれる。性器になんらかの病気があるにちがいない」

検討

41歳で独身, 性障害以前に対人関係障害があり, 主訴も心気妄想が根底にあるため, 原疾患の治療を優先すべきであろう。

症例2　21歳, 男性

「勃起しない。朝立ちもごくたまにしかない」「昔は写真を見ても立ったが, この頃はたまっている感じもしない」「原因は今の大学をやめて, 国立大学を受験しなおそうと思って猛勉強しているせいだと思う」

検討

某院からスルピリド600 mg/日の投与を受けており, 薬剤因性の性欲障害と勃起障害をきたしていると思われるが, 18歳で統合失調症を初発した際, 幻覚妄想状態を呈しており, 減薬などは危険と思われる。転学を希望してはいるものの, 本人の能力から考えて, 非現実的である。性の問題は, 今すぐ始めなければならないものではなさそうである。

症例3 28歳，男性

「勃起しない。精子もつくられていない」「オーラル・セックスをさせられた時，彼女が陰部に何かクスリをぬって，それをなめさせられて以来こうなった。結婚を迫られていたのを断ったので恨まれてやられたと思う」

検討
被害妄想・恋愛妄想が組織的に構築されている。精神症状の治療が最優先である。

症例4 27歳，男性

「勃起しない。射精もしない」「まわりの人が『あいつはノイローゼだ。インポだ』とうわさしている。アパートの上の夫婦も『あいつはまたマスかいている』と人の行動を見透かしているようにわかっている」

検討
ハロペリドール12 mg/日服用中。射精障害は薬剤因性と思われるが，幻聴体験が活発で，他剤への変更は考慮できるが減薬は危険である。

症例5 38歳，男性

「ソープで去年初めて女性とためしたがダメだった。EDが心配で結婚を考えるが踏み出せない」「いいなと思う人はいたが，交際したことはこれまでにない」

> **検討**
>
> 日常生活で,相談を受ける統合失調症性の主訴の中で一番数の多いのがこれである。つまり,30〜40歳であるが独身で,性交体験や女性との交際経験がない。にもかかわらず結婚願望のみが先走っているというケースである。彼らに共通して認められることは,生育史の中で,自然で親しみのある,信頼関係を保った対人関係を持っていなかった点である。したがって性関係が,対人関係の一つの方法論であり,対人関係の集大成された結果であると考えるならば,彼らの対人関係障害が基盤にある限り,性関係がうまく機能するはずがないと考えられる。

彼らは精神科通院歴をもたないものも含まれているが,もちろんセックス・セラピーやカウンセリングの対象にはならず,個人精神療法や薬物療法が必要になってくる。

b) パニック障害

症例6　41歳,男性

> 「いざという時になると萎えてしまう」「興奮してくると頸動脈と心臓が脈打ってきて,心臓が痛くなる」

> **検討**
>
> パニック発作の既往があり,性的興奮に伴う心悸亢進が,不安発作の時の動悸・息切れと類似しているため,不安発作を誘発しまいかという不安が生じ,勃起を損なっている。パニック障害の治療と平行して,EDの心理療法および,必要であれば薬物療法も行いたい。

次に挙げる2例も同様である。

> **症例7**　41歳，男性
>
> 「挿入後，急に萎えてしまう」「共同経営者の兄が狭心症で急死してから，怖くて電車に乗れなくなった」

> **症例8**　36歳，男性
>
> 「セックスがおっくうで怖い」「中学の時，運動会のリレーで死んだ人のことを思い出してしまった。自分も走ると青くなる」

> **検討**
>
> これらの2症例も，パニック発作を経験しており，行動半径が狭隘化してきている。いずれも死に対する不安が性機能を障害している。

> **症例9**　36歳，男性
>
> 「その気がまったくなくなった」「不安発作があった頃はまだ性欲もあったのに…」

> **検討**
>
> この症例は不安発作を反復して半年後にうつ状態に移行し，うつ病性の性欲障害を呈した例である。パニック障害は経過中によくうつ状態へ移行することがあるので，注意を要する。

c）強迫神経症

症例10 36歳，男性

「6年間セックスレス」「入床前にシーツを手で払わずにいられない。1時間ぐらいやっているので，疲れて寝てしまう」
妻：「フェラチオさせておいて，キスもしてくれない。私の性器には触らない」

検討
元来不潔恐怖のあった人であるが，布団に針を入れたという事件のニュースを見て以来，シーツを払う強迫症状が出現，性生活を楽しむ余裕がなくなってしまった。

症例11 19歳，女性

「高1から頻尿となり，尿がもれる不安からナプキンがはなせない。膀胱炎かと思い，必要以上に手を洗わずにいられない」「小6でマスターベーションを覚えて病みつきとなった。頻尿が始まり，マスターベーションのせいと考えて，やめることにした」

検討
高1で始まった頻尿は膀胱炎によるものであり短時間で治癒したが，まもなく再発し現在まで頻尿は続いている。マスターベーションを罪悪視しており，それを中止して過度の性欲の抑制を行っているための不安が増強し，強迫的な頻尿やナプキン使用，そして洗浄強迫などが出現したと思われる。

> **症例12** 25歳，女性

「セックスが嫌でたまらない。でも治したい」「以前から電車のつり革がつかめない，洋式トイレの便座に座れないことはあった」「ある日セックスの時，主人の指が水虫っぽいことに気づいた。その後性器がかゆくなり，小用後も毎回石鹸で洗わなければいられなくなり，カサカサになってしまいセックスも受け入れられなくなった」

検討
不潔恐怖・強迫傾向の持ち主が，夫の水虫を疑った時点から性器を中心にした洗浄強迫が出現し，皮膚炎を併発したこともあって性交不能となった。

d）離人神経症

> **症例13** 25歳，男性

「射精時に以前のようなオルガズムがない。陰部全体が自分のものでないような感じ」「2年前から感動がうすらいできた。生々と感じられない。ヴェール越しに物を見ているような感じがする」

検討
典型的な離人神経症の症状に包まれている。感動や現実感の喪失という精神症状が，オルガズムまでも減弱させていたと考えられる。女性のオルガズム障害を主訴に来院する者の中にも，本症が原因となっている場合があるので，鑑別診断には注意を要する。

e) てんかん

症例14 29歳,女性

「半年前からの性交痛」「1年程前,オルガズムの後,気を失ったことがあった。半年前やはりオルガズム後に硬直性・間代性のけいれんがあり,脳波で異常波が見つかり,"てんかん"と診断され服薬中」

検討

脳波再検の結果,過呼吸時に発作性の律動異常を認めた。この症例は,オルガズム期の呼吸促迫に伴い,てんかんの大発作が誘発された。"てんかん"と診断されたことに衝撃を受け,心因性の性交痛症を呈したものと考えられる。

　このほか,精神疾患と性障害では,うつ病の性欲障害,勃起障害を忘れてはいけないが,これは自明のことであるので省略する。ただ,病相が改善した後も何らかの性障害が遺残する場合は,血中プロラクチンを測定しながら,減薬などを考慮しなければならない。また最近,抗うつ薬による射精障害が高率にみられるので注意が必要である。
　その他,メジャー・トランキライザー服用中の統合失調症患者では,射精障害・勃起障害,女性の興奮相・オルガズム相の障害などがよくみられるが,これらが薬剤因性であることが明らかな場合でも,精神症状の再燃の危険性が高いため,減薬などが困難であることがある。

〔阿部　輝夫〕

❷ 婦人科

　婦人科におけるセックス・セラピーの対象には，女性性機能不全だけではなく，女性がパートナーの問題を相談するケースや，性別違和の患者にホルモン投与を行うケースなど，原因者が女性ではないことも一定数含まれるが，婦人科で最も多い性の相談は女性性機能不全であることから，ここではそれを中心に論じることとする。

　そこで，まず前半では女性性機能不全とは何かを考え，後半で女性性機能不全の診察について述べる。前半では，女性性機能不全の根底に横たわる問題を考えるために，2つの疫学的調査について検討し，次に実際の相談の内訳，女性性機能不全の背景について述べる。

(1) 女性性機能不全とは何か

a) 疫学的調査からわかること

　本邦における性についての疫学的研究の多くは性の意識，行動の調査であり，性機能についての調査は少ない。その中で日本性科学会セクシュアリティ研究会は，2000年と2012年に40～79歳の男女を対象に性機能も含めた性についてのアンケート調査を行い報告している。40歳未満の若年層のデータはないが，2012年の報告によると，これらの女性の60％以上に性交痛があり，12％に性的興奮がなく，23～30％にオルガズムが得られていない。特に性交痛については，40代に比べ50代，60代に多く，閉経の影響が大きいと推察される。しかし40代でも，いつも，大体，時々ある，を合わせると57％が「性交痛がある」と答えている[1]。

　また2000年と2012年の結果を比較すると，その最も特徴的な変化は配偶者間の**セックスレス**の増加である。特に著しいのは50代での増加で，セックスが月1回未満であった割合は2000年に45％であったものが，2012年には77％に増加している[2]。

　性についての疫学的調査からは，男女の意識の深刻なズレも見えてくる。

性機能不全を主に問うものではないが，ランダム抽出法による性行動・性意識を調査したものに，1999年のNHK研究班の調査[3]がある。それによると，男女で年をとるにつれて性の意味付けが食い違ってくるという現象が見られる。男性では年をとるにつれて，「**快楽**」「**ストレス解消**」「**征服欲**」という意味付けが特徴的になっていくのに対し，女性では「**義務**」「**不快・苦痛**」「**関係ないもの**」という3つのマイナス要素が30代を皮切りに増加していく。

またこの調査では，対象とする年代が20～40代であり，セクシュアリティ研究会の調査よりも若いが，やはり同居するカップルでセックスが月1回未満であった割合が18.7%とセックスレスが目立つ。その中で興味深いのは，セックスレス女性は非セックスレス女性と比較して「セックスで男性は女性をリードすべきである」という男性中心主義的なセックス観を持つ割合が低いことである。つまり，そのようなセックス観を持たない女性は気乗りのしないセックスをしないが，非セックスレス女性は男性中心主義的なセックス観に縛られているために，セックスを拒否できないとも受け取れる。

また，セクシュアリティ研究会の調査でも，**配偶者間の性交渉の有無には女性の意思が強く反映されている**という結果が認められる。

このことから，セックスレスは女性の側からの男性本位のセックスに対する異議申し立てによって起きている面が大きいのではないか。そして，女性の「NO」を受け入れる男性がセックスレスになるのではないか。

この構造を図に表すと 図8 のようになる。女性にとって最も満足度が高く，ストレスが少ないのは左上のパターンであるが，現実には左下のパターンが増えていると考えられる。一見良さそうに見えるが，最も深い問題をはらんでいる可能性があるのは右上のパターンである。このパターンで想定されるのは，女性の「NO」を男性が受容しないカップルや女性が自分の意思を主張できないカップルであり，そのような状況では男性が独りよがりで女性にとって快楽のないセックスを女性に強要し，それが女性の性嫌悪・性交痛の一因となっている可能性もあるのではないだろ

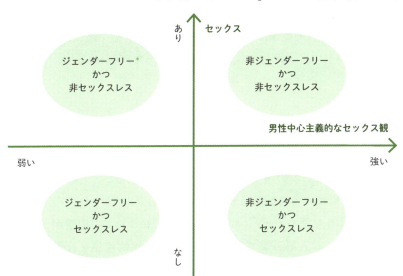

図8 セックスレスの構造

＊ここでは"freedom from gender bias"の意味で使っている。

うか。

　また中には，男性の側は男性中心主義的な考えを持っていないのに，女性がそうした考えに強く影響されていて，セックスをリードしてくれないパートナーを不甲斐なく思い，パートナーとのセックスに嫌悪感を抱くケースもある。このようなケースはどちらかというと例外的だと思われるが，やはり性別役割についての意識が強いこと，またはミスマッチが原因である。

症例 52歳，女性
主訴：性交痛

閉経後，性交痛があるためセックスをしたくない，と夫に訴えたところ，夫は激怒して「セックスをさせないなら浮気してやる」と言い，実際に浮気してしまった。本人は受診時に「何とか痛みを抑えてセックスがで

> きるようにしてほしい」と涙ながらに訴えていたため,ホルモン補充療法を開始した。治療後,性交は可能な状態になったが,表情は曇ったままである。腟の乾燥は改善しても,夫の心ない言動で傷ついた気持ちは癒されておらず,性交は苦痛なままであったと思われる。

b）疾患内訳

　女性の性についての相談窓口としては,婦人科,心理カウンセリング,精神科,インターネットや電話相談などが考えられるが,その窓口のタイプによって相談内容の傾向は変わってくる。心理カウンセリング,精神科においては心理面やカップル間の関係の問題についての相談が多くなる傾向があり,婦人科外来では性交痛,特に器質的疾患を合併したものが多くなる傾向がある。

　渡辺ら[4]は日本性科学会カウンセリング室における相談の変遷について報告している。それによると女性の主訴では,近年は挿入障害が最多,次いで性恐怖・性不安・性嫌悪と身内の相談が同程度,その他,性交痛,興奮相・オルガズム相の障害の順である。1990年代後半までは身内の相談が最多であったが,挿入障害と逆転した。また,性不安・性嫌悪・性恐怖が徐々に増加している。

　産婦人科医の大川[5]は総合病院における性外来での疾患別受診者数を報告しており,それによるとワギニスムスが84％で最多,性嫌悪5％,性交痛3％,オルガズム障害3％,性欲低下2％で,日本性科学会カウンセリング室の割合に近い。

　筆者は複数科からなる女性外来で一般婦人科外来を行っており,性の相談は通常の診療の中で随時受けているが,セックス・セラピーは特に標榜していない。そうした外来での自験例における疾患内訳を 図9 に示す。性交痛が最多で80％,挿入障害13％,性欲低下5％,性嫌悪2％となっている。

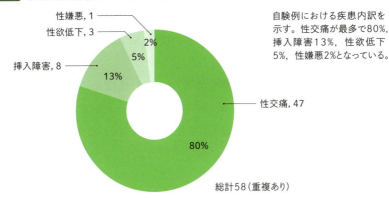

図9 診断の内訳（2011〜2015年）

自験例における疾患内訳を示す。性交痛が最多で80%，挿入障害13%，性欲低下5%，性嫌悪2%となっている。

性嫌悪, 1
性欲低下, 3
挿入障害, 8
性交痛, 47
総計58（重複あり）

どの外来でもオルガズム障害の割合は少ない。実際には，セクシュアリティ研究会の調査で30%前後の女性がセックスでオルガズムを得られていないのに，オルガズム障害が受診動機にならないのは，日本ではセックスを主体的に楽しむという段階の女性がまだ多くはないからかもしれない。

ある障害が存在していても，それによって困っていなければ受診動機とはならない。「セックスを楽しみたいのに，オルガズムが得られず楽しめないので困っている」と女性が考えるならば，オルガズム障害の相談は増加するはずだが，実際には不妊という問題が動機となる挿入障害の患者や，自身はセックスをあまり望んでいないがパートナーに迫られて，あるいはパートナーに対する罪悪感から仕方なく受診する性嫌悪，性交痛の患者が多いのである。

c) 患者背景
①パートナーとの関係

女性性機能不全の患者のパートナーとの関係性は様々である。関係は良好であり，性機能への影響は限定的なこともあれば，関係が悪化していて，性機能に影響していることも多々ある。

一般に，挿入障害の患者ではパートナーとの関係は良好なことが比較

的多く，性交痛の患者ではパートナーとの関係に問題が生じていることが多い。関係が悪いからセックスをしたくない，したくないから無理にセックスをすると痛い，ということもあるし，性交痛のためにセックスを拒否しているうちに関係が悪化することもある。

また，パートナーとの関係悪化が原因でない性嫌悪の場合は，やはり関係は良好なことが多いが，愛情の質が性愛から家族愛へと変化したために，パートナーを性的な対象として見られなくなり，セックスを回避するようになっていることがある。

②性的外傷

一般的に，女性性機能不全の原因として性的外傷体験が重要である，というイメージがあると思われるが，実際にはどうだろうか。

前述のNHKの調査では，性的被害の経験の有無についても尋ねている。それによると，すべての年代で4割から5割前後の女性が，身体を触られるなどの痴漢行為も含めて，何らかの性的被害を受けている。さらに，調査をした1999年当時の20代では5％もの女性が性交を強制された経験がある。これらの被害経験のある女性すべてが性機能不全となるわけではないが，適切なケアが受けられなければ当然そのリスクは高いと考えられる。

では，どのような種類の性的被害が，どのくらいの頻度で，どのような問題を起こしやすいのだろうか。O'Driscoll[6]らのメタ分析によると，性的外傷を経験した人では，外傷のない場合に比べ性的問題は4倍に増加する。性暴力に関連した**心的外傷後ストレス障害(post traumatic stress disorder:PTSD)**の20％に解離の経験があると推察されており，セックスの最中に起きる解離やフラッシュバックのような侵入体験は，性欲や興奮の欠如，セックスへの恐怖を与え，セックスがうまくいかないことに対して傷つきやすくなる。また，性的暴行を受けた女性では，そうでない場合に比べて性交痛をより感じやすくなるという。

逆に，性機能不全において性的外傷が原因となる割合はどれくらいだろうか。国内では，金子ら[7]が挿入障害の原因について考察し，性的外

傷体験の影響についても言及している。それによると，挿入障害の患者には性的外傷体験を持つものは実際には大変少なく，挿入障害の原因として外傷体験は必要ではないという。むしろ，挿入障害の患者には心身症・神経症傾向が強く，母との関係が重要な意味を持つ。すなわち，外傷体験があったとしても，その有無自体よりも，そうした問題があったときに十分に良い対応をしてもらえる環境にいたかどうかの方が，性的トラブルとの関係が強い。

挿入障害における傾向を女性性機能不全全体に当てはめることはできないが，やはり性機能不全に外傷体験は必須ではなく，外傷体験がなくても性機能不全になる患者は多いということは言えるだろう。したがって，患者に問診をとる際には，性被害経験の有無だけにとらわれることなく，肉親との関係，過去の体験を幅広く尋ねる必要がある。

③**器質的疾患の合併**

マスターズとジョンソン以来，器質的疾患は性治療の対象とされていないが，実際には性機能不全は器質的疾患も含めた複合的な要因で発症するので，器質的疾患が原因であるものとそうでないものを明らかに区別することは難しい。

また，女性性機能不全の中でも，性交痛は器質的疾患を合併している割合が高いとされている。そのため，器質的疾患の合併の有無は必ず検索が必要であるが，注意が必要なのは，合併している疾患が必ずしも性交痛の直接的原因とは限らないということである。その疾患を持つ女性が皆，性交痛を訴えるわけではないからである。

したがって，合併症がある場合，まずその疾患の治療または対処をしつつ，同時に性交痛に影響するような心理・社会的要因がないかどうか注意深く問診をとる必要がある。器質的疾患の治療をしても性交痛が改善しない場合は，セックス・セラピーの技法を適用していくこととなるが，心理・社会的要因が強く疑われる場合には，性治療を行う心理士に依頼することは非常に有効である。

(2) 婦人科におけるセックス・セラピーの診察

a）問診

　女性相談者が婦人科外来を受診する場合，受診の真の目的が性の相談であっても，性的な問題を主訴として挙げるとは限らない．むしろ，一般外来では**「月経痛」**「**外陰部の痛み**」「**更年期障害**」などの訴えで受診し，ここでなら相談しても大丈夫そうだ，と感じると「実は…」と言って真の相談内容を話し始めることも多い．しかし「話しても受け止めてもらえないのではないか」と感じたら，それきり性のことには何も触れずに帰ってしまうだろう．

　そのため，治療者は相談者に何か言い足りない様子が見受けられたら，「他に何か相談したいことはありませんか？」とこちらから聞いてみるとよい．診察の後，看護スタッフが声をかけてみるのもよいだろう．

　また，相談者は婦人科受診や性の相談をためらう気持ちが強い一方で，自分の症状について「病院に受診しさえすればよくなる」と過大な期待を抱いていることもある．これは，性についての知識が乏しいことも一因なので，まず基本的な性反応や性交の知識，性器の解剖などについて説明し，短期的に改善するわけではないが，あせらずじっくり取り組めば必ず解決に向かうと励ます必要がある．

　そしてまずは，受診の原因となった問題について詳しく聞いていく．現在はどのような状況で，それはいつ頃から，どのような状況で始まり現在に至るのか，相談者自身はどのように感じ，パートナーはどう捉えているのか，この問題はパートナーとの関係にどう影響し，現在二人の関係はどうなっているのかなどである．

　さらに以下の項目についても，把握する必要がある．

①パートナーとの関係性
②心理社会的状況（どのような家庭で育ったのか，家族との関係，虐待の既往，職業，宗教，道徳観）
③ライフステージ（特に月経の状態や妊娠・分娩歴）

表11 女性の性反応を抑制する薬物

向精神薬	SSRI, SNRI, 三環系抗うつ薬, 抗精神病薬 ベンゾジアゼピン, 炭酸リチウム
内分泌系作動薬	経口避妊薬, ダナゾール GnRHアゴニスト
循環器系作動薬	非選択的β遮断薬 チアジド系利尿薬
その他	H_2受容体拮抗薬

④全身および他部位の疾患の合併
⑤乳がんの合併
⑥骨盤内の疾患の合併
⑦薬物の服用

　薬物の服用については，性反応を抑制するものもあるので，注意が必要である（**表11**）[8]。

b）診察

　実際の診察においては，可能であれば内診台での外性器の視診，内診を行いたいが，無理強いは禁物である．特に挿入障害の場合は配慮が必要である．

　診察は途中で中断しても構わないこと，本人が納得したうえで行う内診，腟鏡診は治療的意味もあることを説明したうえで，本人ができるところまでで止めておく．最初は内診せずに診察台に座るだけ，あるいは診察台を見るだけでもよい．徐々に診察に慣れて，スモールステップでできることを積み重ねて自信をつけていくことが大切である．

　診察を行う際には，
・診察台上で開脚できるか

・外陰を触れることができるか
・陰唇や腟まで触れられるか
・腟鏡は挿入できるか，できるならばどのサイズなら可能か
・診察指を挿入できるか，何指挿入可能か
・腟の不随意収縮はないか

をチェックしていく。

　挿入障害を訴えて受診した患者の場合，大川[9]によると，70％に内診によって不随意収縮を認めるということである。しかし，恐怖や強い緊張で診察時に脚を閉じてしまい，腟・外陰に到達できないケースもある一方で，内診可能で診察時には腟の不随意収縮を認めないが，実際の性交場面でペニスの挿入を試みようとすると攣縮が起きて腟口が閉鎖するケースもあるため，診察時の所見では診断が困難なこともある。その場合は，実際に挿入不能である，挿入に際して強い痛みがあるという患者の訴えから挿入障害と診断する。

　診察が可能な場合は，外陰の視診，腟鏡診，内診を行い，性器や骨盤内に性交痛や挿入を困難にする器質的疾患がないか確認する。表12 に性交痛の原因となりうる疾患を示した。性交痛では，腟炎や性

表12 性交痛の原因となりうる疾患

外陰	外陰湿疹，外陰白板症，性器ヘルペス，バルトリン腺炎 会陰切開瘢痕，Vulvodynia（外陰痛）
クリトリス	持続性性喚起症候群（persistent sexual arousal syndrome: PSAS），クリトリス癒着
腟	ワギニスムス，萎縮性腟炎，細菌性腟炎，カンジダ腟炎 子宮脱，腟断端癒着
骨盤	子宮内膜症，子宮筋腫，慢性骨盤腹膜炎，付属器炎 骨盤内腫瘤性病変，骨盤うっ血，腸疾患，尿路感染症

感染症，骨盤内の腫瘍性病変も原因となる可能性があるので，腟分泌物培養，淋菌・クラミジア抗原検査，超音波検査も行うことが望ましい。

　これらの通常の婦人科診察の結果，器質的疾患がないと，しばしば患者は"異常なし"，"心因性"と片付けられて傷ついた経験をしている。しかし，婦人科におけるセックス・セラピーは「異常なし」で終了するのではなく，「異常なし」からがスタートになる。器質的疾患が認められない場合，婦人科医は治療の選択肢が非常に少ないと感じるかもしれないが，それでもまず患者の訴えや悩みを丁寧に聞くことは重要である。なぜなら患者は自分の悩みや状況を説明し，受容的に聞いてもらえることで，問題点の整理ができ，真の問題点に気づくことができるからである。また，受容と気づきから，問題に立ち向かう力も得られる。真の問題点とは，パートナーとの関係かもしれないし，過去のつらい体験かもしれないが，それに気づくだけでも患者にとっては解決に向かう大きな前進になるのである。

〈藤井 祐美〉

参考文献
1) 大川玲子．性機能についての比較検討．日本性科学会雑誌．2014; 32(supple): 47-56
2) 荒木乳根子．配偶者間のセックスレス化-2012年調査で際立った特徴．日本性科学会雑誌．2014; 32(supple): 7-21
3) NHK「日本人の性」プロジェクト 編．データブックNHK 日本人の性行動・性意識．NHK出版, 東京, 2002
4) 渡辺景子，金子和子．日本性科学会カウンセリング室の相談者の動向．日本性科学会雑誌．2011; 29(1): 37-50
5) 大川玲子．性機能障害とパートナーシップ．日本性科学会雑誌．1999; 17(1): 46-50
6) O'Driscoll C, Flanagan E. Sexual problems and post-traumatic stress disorder following sexual trauma: A meta-analytic review. Psychol Psychother. 2016; 89(3): 351-67
7) 金子和子，渡辺景子．挿入障害（ワギニスムス）の原因に関する考察-性的外傷，心身症・神経症傾向，親子関係をめぐって．日本性科学会雑誌．2002; 20(1): 60-64
8) Clayton AH, Hamilton DV. Female sexual dysfunction. Psychiatr Clin North Am. 2010; 33(2): 323-38
9) 大川玲子．ワギニスムス再定義の試み．日本性科学会雑誌．1998; 16(1): 9-15

❸ 泌尿器科

　泌尿器科領域においてセックス・セラピーの対象となるのは，ほぼ男性

である．したがって，ここでは，男性の性機能障害に対するセックス・セラピーの基本的姿勢および診察の進め方について，総論的に解説する．

診察の前に

性機能障害患者のなかでカウンセリングが治療の中心となるのは，主に心因性のものであるが，器質的要素と心理的要素が混在している場合にもカウンセリングは必要となる．カウンセリングを行うにあたり，患者のプライバシーが保たれるよう配慮しなければならない．可能であれば，一般患者とは別の場所，もしくは別の時間帯に，十分に時間をかけて診察できる診察室を確保する必要がある．

診療までの待ち時間を利用して，簡単な性機能調査票，問診票，心理テストなどを記入してもらうことは，のちの診療を円滑に進めるのに大変有用である[1]．問診票や調査票を使用して，これらの事項を診察前に記入してもらうことは，診察時間の短縮化を図るとともに，患者がこれから聴取される内容を知り，自分自身の状況を把握できるよい機会となる．

さらに，筆者らは，初診の診察前に心理テストとして「東大式エゴグラム」（以下TEGと略す）を施行している．エゴグラムとは，5つの自我状態の心的エネルギーレベルから性格を分析する手法であり，1957年Eric Berneが編み出した交流分析理論をもとに，その直弟子であるJohn Duceyが作り上げた．5つの自我状態とは，CP（critical parent：批判的親），NP（nurturing parent：養育的親），A（adult：大人），FC（free child：自由な子ども），AC（adapted child：順応した子ども）であり，質問などによりそれぞれのレベルを判断し，その人の性格パターンを分析する．1984年に多変量解析により妥当性と信頼性を十分に検討されたTEGが開発され，その高い信頼性，簡便さ，理解しやすさ，実用的であることから，医学・臨床心理などの診療関係のみならず，産業界，教育界方面でも広く活用されている[2]．普段心理テストになじみの薄い精神科や心療内科以外の医師にも利用価値の高い検査であると思われる．そして，この検査の最大のメリットは，診察前に施行すること

により，患者の性格特性がある程度わかった状態で診察できるということである。通常，診察で話していく中で患者の人物像を探っていくが，TEGにより，その患者が活発かおとなしいか，楽天的か悲観的か，頑固か優柔不断か，理屈が通じるか通じないかなどが，診察前に把握できる。これらの情報は，カウンセリングを行ううえでとても有用である。さらに，患者自身が自分の性格特性に気づき，行動パターンを変えることで性機能障害の治癒につながる可能性もある[3]。

診察時の配慮[4]

診察の際，診察者以外の医療従事者（メディカルクラークなど）が同席している場合，患者に同席してもよいか確認するか，診察の途中で席を外すように促す配慮も必要である。

誰でも性に関する質問には答えづらいもので，いくら医療従事者であっても，初対面の相手に自分の性に関する問題を相談することは，とても覚悟のいることである。特に診察者が女性である場合，男性患者は話すことを躊躇してしまう可能性がある。実際に患者に接したとき，受容的・共感的態度で，患者の悩みをよく傾聴することが重要である。患者はとにかく自分を受け入れてもらうことを望んでいる。受容されたことにより患者の不安，緊張がとれてくれば，カウンセリングの第1段階は成功したと考えてよいだろう。

次には，**支持的カウンセリング**を行うことである。まず，患者に診察および諸検査の結果，器質的異常がないことを明確に伝える。そのうえで現在の身体的状況を説明し，理解してもらうことが重要で，支持的カウンセリングの第一歩となる。そして，現在の身体的状況は器質的な異常によるものではなく，心因的な抑制によって生じているから，必ず治ると説明してあげることである。患者の多くはインテリジェンスが高く，治療者の説明に対する理解度は高い。また，患者の特徴として，理論を重視する傾向があり，理論的に納得してもらうと精神的にも落ち着き，治療効果が上がりやすい。

表13 勃起不全の直接的原因

1. **効果的な性行動を行えないこと**
   性に関する無知や誤解
   良好な性行動の無意識的回避
2. **性的不安**
   失敗の恐怖
   性的行為の強要
   相手を喜ばそうという過度の欲求
3. **性的な感情が起こった場合における本能的かつ知的な防衛**
   傍観者的態度
4. **コミュニケーションの失敗**

カウンセリング時の留意点

　性的に問題なく機能するためには，性行為に没頭できなければならない。一時的に理性などのコントロール機能を放棄して，周りの環境との接触をある程度遮断できなければならない。性行為の際に作用して性反応をだめにしてしまう原因，性不全（勃起不全）の直接的原因を**表13**に示す。カプランが提唱するこれら原因を念頭に置いてカウンセリングを行うことは大変重要であり，治療戦略の基礎となるため，具体的に解説する[5]。

(1) 効果的な性行動を行えないこと

　カップルである二人にとって性的に興奮しうる，本当に刺激のある性行動を避けたり，性行為を行うことができないということである。適切な性的刺激を受けることと，その刺激に自由に反応することができて初めて勃起・射精が成立する。**勃起障害**（erectile dysfunction：ED）や**射精障害**を訴える患者において，以下の2つのことが効果的な性行動の妨げとなる。

a) 性に関する無知や誤解

　男女のカップルで性交を行う場合，男女の生殖器や性反応に関するある程度の知識がなければ，性交を完遂できない。陰核・腟の位置，女性の性反応を知っていなければ，パートナーを十分に刺激することができない。腟の形状を知らなければ，勃起してもなかなか挿入できず，焦っているうちに萎えてしまうこともあるだろう。不十分な刺激では腟潤滑も不十分となる。潤滑が不十分な腟は陰茎を挿入しにくく，挿入できても痛かったり，気持ちよくなかったりして，満足な性交を行うことができないかもしれない。

　加齢による性反応の変化に関する知識の欠如も，性不全の原因となりうる。若い時には，わずかな刺激で早急に勃起できた人であっても，いつまでもわずかな刺激で勃起できるわけではなく，勃起するために，より強い刺激が必要となってくる。自然な性反応の減退に適応できなければならないが，イメージと現実のギャップに悩む男性も多い。

　男らしさに関しての性的神話，すなわち「男性はすぐに勃起を生じ，定期的に一定の回数の性交を行い，性交すれば必ず射精する」と誤って信じているカップルが多い。性的反応は意図的にコントロールできるものではなく，性的関心（性欲）に変動があるのは正常であり，加齢と日常生活のストレスは男性機能を減退させるということを知らなければ，一過性の性欲減退やEDに対して不必要に衝撃を受け，そのまま重篤な性機能障害へ移行してしまうことがある

b) 良好な性行動の無意識的回避

　性行動に関し，無意識の罪悪感や不安を持っている人は少なくない。このような人は，性的快楽を避けようとしたり，不満足な性行動で妥協したりする。自分の性的興奮を避けるために，パートナーを興奮させることや効果的な性的刺激方法を無意識に避けることもある。感情の高まりによって生じてくる不安を避けるため，性的興奮が生じてくると，それを生じさせている行動を即座にやめさせようとする。「妊娠させてはいけない」

という強い信念からEDや射精障害をきたしているケースなどが，その好例である。

(2) 性的不安

繊細で根深い原因から生じる，性に関連した様々な不安や葛藤によって，性反応は簡単に妨げられてしまう。

a) 失敗の恐怖

「性交できないのではないか」と予測することが，心因性EDの最大の直接的原因である。同様にある程度，早漏や射精遅延の原因ともなる。男性が一度，勃起できないことを経験すると，次回も「またそうなるのではないか」と考えてしまう。当然のことながら恐怖感が伴い，勃起現象に意識を集中しがちになる。その結果，不安は的中する。性行為に関する予測された不安から，**EDの恐怖 ⇒ その結果のED ⇒ EDの恐怖**，という悪循環が始まる。同様のことが，性交中に一時的に勃起が失われてしまった（中折れ）ことから生じてくる失敗恐怖にも当てはまる。ノン・エレクト法（224頁参照）が有効であることが多い。

b) 性的行為の強要

性的行為に対する要求や命令から，EDを生じてくることも多い。勃起は自律神経の反射であり，要求により勃起できるわけではない。責任感を生じさせるような性行動への要求（排卵日に性交するよう求めるなど）や，拒否できない要求は，葛藤，恐怖，怒りなどの感情を引き起こし，その状況における性反応を妨げる。この現象がみられる代表的な例が，挙児希望カップルにおける**排卵日ED**である。挙児を目指すカップルは，タイミング指導で女性の排卵日付近での性交を指示される。女性が，男性の意向にかかわらず性交の時期を指定し，男性は性的に興奮していなくても，勃起・射精を求められる。その結果，一過性のEDが発症する。

治療においては，「強要しない」雰囲気を作り出すことが重要で，二人

の性行為において，挿入や射精といった結果を求めるのではなく，感覚的快楽を目指すよう指導する。

c）相手を喜ばそうという過度の欲求

パートナーに喜びを与え，快楽を分かち合いたいという願望は，健康な男女においてごく普通の健康的な願望であり，良好な性行為に必須のものである。しかし，「即座に勃起し，長く持続させないとパートナーは喜ばないだろう」と，過度に脅迫的に思い込むことは，勃起反応を損なう原因となりうる。パートナーが期待した反応を示さなければ，不安が生まれ，EDを生じる。

このような傾向の強い男性には，性的興奮に素直に応じ，性的感覚に「利己的」に没頭することの重要性と，それが正常であるということを教えることが重要である。

(3) 性的な感情が起こった場合における本能的かつ知的な防衛

性的葛藤（セックスはしたいが，愛するパートナーを性行為で汚したくないなど）や性的恐怖（性行為に対する本能的な恐れ）がある場合，意図的または無意識に性行為へ没頭してしまうことを避け，性的な感情に流されまいとする。

a）傍観者的態度

性行為を楽しむためには，気を散らさずに性行為に没頭しなければならない。勃起は自律神経に支配されているため，リラックスして自然に行動している限り，勃起は意識的にコントロールできない。ところが，性行動に不安を持つ人の中には，傍観者的に，自分の感情を厳しくコントロールし，性反応を観察する人がいる。魅力的なパートナーを探そうとし，恋愛関係になることを希望するにもかかわらず，性的に魅力を感じないよう努力したり，無理に自分の心に性的な感情を起こさないようにしたりす

る。恋愛経験の少ない男性に多いパターンである。

(4) コミュニケーションの失敗

お互いの性感情と性体験を率直に話し合えていないことが，性不全の原因となっているカップルは多い。さらに，満足のいかない性生活を持続させ，問題を大きくしてしまっていることも多い。日本では従来，人前で抱き合ったりキスをしたりと，素直に愛情表現をすることは良いこととはされてこなかった。自分の性を語ることに対する恐れや羞恥心が，パートナーへの真の要求や欲求の表現の妨げとなる。

セックス・セラピーにおいては，患者とパートナーとの間で率直に話し合いができるような関係を築くことに注意を払う。失敗することの恐怖と屈辱を味わいたくないために，積極的な性行動を行うことができない男性であっても，パートナーにその失敗恐怖と屈辱恐怖を打ち明ければ，そのことで傷つかなくなる。拒絶や屈辱を恐れる必要がなくなる。お互いの性を話し合って理解することで，問題は解決の方向へ向かう。

〔今井 伸〕

参考文献
1) 白井將文, 三浦一陽, 石井延久. 性機能障害. 南山堂, 東京, 1998
2) 東京大学医学部心療内科 編. 新版 エゴグラム・パターン-TEG（東大式エゴグラム）第2版による性格分析. 金子書房, 東京, 1995
3) 今井 伸, 井川幹夫, 嶋本 司, 他. 勃起不全の診断における東大式エゴグラム使用の意義. 日本性機能学会雑誌. 2001; 16(1): 1-7
4) 日本性科学会, 日本セックスカウンセラー・セラピスト協会 監修. セックス・カウンセリング入門. 金原出版, 東京, 1995
5) Kaplan HS. The new sex therapy. Brunner/Mazel Publisher, New York, 1974（野末源一 訳. ニュー・セックス・セラピー. 星和書店, 東京, 1982）

❹ 看護

(1) 看護におけるセックス・セラピー

看護の対象である人間は，身体的，精神的，社会的な存在であり，

栄養，睡眠，排泄など生命維持存続や人間の成長・成熟のために本能的に求める基本的ニーズを持っている。性的なニーズもまた，この基本的ニーズに含まれ，性的な健康が維持されることによって，調和的な個人的，社会的快適さが育ち，個人生活と社会生活が豊かになる。人は，性的ニーズが満たされ，性的健康が保持されることによって，男として，女として，人間として生きる原動力を得ることができる。

しかし，様々な健康問題や心理的要因によって性的健康に障害を受けると，性的自己概念が低くなり，うつ状態になったり，パートナーとの関係が悪くなるなど，その人の生活に様々な影響を与え，生活の質（quality of life:QOL）を低くする可能性が高い。そのような時に，患者にとって一番身近な医療者である看護者が，患者の性に関する悩みやニーズに対して支援することは大切である。ところが，実際には，性に関する悩みは羞恥心を伴うことが多く，患者から看護者に相談をすることは少ない。一方，看護者も性の相談を受ける準備が整っていない場合が多く，看護者が臨床の中でセックス・セラピーを行う機会はほとんどない。なぜなら，セックス・セラピーはカウンセリング，認知行動療法的な介入，抑うつや不安障害のような精神科的状態を随伴した人の治療が組み合わさった心理療法（**話し合い療法**）であり，看護者が日常ケアの中でセックス・セラピーを担うのは時間的にも技術的にも難しいからである。

看護者として，患者の性的ニーズに対してどのような支援ができるのか。看護者が患者の性的ニーズに対して段階的に関与する方法について述べる。

(2) 看護における性的問題への段階的関与

看護者は，病気や治療に対する療養上のケアを行いながら，患者に性的な悩みや性機能障害が生じていないか観察し，それらがある場合には，そのニーズに合わせて段階的に関与していく。看護者が患者の性的問題に関与するには，Annonの提唱した**PLISSITモデル**（第1段階：

Permission, 第2段階：Limited Information, 第3段階：Specific Suggestions, 第4段階：Intensive Therapy）を活用するとよい（表14）[1]。これは，**患者の性的問題への一般医療者の段階的関与モデル**であり，各段階の頭文字をとって命名されている。第1段階のPは，性の悩みの相談に応じられることを患者に伝える。次に，相談してきた患者には，第2段階のLIで，予定される治療によって生じる可能性のあ

表14 PLISSITモデル（性的問題への一般医療者の段階的関与モデル）

P：Permission （許可：性相談を受け付けるというメッセージを出す）	医療者が患者の性の悩み相談に応じる旨のメッセージを明確に患者に伝える。患者にとって性的側面が重要でなかったり，その時点における優先順位が低かったりした場合は，無理に性の話題を掘り起こす必要はない。ただし，治療方針の決定時には性的合併症についても検討されるべきである。
LI：Limited Information （基本的情報の提供）	予定される治療によって起こりうる性的合併症や，それらへの対処方法について，基本的情報を患者に伝える。疾患と性に関する患者用パンフレットなどを渡す。患者の話をよく聴き，理解しようとする姿勢が医療者に求められる。
SS：Specific Suggestions （個別的アドバイスの提供）	それぞれの患者のセックスヒストリーに基づき，より個別的な問題に対処する。性的問題を引き起こす原因（性機能障害，ボディ・イメージの変容，治療関連副作用，パートナーとの人間関係など）を特定し，それらの問題に対する対応策を患者と共に検討する。この段階に対応する医療者は，上記2段階よりも性相談に習熟している必要がある。
IT：Intensive Therapy （集中的治療）	以下の場合には，より専門のスタッフに紹介する。 ・患者が抱える性的問題が重症で長期化している ・性的問題が発病前から存在し，未解決である ・性的虐待などのトラウマがある

(Annon JS. The PLISSIT model- A proposed conceptual scheme for the behavioral treatment of sexual problems. Journal of Sex Education and Therapy. Spring-Summer, 1976, p1-15より)

る性的合併症などの基本的な情報を伝える。さらに個別的なアドバイスが必要な患者には，第3段階のSSで，患者のセックスヒストリーに基づいて性的問題を引き起こす原因を特定したり，詳細な情報を伝えて対応策を患者とともに考える。さらに，性的問題が長期化したり重症化する場合には，第4段階のITで，セックス・セラピーのできる，より専門的な一般精神心理専門家やセックス・カウンセラーに紹介し，集中的治療につなげる。このような，看護者による性的問題への段階的関与は，患者・利用者の性機能障害の予防，早期発見，早期治療へとつなげ，QOLを高めるうえで重要である。PLISSITモデルの第1段階から第4段階の各段階別に，看護者としてどのように関与していくのか，その概要について述べる。

(3) 性的問題への段階的関与の方法

a）第1段階：Permission（許可）

第1段階（P）では，看護者は，患者には睡眠，栄養，排泄などの基本的ニーズと同様に，性的ニーズがあることを理解して援助を行う。しかし，前述したように，実際には患者・利用者が看護者に自分の性的問題について語ることは少なく，看護者がそれらのニーズを把握することは困難で，援助が行われることは少ない。患者・利用者が性的ニーズを表出しにくい原因としては，性はプライベートな問題であり，性に関してオープンに話すことは，「はしたない」，「いやらしい」，「下品な」といった社会的通念，価値観，イメージが強く，抵抗感があることが挙げられる。一方，看護者も，性的感情を持ち，性的行動を行う性的存在であり，同様の社会的通念や個人の価値観を持っているため，患者の性的ニーズを受け止めにくく，これらの話題を避ける傾向にある。このような理由から，看護者-患者関係の中で，性に関するコミュニケーションをとることが難しく，援助へと結び付きにくい傾向にある。これらの問題を解決するためには，看護者は，患者の性的ニーズの存在と性的ニーズの表出しにくさを理解し，看護者自身が持っている性的認識の特徴を自覚し，患者から

性的な相談を受けやすい状況をつくることが大切である。

①患者の性的ニーズの理解

　看護者が患者の性的ニーズに対して援助を行うためには，疾病や治療による性機能への影響など，患者が遭遇しやすい性に関する問題の基礎知識を高め，患者の性的ニーズに敏感になる必要がある。性に対する患者の気持ちについて，稲垣ら[2]は，前立腺全摘除術を受けた既婚男性の治療に伴う気持ちの変化を調査した。その中で，病気や治療に関する不安だけでなく，性機能についても，手術前は「性機能は諦めたくない」，手術時は「性機能障害は仕方がない」，手術後は「失った性機能は惜しい」といった気持ちの変化が生じることを報告している（ 図10 ）。また，黒島ら[3]は，前立腺全摘術を受け勃起神経を切断した患者の勃起機能障害を調査し，退院後や術後の尿漏れが改善された頃から勃起機能障害への関心が生じてくることを報告している。さらに，狩野ら[4]は，生殖器がんで生殖器摘出術を受けた女性の性生活指導の時期として，心身ともに安定し性生活にも関心が向くようになる，化学療法2クール目以降の外泊許可がおりる時期が適していると述べている。

　このような，患者の性に関する気持ちの変化や性への関心の高まる時期を理解し，特に，性的な関心が高まる時期には，第1段階の関与として，性に関する相談を受ける準備があることを患者に伝えておく必要がある。

②看護者自身が性的相談を受ける準備

　看護者は，自己の性に関する感情，価値観，行動の傾向を認識し，患者が性的ニーズを表出しやすい状況をつくることが大切である。性的感情や行動は，家族，友人，社会などで伝えられてきた通念や経験によって左右されることが多く，社会・文化的な影響を受けやすく，その価値観には個人差が大きい。したがって，患者と看護者も性に関する価値観の違いがあるのは当然で，看護者は自分と患者の性に関する価値観の違いを理解したうえで，性に関するコミュニケーションをとる必要がある。そのためには，Poorman[5]の「**看護師の認知面の自己アセスメントモデル**」を活用し，自分の性に関する価値観や思考の傾向を評価しておくことは

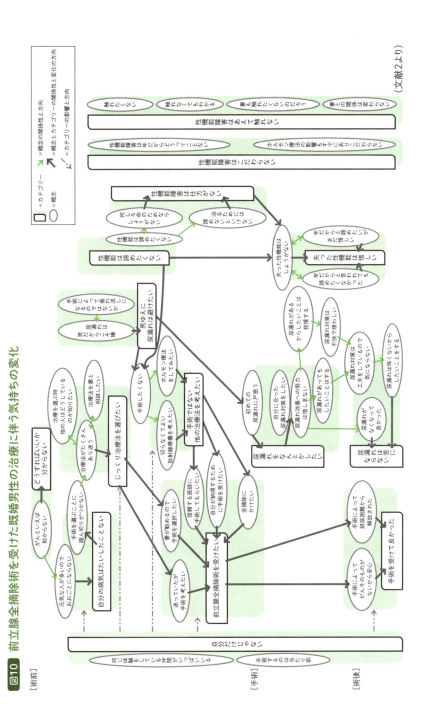

図10 前立腺全摘除術を受けた既婚男性の治療に伴う気持ちの変化

(文献2より)

第Ⅳ章　セックス・セラピー総論

図11 看護師の認知面の自己アセスメントモデル（Beckの認識療法に基づく）

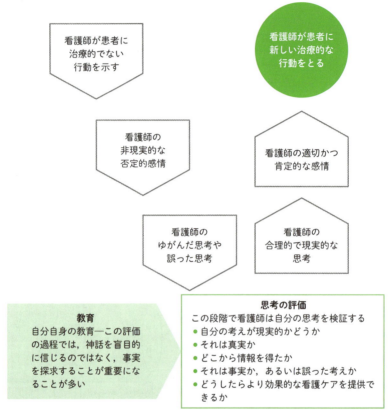

(Poorman S.G. 編著，川野雅資 監訳．セクシュアリティ 看護過程からのアプローチ．医学書院，東京，1991, p14より)

大切である（図11）。さらに，看護者は，性の相談を受ける前に，表15に示すような6つの前提条件を満たすように準備し，性に関するコミュニケーションが適切に行えるようにしておく。

③相談しやすい環境作り

人は，何らかの疾病のために入院すると，それまでの自律した生活から医療スタッフに依存する生活となり，診察や看護ケアに伴う身体の露出などプライバシーの欠如しやすい状態に置かれる。このように，病院

という，いつもと異なった環境下では，患者は性的なニーズがあっても我慢したり，前述したような社会的通念・価値観などから性的ニーズを表出するのは困難である。したがって，第1段階では，患者やそのパートナーが性的な悩みを相談できるように，性的なニーズを表出しやすいようなリラックスできる部屋（観葉植物，アロマ，音楽，木製の椅子など）を確保する。特定の部屋が確保できない場合には，通常使用しているカンファレンスルームに観葉植物を置くなど，患者がリラックスできるように配慮する。

b）第2段階：Limited Information（基本的情報の提供）

第2段階（LI）では，性的な悩みやニーズのある患者に対して，疾患や予定されている治療によって起こる性的合併症などの基本的情報を伝える。そのためには，看護者は様々な疾患や治療によって，どのような性的合併症が生じやすいのか理解しておく必要がある。個々の疾患による合併症については第Ⅸ章を参照のこと。ここでは，第2段階（LI）の性に関する看護支援の現状と課題について述べる。

①性に関する看護支援の認識と実態

高村ら[6]は，婦人科がん患者の性への支援を94％の看護師が必要と感じていたが，手術療法の患者の84％，化学療法・放射線療法の90％に実施しておらず，その理由の94％は知識不足であったことを認めている。また，高橋[7]は，乳腺・婦人科がんで化学療法を受ける患者のケアを行っている看護師38名に調査し，化学療法導入時に性機能障害の説明が必要であるとした者は88％であったが，実際に説明をしているのは23.6％であり，説明のために必要なこととして，医師からの説明，パンフレットへの内容記載，化学療法による性機能障害への知識が挙げられていたと報告している。その一方で，山下ら[8]は，WOCN（Wound, Ostomy and Continence Nurses）に人工肛門（ストーマ）造設患者への性指導経験を調査し，男性患者では97.8％，女性患者では88.8％に性指導が行われ，男性患者から相談を受けた者は90.9％，女性患者から相談を受けた者は70.0％であったと報告している。このよう

表15 セックス・カウンセリングの前提条件と内容

前提条件	内容
①患者との信頼関係の確立	患者が性的な健康問題を表出できるような患者-看護者関係は,患者と看護者との信頼関係が確立し,患者が看護者に対して,安心して性的な健康問題を相談できる存在であると認識して初めて成立する。看護者がセックス・カウンセリングなど,患者の性の相談に対応できるようになるためには,その前提として患者との信頼関係を築く必要がある。
②性についての基礎的知識を高める	人間にとっての性の意義,ライフサイクルにおけるセクシュアリティの発達,性反応,性機能,性行動およびそれらに影響する諸要因(病気,薬物などの身体的要因,家族・友人との人間関係や仕事・生活環境など心理・社会的要因等),性同一性障害・同性愛などセクシュアル・マイノリティに関することを含む基礎的な知識を持つこと。これらの知識によって,患者の性的健康問題の存在を意識化し,性的問題に気づくことができる。
③看護者自身の性に関する感情,価値観,行動の傾向を認識する	看護者が性に関する援助を行うためには,性に関する自己の感情,価値観,行動の傾向を認識しておく必要がある。なぜなら,看護者が認識していない場合,患者が看護者に性に関する悩みを打ち明け,それが看護者の価値観や行動と違った時に,看護者は動揺したり,客観的に認識することができなくなるからである。例えば,性的な表出をネガティブにしか受け止められない看護者は,患者の言動から「いやらしい患者」「気持ち悪い患者」といった感情,価値観を引き起こし,患者の行動の良否を判断して対応し,患者に好ましくない影響を及ぼすことがある。したがって,看護者の性に関する自己アセスメントは,看護者自身の性に関する認識を高め,患者の性的悩みや行動を冷静に,客観的に受け止め,共有し,効果的な援助を行うことを促進するので重要である。性に関する自己アセスメントには,図11に示すような看護師の認知面の自己アセスメントモデルを活用し,認知面の自己アセスメントの演習を行うことが有効であるといわれている。

(つづく)

(つづき)

④性に関する自由な存在であり、性の問題にためらわずに話ができる	看護者自身が性的な存在であることを認め、患者との関係に自信を持って関わることは、患者に安心感を与え、性的な相談をしやすい状況をつくる。また、性の問題についてためらわずに話すことによって、患者は性的な問題を話す時の羞恥心や、ためらいの感情を引き起こすことが少なくなる。一方、看護者にとっても患者の性の問題に直面したときの不安が軽減し、患者の性的問題にスムーズに対応することができ、性的問題の所在がどこかをアセスメントし、必要な看護実践を行うことができる。	
⑤効果的なコミュニケーション技術を持ち、患者との相互作用が適切にできる	看護者が患者の性に関する悩みの受け皿になるためには、日常での看護実践の中で、患者に心から関心を寄せ、理解しようとする姿勢を持つこと。そのために、患者の気持ちを受容し、傾聴し、感情を引き出すようなコミュニケーション技術が必要である。	
⑥性に関する秘密を保持できる	患者が性に関して語ることは、裸の自分をさらけ出すほどの羞恥心をもたらすことが多く、患者の性に関する相談内容について、看護者が秘密の保持を保証することは重要である。しかし、知り得た情報の秘密を保持したときに、そのことで患者やその他の人が不利益になる場合には、秘密を保持できない場合もあるので、念頭に置いておく。	

に、WOCNによる性に関する看護支援の実施率は高かったものの、一般の看護師による支援は、まだまだ不十分であると考えられる。第2段階（LI）の支援を行うためには、まずは、看護者自身が疾患や治療による性的合併症などの基本的な知識を高めておく必要がある。

②性に関する看護支援の方法と課題

田中ら[9]は、医師看護師の調査から、がん化学療法患者に性機能障害の説明をする必要性を感じていたが、患者の背景によって説明の有無を選別し、患者向けパンフレットの提供を希望していることを示した。一方、酒井ら[10]は、前立腺がん患者にPLISSITモデルの第1段階の援助経験のある看護師は24％で、それらの看護師は、性機能障害の知識や周囲の看護師も援助しているという認識があり、性に関わる話をするこ

との苦手意識が低いという特徴があることを報告している。また，高森ら[11]は，性機能障害をきたした患者への看護介入に関する研究で，人前で性を話題にすることは難しく，生命の安全を中心とした看護展開をしていることを報告している。看護者による性に関する情報提供を促進するためには，患者向けパンフレットの活用，性に関する相談の具体例に基づいたマニュアル書など，看護者を支援するツールの活用や，患者が性的な悩みを相談しやすいコミュニケーション技術を習得しておく必要がある。そのためには，日本性科学会セックス・カウンセリング研修会を受講し，セックス・カウンセリングの技法を習得しておくことも大切である。

c）第3段階：Specific Suggestions（個別的アドバイスの提供）

第3段階（SS）では，看護者は，患者のセックスヒストリーに基づいて性的問題を引き起こす原因を特定したり，詳細な情報を把握し，看護診断に基づいて看護計画を立案し，実施・評価する。第1段階でも述べたように，一般に，患者の性的な関心は，病気が回復期になり，自律した生活を送ることができるようになってから高まってくる。しかし，たとえ性的な関心が高まってきても，患者が情報を得ることは難しく，限られた情報は，性に関する不安を増す可能性もある。看護者は，性的健康のハイリスク状態が予測される患者には，病状が回復した頃を見計らって，日常生活の援助を行いながら，性的問題の有無をアセスメントする。

①性的健康に関する情報の把握

性的問題をアセスメントするためには，患者の一般的な健康歴の聴取や身体検査の中に性的健康に関する内容を取り入れ，現在あるか，あるいは潜在している性的な健康問題がないかどうかを把握する。看護者は，患者の疾患の重症度，治療方法，予後，経過など，個々の患者のデータや治療状況等を医師やその他の医療チームメンバーから聞くなどして把握しておく。そのうえで，疾患による性機能，性的自己概念，性的人間関係への影響および疾患の経過，ストレスなど，性機能に影響する要因の有無についてアセスメントする。特に，患者の性的な悩みや訴えは，

表16 性的健康におけるハイリスク状態

性的健康ハイリスク状態	主な要因
身体の構造上の変化	脊髄損傷, 人工肛門形成, 子宮摘出, 乳房切除
生理機能の変化	糖尿病, 肝臓障害, 心疾患, 甲状腺機能低下症
治療による性機能の変化	抗高血圧薬などの薬剤, 化学療法, 放射線療法
ボディイメージ, 性的自己概念のゆがみ	手術, 外傷後の傷跡
環境の拘束	病院, 介護施設への入所
ライフサイクル上の心身の変化	妊娠, 思春期, 更年期
生活上の出来事	性生活の失敗, 人間関係上の葛藤, 性的虐待の経験など

　性的な健康問題によるものだけでなく，その人の人間関係など，別の問題から生じている場合もあるので，よく話を聞いて見極める必要がある。性的な健康問題が起こりやすいハイリスクの状態を 表16 に示す。

②看護診断[12]

　性的な健康問題に関するアセスメントを行い，患者にとって何が問題であるのか，それを要約して看護診断する。看護診断は通常，「○○○に関連した△△△」といった記述が行われ，「○○○」は患者の反応に関連のある影響要因，「△△△」は患者の反応として記述される。性に関する看護診断名としては，次のような例が挙げられる。

> **看護診断名の例**：患者の反応に関連する影響要因＋患者の反応
> ・身体の構造上の変化に関連した性的自己概念のハイリスク状態
> ・手術に関連したボディイメージのゆがみ
> ・性に関する知識不足に関連した不安

表17 性的自己概念がハイリスク状態にある患者への看護過程展開例

看護診断		直腸癌によりストーマ造設したことに関連した性的自己概念のハイリスク状態
期待される結果(目標)		ストーマ造設によって生じる性的自己概念の低下を最小限にとどめ,手術前の性的自己概念を取り戻す。
看護計画	・観察計画	患者のストーマ造設による適応段階,性的な身体の価値,完全さ,自立性など性的な自己概念に障害を受けている程度を把握する。
	・ケア計画	性的な不安を看護者に気軽に相談できる状況をつくる。パートナーと心配を分かち合えるような話し合いの場を設ける。
	・教育計画	ストーマ造設後の性生活について,性生活を楽しむための具体的な工夫の仕方を提案する。
看護援助		看護計画にそって,患者がストーマ造設による性的な不安を表出し,パートナーと心配を分かち合い,性生活を楽しむための工夫が行えるように援助する。
評価		看護者の行った援助が期待される結果(目標)の達成につながったかどうかを評価する。性的自己概念の変化を達成できたかどうかの評価を短期間にすることは難しいが,ストーマを受容し,妻との性生活を順調に送ることができているかどうかなど,退院後の外来受診の際に確認し,援助の有効性を評価する。

③看護過程の展開

看護診断の次に,看護過程を展開する。まず,患者の性的問題に対して,期待される結果(目標)を明確にし,期待される結果が得られるように,看護計画を立案し,実施・評価する。表17に,「直腸癌によりストーマ造設したことに関連した性的自己概念のハイリスク状態」と看護診断された患者への看護の展開例を示す。看護者は,ストーマ造設による性的自己概念の低下を最小限にとどめるという目標に向かって,性的自己

概念への影響がどの程度あるかを観察し，気軽に相談できる状況をつくり，患者とそのパートナーが性生活を楽しむための工夫を提案し，援助する。その結果，患者の性的自己概念の低下を最小限にとどめることができているかどうかを評価する。このように，看護者は，疾病や治療による性機能への影響を看護診断し，性的問題に合わせたセルフケアの方法など，具体的に情報提供し，その後の性的行動に対する不安を軽減するよう援助する。その際，必要な場合には，患者とそのパートナーが性的問題の解決に向けて話し合うことができるような場を設けることも大切である。

④看護におけるセックス・カウンセリング実施上の注意

　看護者が性的問題に対してセックス・カウンセリングを行う場合，患者に恥となる経験をさせない，プライバシーを保護する，性的存在としての患者の自己概念を支援するという態度を持つことが大切である。また，入院という他者への依存が強い状況では，患者から看護者に対して性愛感情を持つことがあるので（**転移感情**），看護者は，患者との適切な距離を保ち，基本的な信頼感に基づいた患者-看護者関係を成立させながら援助する必要がある[13]。

d）第4段階：Intensive Therapy（集中的治療）

　第4段階（IT）では，患者が抱える性的問題が重症で長期化したり，性的問題が原疾患の発病前から存在して未解決であるような場合に，セックス・セラピーのできる，より専門的な一般精神心理専門家やセックス・カウンセラーに紹介し，集中的治療につなげるよう援助する。ただ，本邦ではセックス・セラピーを実施している機関は少ないので，日本性科学会のセックス・カウンセリング室やセックス・セラピーを行っている病院・クリニックなどの情報を集め，いつでも患者に紹介できるように準備しておく。

　　　　　　　　　　　　　　　　　　　　　　　　　（茅島 江子）

参考文献

1) 髙橋 都, 大川玲子, 金子和子, 他. 一般医療者向け「がん患者の性相談」研修プログラムの実施報告 助産師の役割に着目して. 助産雑誌. 2004; 58(3): 252-7
2) 稲垣千文, 青木萩子, 鈴木 力. 前立腺全摘除術を受けた既婚男性の治療に伴う気持ちの変化. 日がん看護会誌. 2015; 29(3): 51-60
3) 黒島和恵, 西山由紀, 小幡悟子, 他. 前立腺全摘出術を受けた患者の勃起機能障害に対する意識調査 性に対する看護介入の必要性を考える. 日本看護学会論文集: 看護総合. 2010; 40: 24-6
4) 狩野宏美, 広瀬めぐみ, 石塚愛子. 女性生殖器のがん患者における術後の性生活に関する研究 タイムリーな介入を目指して. 日本看護学会論文集: 成人看護II. 2005; 36: 119-21
5) Poorman S.G. 編著, 川野雅資 監訳. セクシュアリティ 看護過程からのアプローチ. 医学書院, 東京, 1991
6) 高村真美, 樽舘幸子, 青 志織, 他. 婦人科がん患者への性支援に対する看護師のジレンマ 看護師の性支援に対する実態調査. Best Nurse. 2013; 24(2): 68-71
7) 高橋由美. 乳腺・婦人科がんの化学療法をうける患者の性機能障害への援助の現状と課題. 北海道外科雑誌. 2014; 59(2): 225-26
8) 山下美緒, 太田垣美保, 溝口直子, 他. WOCNが実施する人工肛門造設患者の性に関する指導 患者の性別による検討. 母性衛生. 2007; 47(4): 539-46
9) 田中敦子, 松尾七重, 番匠千佳子. がん化学療法に関わる医療従事者の患者への性機能障害に関する説明の実態. 日本生殖看護学会誌. 2012; 9(1): 37-43
10) 酒井綾子, 水野正之, 濱本洋子, 他. 前立腺がん患者の性に関する看護援助の実態と看護援助経験をもつ看護師の認識. 日本看護研究学会雑誌. 2012; 35(4): 57-64
11) 高森清美, 中村弘子, 石山光枝, 他. 性機能障害をきたした患者への看護介入に関する研究 看護介入を阻害する看護婦側の因子. 東海ストーマリハビリテーション研究会誌. 1999; 19(1): 21-4
12) 日本看護診断学会 監訳. NANDA-I 看護診断-定義と分類2015-2017 原書第10版. 医学書院, 東京, 2015
13) 川野雅資, 武田 敏. 看護と性-ヒューマンセクシュアリティの視点から. 看護の科学社, 東京, 1991

❺ 心理

(1) 心理職にセクシュアリティの相談が持ち込まれるとき

　セクシュアリティの問題を抱えて専門相談機関にかかろうとするとき,女性ならば婦人科,男性ならば泌尿器科に相談に行けばよいのか,それとも精神科や心療内科なのか,どこに相談に行けばよいかわからないと悩んでいる場合は多い。器質的な面での問題が大きいのであれば,身体的な治療が優先となるが,心理的な支援が有効である場合も多い。

　人間が生きていくうえで,性に関する悩みを抱えることは珍しいことで

はないのだとクライエントも専門家も受け止める姿勢が必要である。そうして，性の相談にも自然に入れるような雰囲気を普段の面接の中で感じられたら，スクールカウンセリングや学生相談などの場であっても，友人関係の悩みなどとともに，性別違和感やセクシュアル・マイノリティにまつわる悩みを話し始めるクライエントがあるかもしれない。別の疾患についての相談から，それに伴う妊孕性の問題などといった性の相談に行き着く場合もある。表面的には他の内容で相談が進んでいても，内容が深まると，根底にあったセクシュアリティの問題が表面化し，セックス・カウンセリングの対象となる場合もある。ここでは症例を交えながら，心理職が扱うセックス・カウンセリングについて述べる。

(2) 症例の提示

　Aさんは20代後半の女性で，手洗いなどの強迫症状がひどくなり精神科を訪れた。問診票には，「潔癖症がひどい」と書かれていた。そこで精神科医による投薬治療と心理職による心理カウンセリングが行われることになった。

　面接で今までのいきさつを聞くと，Aさんは「付き合っていた男性が一度に複数人の女性と交際していたことがわかり，性感染症をうつされたのではないかと不安になり検査を受けた。結果は陰性であったが，男性と接することが怖くなったと同時に，感染を恐れ，手洗いなどがひどくなった。病院で検査を受けたときも注射針，血液などを見るだけで，感染を連想してしまい，何回か過呼吸を起こしてしまった。男性の側に近づくだけでも緊張してしまう」と語った。

　またAさんに家族関係や交友関係を尋ねたところ，両親ともに健在だが，母親が父親から殴られているのを幼少期から見てきたため，男性に対して良いイメージが湧きづらいとのことであった。そして自分も交際相手から暴力的に扱われることも多く，うまくいかなくなって別れることを繰り返していると語った。心理職としては，家庭環境の影響でAさんが男性に対するイメージが良くないまま定着していること，自己イメージが低く

女性性にも肯定感が持てず，男性に対して言いなりになるしかないと思いがちであることなどを取り上げたところ，Aさんは同意し，それが面接の大きなテーマになっていた。

　面接を継続するうち，一般男性に対する恐怖心は徐々に緩み，手洗いなども常識的な範囲に収まるようになって，派遣社員として男性と一緒に仕事もできるようになったAさんは，社内の男性と付き合い始めた。この男性は，システムエンジニアをしている真面目なタイプで，Aさんを大切にしているようであった。しかし性的な関係を求められたときに，Aさんはやはり恐怖心から拒否してしまった。そのことを面接で報告したAさんは，「今度の彼との関係は大切にしたいのだが，うまくいかない」と涙を流した。

　心理士は，Aさんの話を聞き，「今は性的な関係がうまく結べないが，彼との関係を大切にしたいと思っているようですね。自分はどうなりたいか，彼にはどうして欲しいか」と掘り下げたところ，Aさんは「彼に，今の私の状態をわかってもらいたい。そして，いずれ自然に結ばれるようになりたい」と述べた。

　Aさんは意を決して，彼に自分の気持ちを伝えたところ，彼は理解を示した。そして二人でカウンセリングに訪れた。心理士は二人でAさんの問題に取り組もうとしている点を評価し，緊張に関してリラクセーション訓練などを指示し，性的な課題については手をつなぐ，お互いの身体をタッチングする，などの段階から焦らず徐々にスキンシップの程度を進めていくようにアドバイスした。その後は二人で協力し合い，結ばれることができたと報告があり，面接は終了となった。

この症例から読み取れること
　面接の方向性を決定するためには，アセスメントが重要である。まずはじっくり話を伺い，Aさんが何を伝えたいのかを掴み，同時に精神病圏の問題が潜んでいないかなどの見極めを行う。Aさんは最初の段階で，男性に対する思いなど性の問題を語ることができているが，性の問題を

抱えていることをうまく表現できないまま，表面的な問題（この場合は「潔癖症」）を述べるに終始してしまう例もある。そのことに心理職が気づかず，表面上の問題の収束に向けて面接が進んでしまわないよう，注意が必要になる。

　性の問題には，対人関係の問題が絡んでいることが多い。生まれ育ってきた環境の中で培われた男女観，パートナーシップ，性に関する思い，倫理観，自分のことを大切に思えるかどうかなど，様々な問題が絡み合う。Aさんは「彼」という男性を軸に，男性のみならず，人に対する信頼感や安心感を獲得していくことができたことから，性に対する恐怖心も緩み，結果として主訴を克服することができたものと考える。

(3) 心理職が性の問題を取り扱うときの注意点

　心理職に限ったことではないが，セックス・カウンセリングを進めていくうえで重要と思われる点を挙げる。

①自分の性に対するスタンスを知ること

　金子[2]が述べるように，心理職自身が自分の性に関する考え方を偏りも含めて把握しておくことが大切である。性に関してネガティブな思いを抱いている支援者に，クライエントは性の問題を語ろうとはしないであろう。

②性の問題は語りにくいのだと知ること

　相談しようとやってきたクライエントも，性の問題は受け入れられにくいことを知っており，自分の話したことがどう扱われるかを非常に気にしているがゆえに話しにくくなっている可能性がある。心理職がそこをすくい取り，相談してよい内容なのだ，と相手に伝える必要がある。

③セクシュアリティについて正しい知識を持ってあたること

　性にまつわる話題は好奇心と偏見を持って見られることが多く，インターネット上などでも情報が氾濫しているため，クライエントも間違った情報を鵜呑みにして相談に来ていることがある。相談に関わるものとして，正しい知識をきちんと伝達できるような準備が必要である。

④性の問題は関係性の問題であると理解すること
　基本的信頼感が幼少期からの家族関係などの中で育まれていないと，適切な対人関係を結ぶことが難しく，異性間のパートナーシップも不安定なものになりがちである。性交恐怖が克服できればよいというわけではなく，温かな人間関係上での性的関係が結べるよう，パートナーとともに問題に取り組むことが望ましい。また扱う内容から，治療者への恋愛性転移なども起こりやすいので，注意する必要がある。

⑤性の問題を特別視しないこと
　人間の三大欲求が「性欲・食欲・睡眠欲」であるように，性の問題は，人間の本質的な部分に関わり，QOLに関わる問題である。したがって，性の問題を特別視する必要はなく，相談者のニーズに合わせて関わるべきと考える。「性」の問題を扱うことは，その人の「生」，生き方を扱うことにもつながる[1]。

⑥身体的な問題が併存している場合は身体治療と併行で行うこと
　すべてが心理的な問題や家族関係に起因するものと考えてはならない。性の悩みが語られるときには，必要に応じて身体的な探索を行い，身体的治療が優先される場合や，併行して身体的治療を行うことが望ましい場合もあることを理解し，優先順位を見極められるようにするのが重要である。

⑦適切なネットワークを持っていること
　身体的探索や治療が必要な場合だけでなく，その他社会的支援も含め，信頼できる支援者や支援機関のネットワークをきちんと持ち，連携のうえ支援を行う。心理職だけで支援が完結する症例ばかりではないと自覚することが大切である。

⑧クライエントが自分自身で取り組む姿勢を応援すること
　支援する側が，クライエントに対して適切な助言や知識を伝えることは重要だが，そのうえで，本人が自分なりの結論を出して，前に進もうとする気持ちを支えるのが心理的援助であると心得，決して治療者主導にならないようにすることが大切である。セックス・カウンセリングにおいて，

クライエントが自宅での練習など自分の課題に取り組まないときは，なぜそうなっているのかについて，共に考えていくことが重要である。

（花村　温子）

参考文献
1) 花村温子．性の悩みに直面した事例．事例で学ぶ臨床心理アセスメント入門．臨床心理学．2012; 増刊4: 124-29
2) 金子和子．セックス・カウンセリングの基礎．日本性科学会 監修．セックス・カウンセリング入門．改訂第2版．金原出版，東京，2005, p49-50
3) 渡辺景子．乳・幼・児童期におけるセックス・カウンセリング．日本性科学会 監修．セックス・カウンセリング入門．改訂第2版．金原出版，東京，2005, p163-167

❻ メール相談

　2014年度末におけるインターネットの普及率は，20代から50代では約9割を超えている[1]。そのため，現代社会においてメール相談は様々な業種で多数みられる。一方，メール相談は通常の医療行為とは違い，その位置づけは難しい。

（1）メール相談のメリット・デメリット

　東邦大学医療センター大森病院（以下，当院）では2010年1月より女性性機能障害についてのメール相談を開始した。また同年12月より女性性機能外来を開設している。当院において女性性機能外来を受診する年代は20〜40代が98％を占めていた[2]。その年代にとって，インターネットは非常に身近なものであると思われる。

　また女性性機能外来において，症状出現から受診期間までに1年以上の期間を要している症例が多くみられた[2]。これは，女性性機能障害の患者は，まずどこに相談するべきかを迷っていることや，羞恥心などにより受診しにくいことが理由であると考えられる。

　羞恥心の面から言えば，いきなりの対面相談よりもメール相談は入り口として利用しやすい傾向があると思われ，メール相談でのメリットの一

つと言えよう。また，相談者の都合の良い時間を選ぶことができ，遠方からの受診という手間もなく，落ち着いて相談できると思われる。

一方，メール相談では細かいニュアンスや診察が不可能である。メール相談では解決できない場合もあることを理解してもらうこと，また診察が望ましい場合があることを念頭に置いておく必要がある。

メール相談時の注意点

メール相談を始めるにあたって，有料であるか無料であるか，回数や利用期間などを明確にする必要がある。また現代においては利用規約をはっきりと明示し，後々のトラブルに備えることも非常に重要である。利用規約をきちんと明示しておくことで，いたずらによるメールも避けられると思われる。

(2) メール相談の進め方

当院では無料メール相談を行っている。ここでは当院におけるメール相談の流れについて述べる。ホームページにある「**女性性機能障害 無料メール相談**」をクリックすると，はじめに本メール相談の目的，および利用規約について詳しく記載してあり，その後，規約に同意してからのみ相談ができるようにしている。

当院のメール相談はあくまでも女性性機能障害に関する医学的な情報を伝えることが目的であり，調査研究も目的としている旨を列記している。当院のメール相談利用規約を参考として 図12 に提示しておく。規約に同意後，記入フォームに記入し送信していただくことになっている。記入フォームの内容は以下の通りである。

・現在住んでいる地域
・返信用メールアドレス（パソコン，スマホでの回答可能なアドレス）
・年齢
・婚姻状況（未婚，初婚，再婚，離婚），パートナーの有無，パートナーの性別

図12 当院の無料メール相談利用規約

1. 相談には，利用規約への同意が必要です。
2. 相談者は女性，相談内容は女性性機能障害に限ります。それ以外のご相談については，お答えしかねる場合があります。相談内容にできるだけ的確に回答するために，年齢，婚姻状況，子供の有無，既往歴，内服薬，女性性機能障害に関するアンケートなどの情報が必要です。記載をお願いします。
3. 回答に関する免責事項
回答は誠意を持って行いますが，相談者の状況が確実に改善することは保証できません。また回答を元に相談者が取られた行動やその結果に関して，当科及び大学は一切責任を負いかねます。回答はできるだけ速やかに行うよう努めますが，相談者の希望に沿う保証はできません。回答の遅延によって生じたいかなる結果についても，当科及び大学は責任を負いかねます。
4. 個人情報の収集と取り扱い
個人が特定できないように加工されたデータは学会・学会誌で報告されることがあります。また，犯罪予告や自殺予告などの記載があった場合は，相談者の安全を最優先に考え，警察等関係機関に通報します。
5. 1か月以内に返信がなければ，システムエラーなどによりご相談内容を受理できなかった可能性があります。当センターまで再度お問い合わせください。
6. 返信の例外および禁止事項
法令に違反するもの，脅迫的なもの，相談と判断できないもの等については，お答えすることができません。また，以下の行為を禁止します。故意に虚偽の情報を書き込む行為，第三者の権利を侵害する行為，コンピュータウイルス等，情報資源への不法侵入を目的としたプログラムを作成もしくは配布する行為，情報資源を破壊する行為，公序良俗に反する行為，その他，相談システムの正常運営を妨げる行為
7. この利用規約は予告なしに改定することがあります。

(https://sslweb.toho-u.ac.jp/cgi-bin/omori/repro/form/form.cgi)

- 子どもの有無および人数
- 既往歴および現病歴(高血圧,糖尿病,子宮疾患,不妊症,更年期障害,甲状腺疾患,うつ,悪性疾患など)
- 内服薬およびその名前
- 月経について(不規則か規則的,および閉経)
- 自由記入欄として1,000文字以内の相談内容

また,アンケートとして**女性性機能質問票**[3](従来はここ1カ月の性生活であるが,3カ月での状況を記入),および**東邦大式性嫌悪質問票6項目**(図13)[4]をツールとして用いている。

基本的にメール相談の場合,相談者は主観的な情報のみしか言わないため,このようなツールを使うことにより,ある程度客観的にその背景などをつかむことができる。

当院のメール相談は,あくまで女性性機能障害についての入り口であり,情報提供が主な目的であるため,相談者の現在の状況についての判断とそれに対する一般的治療および医療情報(医療機関やツールなど),方向性について示すようにしている。また,実際に診察をしていないため断定的な判断は避けるように心がけている。

当院では2010年1月から2013年4月まで,および2015年から現在まで当院客員講師の尾崎由美医師がメール相談を行っている。2013年5月から2015年までは客員講師の西郷理恵子氏が行っていた。2016年7月時点の総数は733件で,現在のところ大きなトラブルはみられていない。

相談内容は,性欲低下,性嫌悪,性交疼痛症が主であり,中にはパートナーのトラブル(EDなど)もみられた。

図13 簡易東邦大式性嫌悪質問票

もっとも当てはまるものにチェックをしてください	そうだ	まあそうだ	ややちがう	ちがう
A. 最近1カ月間の状態についてお答えください。				
1. セックスのことを考えると, 不安や恐怖が生じる				
2. 性的関係を持つような状況を避けるようにしている				
3. パートナーからの性器への性的接触を, いつもあるいはほとんど繰り返し避けている				
B. 過去の状態についてお答えください。				
4. 子どもの頃, 性的なことをタブー視した教育を受けた				
C. パートナーについてお答えください。				
5. 性生活以外でも, パートナーとの関係が悪い				
6. 性生活以外でパートナーに問題や要望がありますか (全角750字以内で記入してください)				

よく見られる事例

1. 出産後より性欲が低下している。
2. もともとあった性交時の痛みがひどく，年齢とともにさらにひどくなった。
3. 元来，性交渉があまり好きではなかったが，最近はさらにひどくなっておりパートナーとの性交渉ができない。
4. 性交渉を求められると気分が悪くなる。

相談場所がわからない，何科にかかるべきか，等の質問もよく見られる。相談者が性欲低下なのか性交痛なのか，性嫌悪なのかを判断のうえ，情報提供をメインとし，今後の治療方針などをアドバイスするように回答をしている。一方，パートナーに明らかに問題がある場合の相談もみられる。

例えば，「パートナーがEDであり，自分の性欲も徐々に落ちてきてしまった」などである。この場合の原因ははっきりとわかっていることから，男性性機能外来への受診を勧めることとなる。性交痛の中にはEDや，きちんとした勃起がないため挿入時に痛みを認めることがあり，パートナーの治療が最優先される。

性嫌悪や性交痛の中には，パートナーとの関係性の問題が強く疑われる相談もよくみられる。例えば，以下のようなものである。

1. 性交渉ができないと暴れる，暴言を吐かれる。
2. お前が病気だと責められる。
3. 出産後，疼痛があるのに無理やりされた。その後から怖い。
4. パートナーと一緒にいると，いつ怒られたりするかと緊張してしまう。

このように明らかに関係性が問題となっている場合，医療的な問題というよりは，パートナーとの関係性を見つめ直すことが重要であり，カウ

ンセリングなどが勧められる。場合によってはDV（domestic violence）と思われる相談もあり，医療的なものではないことをご理解いただき，適切な相談場所を提示することもある。ただし，専門外のことであるため，あくまで一般的な情報提示のみとし，そちらで詳しく相談するように回答している。

以上，当院での無料メール相談について簡単に述べた。

メール相談では先にも述べたように医療行為を行うことはできないため，あくまで断言を避け，現状の認識および知識の提供を主とするべきと思われる。その一方，相談者は羞恥心や相談場所がわからないことで長期間にわたり悩んでいる例も多数みられる。そのため，相談者の状況を理解し共感することも肝要である。

症例の提示

相談メールの具体例を以下に提示する。

症例1　46歳，既婚（夫48歳，結婚20年，子ども2人），治療中の疾患は特になし，FSFI* 2.8　⇒性嫌悪質問票から性嫌悪

> 子どもを妊娠・出産してからまったく性欲がない感じです。
> 1年前まではどうにかセックスをしていましたが，ここ数カ月は夫に触られると嫌悪感があり拒んでしまいます。夫はしたいようで，これ以上セックスレスが続くのは非常につらい，夫婦生活を送っていくのは難しいと言われました。
> 人間的にはいい人ですし，いい父親ですので，性的なことがどうにかできればと思います。

回答

問診および質問票から，性欲低下が疑われます。出産や育児によるストレス，ホルモンの異常（テストステロン低下やエストロゲン低下）な

などにより性欲低下がみられることがあります。

性行為を無理にしようとすると,性嫌悪を悪化させるおそれがありますので,まずは性的なことを感じないふれあい(タッチング,マッサージなど)を定期的にすることをおすすめします。

これを機会に,あなたの正直な思いを一度,パートナーにお話ししてみたらいかがでしょう(性的なことがどうしてもだめだが,愛情はもっている,感謝しているなど,相手を責めるようにならないように気をつけながら)。また,たとえ性欲がなくてもマスターベーションはするようにしましょう。

セックスは相手があるものであり,一人の問題ではありません。一緒に治療をしていくことが大事です。

当院では女性性機能外来を行っており,予約可能です。ご希望でしたら●●●に電話いただき,予約をとってください。

また,セックス・カウンセリングをご希望でしたら▲▲▲にメールをしていただき,詳しい料金,情報などを問い合わせてください。

*FSFI:The female sexual function index(女性の性機能に関する指標。36点満点で,点数が高いほどQOLは保たれていることを示す)

症例2 27歳,未婚(パートナー25歳),治療中の疾患・内服は特になし,FSFI* 7.8⇒性嫌悪質問票から性嫌悪

現在のパートナーが初めてで,付き合ってから2年になります。

性交時の痛みがひどく,最近はセックスをしたくありません。付き合い始めはどうにかしていましたが,最近はとても痛くて恐怖を感じてしまい,まったく挿入できません。彼は,セックスできないと,暴力を振うことはないものの,物にあたったり壊したりします。

この頃は,私がどうにか我慢をしなくてはと思います。性交時の痛みの改善をしたいです。

> **回答**
>
> 性交痛を感じると、その後の性交渉の際に不安や恐怖を感じ、さらに力が入り潤滑がうまくいかなくなるなど悪循環となることがあります。今の状況で性交渉をすることは、性嫌悪をも引き起こしかねません。
> 性交渉は二人で行うものです。パートナーの協力や理解が必要不可欠です。あなたの怠慢やわがままでないことを理解してもらうことが大事です。
> ましてや、物を壊すなど、さらに不安や恐怖を感じてしまい、つらい思いをされましたね。
> まずは性的な交渉をするのではなく、タッチングなどでお互いリラックスをする環境が必要です。
> 一方、ご自身でバイブレーターを使うなどの自己訓練をしましょう。その際には潤滑剤などの使用をおすすめします。
> 徐々に腟内に挿入ができるようになれば、不安も軽減されるようになると思います。
> 当院では女性性機能外来を行っており、予約可能です。ご希望でしたら●●●に電話いただき、予約をとってください。
> また、セックス・カウンセリングをご希望でしたら▲▲▲にメールをしていただき、詳しい料金、情報などを問い合わせてください。

症例3 25歳、既婚(夫30歳、結婚1年、子どもなし)、治療中の疾患・内服は特になし、FSFI* 17.2　⇒性嫌悪質問票から性嫌悪ではない

> 腟に物が入ると思うと非常に恐怖を感じてしまい、性交渉ができません。
> 体のふれあいは安心しますし、どちらかというと好きです。また性欲もあると思いますし、前戯ではきちんと感じます。ただ何か腟に入るときに入らず、はじき出してしまう感じです。

第Ⅳ章　セックス・セラピー総論

思えば17歳の初体験の際，かなり乱暴に指を入れられすごく痛くて怖かったことがあり，その際に泣いてしまい結局最後までできず，その相手とはすぐに別れてしまいました。現在の夫はとても優しくて無理をしなくていいと言ってくれます。ただ，今後子どもが欲しく，どうにか腟内に挿入できるようにはならないでしょうか。

回答

腟からはじき出される感じというところから，腟痙（ワギニスムス）の疑いがあります。

性欲もあるようですし，まずは心理的な抵抗感を軽減していく行動療法として自己訓練という方法があります。ローションなどを用いて，細い綿棒などから徐々に始めていき，指，タンポンとサイズを大きくしていきます。一方，初体験での経験がどれほどのトラウマになっているのかの判断が難しいところですが，トラウマ治療の心理カウンセリングを受けることも一つの方法かと思います。

（田中　祝江）

参考文献

1) 総務省. 平成27年版情報通信白書. インターネットの普及状況.
   http://www.soumu.go.jp/johotsusintokei/whitepaper/ja/h27/html/nc372110.html
2) 田中祝江, 田井俊宏, 尾崎由美, 他. 東邦大学医療センター大森病院リプロダクションセンターにおける女性性機能外来の現状. 日本性機能学会雑誌. 2015; 30(3): 203-11
3) 札幌医科大学泌尿器科. 女性の性機能に関する指標（Japanese version of the FSFI©）. 札幌医科大学泌尿器科試案.
   http://web.sapmed.ac.jp/uro/pdf/research/ed-josei-shian.pdf
4) 尾幌由美, 永尾光一, 田井俊宏, 他. 性嫌悪スクリーニング質問票作成の試み. 日本性機能学会雑誌. 2015; 30(1): 15-23

第 V 章 性機能不全へのセックス・セラピー

1 セックス・セラピーの進め方

　セックス・セラピーは，申し込み，インテイク（受付面接），診察，性的練習，終結と運ぶわけであるが，ここではその流れの各段階と，そこで心すべきこと，起こりやすい問題，その問題への対処の仕方などを述べる。

❶ 申し込み

　申し込みの段階で，患者の求めるものと，セラピストの提供できるもの

とが一致している，あるいは大きく食い違っていないことを確認しておく必要がある。特に，セラピストが医師でない場合には，患者が医師を期待していることも多いので，申し込みの段階で他を紹介するか，インテイクした後，医師を紹介する可能性がある旨を話しておく必要がある。

治療法等を詳しく説明するよう求められることもあるが，患者のもつ問題により変わるので，インテイク時に説明することを了解してもらう。

❷ インテイク（受付面接）

(1) 情報を得る

インテイクの目的は，患者の問題を整理し，提供できる治療法を検討して，解決への方向づけをすることである。それは，器質的検査の重要度や優先度，問題のどこから手をつけるべきかの判断などを含んでいる。そのためには必要な情報を集めなければならない。以下にそれらを挙げる。

a) 現在の性的状態

現在の症状に関しては，どのようなときにどのようなことが起きるのか，あるいは起きないのかなど，なるべく具体的に把握する。また，その症状以外にも，性的状態はどのようであるかの理解が必要である。

男性の場合は最低，次の項目を聞いておかなければならない。

①性交頻度，性交の相手，そのときの勃起・挿入・ピストン運動・射精の状況およびそれらに伴う快感など
②早朝勃起の有無，頻度
③夢精の有無，頻度
④マスターベーションの有無，頻度，方法。勃起，射精，快感などの状況
⑤パートナーはいるか，パートナーとの関係はどうか，パートナーは治療に

協力的かどうか，治療協力者はいるか
⑥パートナーとの性交以外の性的関わり
⑦寝室状況

女性の場合は次のようになる。

①性交頻度，性交の相手，そのときの高まり具合，潤滑液の出具合，オルガズムの有無と頻度
②マスターベーションの有無，頻度，方法，快感，オルガズムなど
③パートナーはいるか，パートナーとの関係はどうか，パートナーは治療に協力的かどうか，治療協力者はいるか
④パートナーとの性交以外の性的関わり
⑤寝室状況

b）性歴

　患者の性的な歴史である。これは現病歴とそれ以前の性的な発達史である。現病歴では，いつ頃からどのようにしてその性的問題が始まり，これまでの受診や治療を含めてどのような経過で現在に至ったのかを捉える。
　性的な発達史としては，男女共通に，次の項目を聞いておく必要がある。

①育った家庭の性に関する雰囲気
②マスターベーションに関して，始めた年齢，方法，頻度，それに伴う気持ち，クライマックスの有無
③性体験の初回時に関して，年齢，相手，相手の年齢，そこに至った気持ち，そのときの状況
④その後の性体験

　そのうえに，男性ならば，**精通の年齢，それが夢精によるものかマスターベーションによるものか，そのときの気持ち**といった項目も必要である。一方，

女性ならば，①月経に関して，初潮年齢，そのときの気持ち，誰から教わったか，周期，障害，②妊娠に関して，回数，出産回数，流産回数（人工，自然別に）といった項目が必要である。

c) 生育史
この項目はすべて男女共通である。

①家族構成
②養育上の特徴
③父の性格
④母の性格
⑤本人の性格
⑥父母の結婚をどう思うか
⑦信じている宗教
⑧精神科的遺伝歴

d) パートナーに関して
これもすべて男女共通である。

①関係
②付き合い出してからの経過
③性的交渉（これは性歴と重なる）
④気に入っている面
⑤気に入らない面
⑥関係の現状

e) 挙児希望
・男女それぞれの挙児希望はどの程度であるか
・来所の目的として，性的な面の改善と妊娠とのどちらに重きをおいてい

るのか
・子どもを希望する背景はいかなるものであるか
・生殖補助医療に対する考え方と受け入れ程度

f) 来所について
・誰の勧めで来所したか
・来所に際して，パートナーとの間でどのようなことがあったか

　以上の項目を上手に配置したインテイク用紙を作っておくと，インテイクは大変スムーズになる。参考までに，日本性科学会カウンセリング室で使用しているものを 図14 に示す。なお，これには使用した技法，転帰，診察初見なども記載するようになっており，患者の状態と治療結果等が一目瞭然でわかるように工夫してある。

(2) 問題の整理と科学的情報の提供

　上記のことを聞けば患者の問題の概要は見えてくる。そこで患者にもよくわかるように問題を整理し，共通の理解を得る。そのためには，性および性障害に関するある程度の科学的情報を提供する。患者からの質問にも答える。ここで問題になるのは，優先順位と患者からの質問である。

a) 優先順位
　上に述べたインテイクの項目は，一般的には約30分前後で聞けるが，話の複雑さや患者の気持ちによっては，1回のインテイク面接で聞けるとは限らない。ストレスから始まったものだとして，そのストレスの内容を詳しく話し出すかもしれないし，患者の気持ちが高ぶっていてパートナーへの恨みを延々話そうとしたり，夫婦げんかが始まるかもしれない。
　こうしたときは，項目全部を1回で聞こうと努力するよりは，インテイク面接が数回にわたってもよいので，最低必要なことだけを聞き，あとは

図14 インテイク用紙例

❶（男女共通）

No.		初来受付　　年　　月　　日		担当	
ふりがな				男性　・　女性	
氏名				生年月日　　年　月　日生 （　　　） 　　　　　　　　　　歳	
職業		結婚	未・既（初・再・離・別・死・同棲）（　）		
パートナー		年齢　　　歳	職業		
連絡先	自宅）		TEL		
	勤務先）		TEL		
相談者	本人　パートナー同伴　その他（　　　）		紹介者		
問題点 （来所理由）					
治療	インテイクのみ 他科紹介（　　　　　） 他施設紹介（　　　　） その他		カウンセリング　　回（うちカップルで　　回） 診察　自律訓練　絵画　箱庭 スライド　心理テスト		
転帰	中断	終了	治癒	大幅な改善　まあまあの改善　変化なし　その他	

回数	月日		回数	月日		回数	月日	

Intake（　　　　　　　）

❷（女性）

生理	初潮年齢　　　歳　　　周期　　　　障害				
	生理について誰から教わったか				
	初潮時の気持ち				
妊娠歴	妊娠　　　　　　　　　回　　　　出産　　　　　　回				
	人工流産　　　　　　　回　　　　自然流産　　　　回				
	理由				
マスターベーション	始めた年齢　　　歳　　　きっかけ				
	その時の気持ち				
	方法				
	頻度（多い時で）				
	現在：頻度				
	快感				
	気持ち				
性に関する知識	（情報源）				
性に関する関心	いつごろから				
性体験	初体験	自分の年齢　　歳　　相手の年齢　　歳　　相手			
		状況			
異性・パートナーの好み					

❷（男性）

精通	年齢　　歳　　　　夢精　or　マスターベーション	
	その時の気持ち	
マスターベーション	始めた年齢　　歳　　　きっかけ	
	その時の気持ち	
	方法	
	頻度（多い時で）	
	現在：頻度　　　勃起　　　射精　　　快感	
	気持ち・その他	
早朝勃起	頻度	
夢精	頻度	
性に関する知識	（情報源）	
性に関する関心	いつごろから	
性体験	初体験	自分の年齢　　歳　　相手の年齢　　歳　　相手
		状況
異性・パートナーの好み		

❸（男女共通）

現在の相手に関して	相手　　　　　　　　　交際期間		
	結婚　　年　　月　　見合い　　恋愛		
	性的交渉	初回	
		現在	
	気に入っている面		
	本人→パートナー		
	パートナー→本人		
	気に入らない面		
	本人→パートナー		
	パートナー→本人		
	関係の現状		
	寝室状況		
	挙児希望 　本人 　パートナー		
治療協力者			

第Ⅴ章　性機能不全へのセックス・セラピー

❹（男女共通）

	パートナー	遺伝歴
同居家族	計（本人を入れて）	人

本人	
養育上の特記すべきこと	
家庭の性に関する雰囲気	
父の性格	
母の性格	
兄弟・姉妹の性格	
本人の性格	────────────── （パートナーからみて）
父母の結婚をどう思うか	
宗教	家庭　　　　　本人

❺（男女共通）

恋愛に関して	経験　　あり　　なし　　人
	相手
	性的交渉

パートナー		
養育上の特記すべきこと	
家庭の性に関する雰囲気	
父の性格	
母の性格	
兄弟・姉妹の性格	
本人の性格	
	（パートナーからみて）
父母の結婚をどう思うか	
宗教	家庭　　　　　　　　　本人

第Ⅴ章　性機能不全へのセックス・セラピー

❻(女性)

その他
記載（　　　　　　　）

診察所見　　　　　　　　　　　　　　　　　　　　年　　月　　日

　　　アルコール

　　　煙草

　　　常用薬

　　　Hymen
　　　　形
　　　　裂傷　　　　有　　　無
　　　Vagina
　　　　伸展性　　　　良好
　　　　一指挿入　　　可能　　不可能　　　　痛み
　　　　二指挿入　　　可能　　不可能　　　　痛み
　　　　クスコ挿入　　可能　　不可能　　（SS・S・M）痛み
　　　　キシロカイン使用　　　無　　　有
　　　　G-spot
　　　　Sphincter 収縮力　良好　　　弱　　　無

　　　既往歴

❻（男性）

その他	
	記載（　　　　　　　　）
診察所見	年　月　日

　　　アルコール

　　　煙草

　　　常用薬

　　　血圧

　　　Penis　　　　　cm　　　　　cm　　　　cm（周囲）
　　　　　海綿体　　問題なし　　あり
　　　　　亀頭　　　問題なし　　あり

　　　精巣　　　　　問題なし　　あり

　　　筋反射　　　　問題なし　　あり

　　　陰茎血圧

　　　ポテンシメーター

　　　テストステロン

　　　既往歴

患者の話したいことを聞くのがよい場合も多い。インテイカー（面接者）が話を戻したり先へ進めようとしても患者がそうできなかったり，一度はそうできても，またすぐに自分の気になるところへ話を戻してしまうことが重なるのなら，事務的に項目を全部聞こうとするよりは，患者のあふれ出る不安や怒り，恨みなどをゆっくり聞いて，患者が気持ちの整理をして前へ進めるようにする方がよいだろう。

そのときに最低限聞いておくべきことは，前述した「**現在の性的状態**」，「**性歴**」のうちの〔**現病歴**〕，「**パートナーに関して**」のうちの〔**関係の現状**〕である。

b) 患者からの質問

患者からの質問は，基本的にはいかなるものでも歓迎すべきであり，率直に答えればよい。しかし，患者が必ずといってよいほど発する2つの質問，すなわち「**治るか**」，「**治るとすると，どのくらいかかるか**」に関しては，少々注意が必要である。これらの質問は当人のみならずパートナーからもよく出されるが，なかには，「治らないなら離婚する」，「時間がかかるなら離婚する」という意味合いで聞いていたり，離婚を自分に有利に進めるために専門家の言質をとりたいためであることも多いからである。

「治るか」への答えとしては，「身体的に問題がなければ治るたちのものである」というのが一番妥当であろう。つまり，一般的には治る性質のものであるが，治るか治らないかは治療にどのように取り組むかによるという意味である。

「どのくらいかかるか」に対しては，もともと個人差が大きく，セラピストにもわからない場合が多いが，相手の質問の意図を十分に承知してからでなければ答えられない。特に，パートナーが離婚を考える資料にするという場合には，二人がそうした関係でいるときには性障害は大変治りにくいこと，場合によってはそういう関係が性障害をもたらすこともあることを説明する必要がある。そのうえで，数回で治ることも，数年かかることもあるが，二人が協力すれば治るし，治療期間も短縮できるということ

を告げるのが妥当であろう。

　本人が自分の治療態勢を整える目的で聞く場合には（どのくらいの間，定期的に通院が必要か，近々転勤の予定があるが，それまでに治るだろうかなど），セラピストが予定する来所の頻度と期間（があれば）を告げ，その間は生活面で，ある程度この問題を優先できるように生活上の調整を促すことになる。その際，セラピストが自分のセラピー・スケジュールをしっかり守るか，患者の都合に合わせてかなり融通をつけるかによって，期間も負担のかかり具合も異なるが，どちらのやり方をとるかはセラピストの持ち味の一つであるので，セラピスト自身が選ぶことになる。

(3) 方針を立てる

　患者から話を聞き問題を整理できると，次はセラピストが提供できる援助についても説明し，どこから手をつけるかを決定するわけであるが，まず身体的チェックが必要かどうかが問題となる。本人が強くためらったり，他の施設で検査を受けており問題がないことが患者とセラピストの双方で納得できない限り，基本的には身体的チェックを早い時期に行うことが好ましい。

　治療の仕方，診察も含めた次の段取り，来所の頻度などを決めてインテイクは終わる。ここで問題になるのは，解決すべき問題が1つでない場合にどこから取り組み始めるかである。

a) 問題が複数あるとき

　問題が1つでなく，例えば男性で勃起障害と早漏，あるいは男性が勃起障害で女性が挿入障害などのように，問題がいくつも重なっていることも稀ではない。このようなときは，一時に全部を解決しようとすると，にっちもさっちもいかないことになりやすいし，患者の負担も大きい。絡み合っている問題を上手に解きほぐして，問題の成り立ちを明解にして1つずつ解決していくのが，結局は一番の近道になる。インテイクの段階では問題全部が見通せないことの方が普通であるが，最初に問題が複数見え

ているときは，解決が早そうな問題から手をつけると患者も安心するし，1つ解決すれば，次の問題にも取り組みやすい。

　解決が早いか時間がかかるかを判断する際に考慮に入れる事柄として，一般的には次の3つのことが挙げられる。第一に，性障害が直接的原因（例えばストレス，緊張，性的無知など）によるものの方が，精神内界の原因（例えば親しくなることへの不安，異性への拒否感，性への抑圧など）によるものよりも簡単である。第二に，新しく出てきた障害の方が，古くに発症したものよりも時間がかからない。そして第三に，表面に出ている障害の方が，その背後にあるものよりも解決しやすい。つまり言葉を換えて言えば，**二次的に生じている障害の方が，その障害の原因となった障害より解決しやすい**のである。例えば，女性の挿入障害のため男性が自信をなくして勃起障害を起こしており，その勃起障害が表面に出ているなら，勃起障害から手をつけるのがよい。

　性障害の種類によっても，取り組む順が異なる。よくあるのは，早漏と勃起障害が合併している場合であるが，この場合は勃起障害から取りかかるのがよい。勃起障害が解決し，挿入できるようになると，しばらくして早漏も解決していることが多いからである。また，射精遅延と勃起障害が合併している場合にも勃起障害から取りかかる。なぜなら一般に，勃起障害の方が解決までに時間がかからないことが多く，また，勃起障害の方が男女双方にとって深刻に考えられていることが多いためである。

　男性と女性がそれぞれ問題を抱えており，それらが別個の問題であり，双方にその自覚がある場合には，解決が早いものから手をつけつつ，もう一方の問題解決の基礎を固めていくのが好ましい。しかし，一方が自分の障害は他方の性障害に原因があると考えており，他方もそれを否定しないなら，その他方の障害から手をつけるのがよい。例えば，男性が早漏で女性がオルガズム障害の場合に，女性が自分のオルガズム障害を男性の早漏のせいにすることは稀ではない。そのような場合は，男性の早漏から取りかかる方が，患者にとって自然である。

(4) インテイク時に心すべきこと

以下のことは，インテイク時のみならず，セラピーの全期間を通じて必要なことである。しかし，最初のインテイクのときは患者もセックス・セラピーに対する予備知識も少ないので，セラピストの態度の影響を受けやすく，ある意味では，その後のセラピーのあり方を決める場合さえあるので十分に心したい。

a) 自分の言葉で詳しく語ってもらう

患者は，かなりあいまいな言葉で自分の状態を語るのが普通である。「夜の方がだめです」，「あっちがだめなんです」，「感じません」などである。セラピストは例を挙げたり補う手伝いをしながら，具体的に，どのようなときにどのようなことが起こるのか，起こらないのかを話してもらうようにする。セラピストは，おおよそのことがわかっていても，患者自身に自分の言葉で話してもらうことが大切である。自分の問題を他者に正確に伝えられるようになることは，セックス・セラピーの大事な目標の一つであり，患者はコミュニケーションのとり方がぎこちないことが多いので，このことは特に重要である。

b) 確認する

患者の話や疑問を正確に把握して，患者の聞きたいことに十分に答えたり，必要な説明を的確に行うことは案外難しいものである。専門家は，なまじ知識があるだけに，専門家の枠組みで患者の訴えをわかったつもりになってしまうこともある。ことに感情的な側面になると，微妙なニュアンスはくみ取りにくいものである。セラピストは，わかったつもりになるよりは，理解したこと（理解したつもりのこと）をセラピスト自身の言葉で患者に確認するとよい。また専門家は，とかく説明が不十分になりがちである。そこで，患者の理解を確認することも必要になる。

c) 中立を守る

　カップルで来所した場合，二人が仲良く協力的であれば問題ないが，二人の仲が険悪であることも珍しくない。基本的には二人でやっていきたいと思ってはいるが，これまでのいきさつから，たまった怒りが吹き出てくる場合もあるし，離婚を決意しており自分が正しいことを第三者に証明してもらおうとする場合もある。いずれにせよ，それぞれの感情を抱くに至った経過と現在の感情については，共感が必要であるが，一方の味方にならないようにしなければならない。セラピストは裁判官ではない。どちらが正しいかといった二人の争いに巻き込まれずに，それぞれの気持ちの通訳となるように努めるのがよい。

　これは一人で来所した場合も同様である。一人で来所してパートナーを悪く言うときも，気をつけなければならない。自己弁護のためにパートナーをおとしめている場合もあるし，単に聞いてもらえれば解消する愚痴の場合もある。患者がパートナーの悪口を散々言い，セラピストが同情して離婚もやむを得ないと対応すれば，次回から来なくなる可能性も高い。そうした場合，患者は怒りにあふれているが，別れたくないからセラピーに来るのである。セラピストにとって，患者の気持ちに沿うようにはしながらも，常に客観的に事実を把握し，患者が自分のことで手一杯になって見落としているパートナーの動きや気持ちに気づかせる姿勢が大切である。

d) 秘密の保持

　患者は自分の秘密が漏れることを大変に恐れている。秘密が第三者に対して守られることを保証するのは言うまでもないが，パートナーへの秘密も保証されなければならない。二人がうまくいっているときはよいが，対立的なときは特に注意を要し，パートナーへの気持ち，他の異性との関係，診察結果などは，特に慎重に扱う必要がある。初回に一人が来て，ほかのときに他方が来るときは，話してもらいたくないことを確かめておく必要がある。

(5) インテイク時に起こりやすい問題

a) 本人が来ない

　セックス・セラピーはカップルで相談に来るのがよいが，なかには本人が来ないで，勃起障害の夫をもった妻のようにパートナーや親が来ることもある。本人やパートナーの親が来所したときは，一般的な知識を伝え，当人たちが治療を受けやすい雰囲気をつくり，あとは当人たちに任せるのを勧めることになる。

　パートナーだけが来所するときは，本人に受診を頼んでも動こうとしなかったり，来所を頑強に拒んでいる場合もあるし，パートナーがまず道をつけようとして来所する場合もある。当人が来所しそうなときは問題ないが，来所の見通しが困難なときは，セラピストが誰を対象に何のセラピーを行うかの選択をせざるを得ない。選択肢としては次の2つが考えられる。

①**本人が来所しない以上，セックス・セラピーはできないので断る**（形としては"本人を連れて来なさい"となろう）

②**本人を来所させる方法をパートナーと共に考え，そのことに関するカウンセリングを行う。**

　この②は，本人が来所しないことが明確になった，あるいはパートナーが諦めた時点でセラピーを終えるか，そういう伴侶をもって悩んでいる人のカウンセリングとして継続するかに分かれる。②は，厳密にはもうセックス・セラピーとは言えないかもしれないが，セックス・セラピーにはこの「本人が来所しない」という問題はよく起きることなので，セラピストは自分の立場をよく考えて，①か②，②ならば前者か後者のどちらを選ぶかを検討する必要がある。

b) パートナーがいない

　本来，セックス・セラピーはカップルを一単位としている。そこで，安定したセックス・パートナーがいない人がセックス・セラピーを求めて来所したとき，性交の練習ができないのであるから，セラピストは対応に苦慮

することとなる。しかし，少なくとも本人が来所しているので，最終的な練習はできなくとも，その基礎をつくることはできる。それは，身体的チェック，リラックスの練習，性に対する否定的な感情を取る，性に対する良いイメージを得る，自分で性的快感を得るなどである。

また，性的に自信がないと，パートナーを探そうという積極的な気持ちになれず，異性に対して尻込みする気持ちが強い。一人でできる上記の練習をしている間にそうした消極的な姿勢が取れれば，かなりの助けになるだろう。最近では，「パートナーがいないため現実的な性的トラブルは起きていないが，異性に対する気持ちが屈折していて種々の問題を感じている」といった類の相談も増えている。こうした人たちへの対応は，ほとんどが精神療法的になる。こうした人たちを含め，パートナーがいない人への対応は，本人が来所しないときと同様，セラピストが自分の持ち味を考えて，どこまでを守備範囲にするかによって決まってくるだろう。

c) 本人しか来ない

これは誰の意思によるかで，その意味するところが異なる。来所した患者自身が，自分の問題なので一人で解決したいという場合もあるが，多いのは，パートナーが来所を拒否するものである。いずれにしろ最終的にはパートナーの協力は欠かせない。その点ははじめに明確にしておく必要があるが，インテイクの段階では，将来的にパートナーが協力する可能性に賭けて治療を始めることも可能である。また，来所はしないが治療には協力するという場合もある。しかし，少なくとも1回は来所する方が，治療に対する理解や協力の仕方が良く，治療の経過にも良い影響を与えるので来所を要請した方がよい。

d) 他の疾患がある

性機能に影響を及ぼす様々な疾患があり，患者がその疾患にかかっている場合やそれが疑われる場合は，当然その疾患の専門医に検査や治療を依頼することになる。その場合，専門医と連絡をとって，病気の進

行具合と性障害の程度が相応するかをチェックすることも必要である。身体的に性障害の基盤があるとき，性障害が，その身体的条件の予測よりもはるかに重度であることが珍しくないからである。例えば，軽い糖尿病の場合,「糖尿病＝勃起障害」というイメージで，自分に暗示をかけてしまっていたりすることがある。疾患があるときは，その疾患に配慮しながらも，その影響を最小限にくい止め，必要以上に低下した機能を回復させることが大切である。

精神科的疾患がある場合は特に注意が必要である。科学的情報やマリッジ・カウンセリング的な関係調整は問題ないが，不注意な精神内界への侵食は，自我が弱まっているときには危機的状況をもたらし得るので，患者の問題を整理したうえで，最初からどこまでをセラピーの対象にするかを決定し，患者の合意を得る必要がある。

e）自分がセラピーしない

患者や患者の問題が自分の守備範囲でなかったり，他の治療を優先した方がよかったり，地理的関係などから継続した来所が見込めないときなどは，セラピーを断ることになる。このときはできるだけ，断る理由を明確に述べて，他を紹介できれば紹介する。他を紹介できないときも，患者が解決への方向づけができるように気を配りたい。

❸ 診察

診察は，セラピストから見て身体的問題が疑われるときにだけ行われるのではない。患者が自分の身体的側面に疑問をもっている場合にも行う。自分の問題は身体的なものだと思ったまま，診察もなしにセラピーに入ることはできない。そこで，医者が問診だけで身体的に問題がないとわかっても，診察が必要な場合がある。患者は体を診てもらって安心することが多いのである。

一方，女性によくあることだが，診察を恐れる患者も多い。問題の性質上，当然であることが多く，無理強いはできないが，治療的にプラスに働くことも多いし，現状を把握するためにも勧めるのがよい。

(1) 配慮すること

　医療者は，とかく患者の羞恥心への配慮が不足していることが多いので気をつけたい。

a) 衣服の着脱

　ある場合には，裸を見せるよりも，衣服（特に下着）を脱いだり着けたりする場面を見られる方が恥ずかしいことがある。衣服の着脱は一人でできるのが好ましい。

b) カーテン

　女性の内診台と医者とを仕切るカーテンは，一般には女性に評判が悪い。患者の痛みなどに対する反応も見えないので，ない方がよいことが多い。しかし中には羞恥心から，カーテンがある方を好む患者もいる。患者本人に選んでもらうのがよいだろう。

(2) 起こり得る問題

a) 身体的問題がないことを信じない

　診察後に結果を話すが，「問題ない」と言うと，当惑する患者がいる。身体的なものと強く信じているのに，それが否定されるのであるから当然であろう。身体的問題なら病気として許されるが，身体的に問題はなく，精神的なものからくるとなると，「弱い」，「我慢が足りない」，「仮病」といったイメージがあり，受け入れられないこともある。この場合，強く説得しようとしても無理なことが多い。患者が承知するなら，身体的側面への疑問は残したままで，「できることから」という形でリラックスや性的な練習を勧める。それらをしているうちに，次第に納得できることが多い。

b) 診察できない

　女性が痛がったり恐怖で身を引いて診察しにくいことがある。本人が頑張ろうとしている間はよいが，苦痛が激しいようなら，続行するかどうかを当人に聞いて判断する。また，患者が十分に頑張ったと思える頃合いを見計らって，セラピストが中断を決定する方が好ましい場合もある。患者は，頑張って診察を完了させなければという気持ちと，苦痛と恐怖から一刻も早くやめたいという気持ちとに引き裂かれていて，決断できないことも少なくないからである。

　診察できなかったとき，患者は診察できないことを恥じたり，がっかりしていることが多いのでフォローが必要である。

❹ 性的な訓練

　セックス・セラピーにおいては，患者が自宅で行う宿題が大きな意味をもつ。宿題は，タッチング（センセート・フォーカス），射精訓練，挿入訓練などの性的な訓練が主要な部分を占める。セラピストと患者が話し合って決め，次回にその結果について話し合い，それに基づいて次の宿題を考える，という形でセラピーは進む。したがって，その宿題の出し方や結果の検討の仕方はセラピーの成否に影響するので，丁寧に行う必要がある。

(1) 宿題を決める

　基本的には，患者が"少々の努力"でできると思えることを積み重ねていくのがよい。"かなりの努力"を要することは，初めは頑張ってできて，急速に進展がみられても，やがて息切れしてしまい，停滞し，揺り返しがきて患者ががっかりして，やる気をなくしてしまうことが多いので危険である。そのために，次のようなことに気を配るとよい。

a）患者との共同作業

　患者にとって，それが"少々の努力"であるか，"かなりの努力"であるかがわかるのは，患者自身である。患者に積極的な参加を求め，患者の意向によって決定されることを了解してもらう努力が必要である。患者が率直な意見を言えて，セラピストが患者の日常生活を詳しく把握できて，両者でそれに合った練習項目と進度を決めるという，患者とセラピストとの共同作業ができれば，効率も良く，負担も少ない。

　また，練習しやすい項目は変わることも珍しくない。例えば，挿入障害の患者で，挿入練習において初めは「タンポンの方が指よりも楽そう」と言っていても，その段階にくると「指の方が楽だ」と言うのは，よくあることである。したがって，練習計画は前もって作っておくのではなく，1つの練習が終わる度ごとに患者と相談して作るようにする。

b）細かく段階をつける

　患者によっては，他の患者が楽に越えられる段階が大きすぎるということもある。努力しても進展がみられないと，意欲が低下する。練習項目は，できるだけ細かい段階のメニューを用意するとよい。例えば，タッチングで言えば，初めから裸になれない患者もいるし，くすぐったいと練習を避ける患者もいる。前者の場合，二人がパジャマを着たままでもよいし，上半身だけ裸になってもよい。また，一方が他方より裸に近い姿で行って，裸になれない方が慣れるのを待ってもよい。後者ならば，少し強めに手を当てて，手の暖かみを感じることから始めてもよい。あるいは，ワギニスムスで挿入練習をする場合，様々なサイズの練習用器具を用意するのは言うまでもないが，しかもその1つずつについても（特に初期の練習では），初めは5 mm，次は1 cm，そして2～3 cm，全部，と進むことが必要な患者もいるのである。

c）ペースの決め方

　練習をどのくらいの頻度で行うかであるが，毎日練習しても，1日おき

の練習の倍の効果があるわけではない。しかし週に1回では効果は大変薄い。患者の生活リズムの問題もあるが，週に2～3回の練習を確保したい。例えば挿入障害の患者のように，二人で行う訓練と，一人で行う訓練が並行してあるときには，一人での訓練と二人での訓練を交ぜて，週に3～4回できればよいだろう。

d) 起こり得るマイナスについてあらかじめ話しておく

　思うように練習が進まなかったり，1回うまくいった後，うまくいかないことが起こったりするのは珍しくないが，患者は気落ちしやすい。あらかじめ話しておくことで，それが防げる。

e) 気圧され気味の方に注目する

　勃起障害や，性欲障害のカップルによくみられることであるが，一方が他方に気圧され気味であることがある。気圧され気味の方は，自分の意見や感情を出すことに不慣れだったり下手だったりして，出せないでいることが多い。練習項目やペースを決めるときも，二人に任せておくと，圧し気味の方が決めてしまう（しかも圧し気味であることに気づかないままに），ということになりかねない。自分の意見や感情を表出できないということや，二人のそうした関係は，性機能障害の原因になったり，解決を遅らせる。

　そこでセラピストは，気圧され気味の方を援助して，自分の意見や気持ちを楽に表出できるようにもっていくことが必要である。また，二人の練習のときに誘う役割を圧され気味の方に割り振って，リーダーシップをとる練習ができるような配慮も必要である。ただし，そのときに圧し気味の方が悪者になってしまわないようにすることは言うまでもない。

f) 一人での練習

　セックス・セラピーはカップルが単位とはいえ，全行程を二人が同じように進むとは限らない。例えば，オルガズム障害の場合，パートナーの

基本的理解と協力は欠かせないが，女性一人での練習がかなりの割合を占める。来所も，女性一人がよい期間がかなりある。必要以上にパートナーに負担をかけない工夫も要る。

g) 記録をつける

宿題を，いつ，どのように行ったかの記録をつけて，来所時に提出してもらうとよい。

記憶は曖昧で，二人で行った練習回数の報告も食い違うことは珍しくない。記録をつけると，励みになるうえに，自分の生活のリズムやパターンも把握しやすい。日々の出来事や体調なども記録してもらうと，なおよい。

(2) 結果の検討

毎回結果を検討して，次の宿題を決めるが，この検討こそが問題の核心を探り，次の宿題を決める資料であり，患者の性への様々な抵抗を減じる場でもある。そのために，次のことへの配慮が必要である。

a) 詳しく聞く

インテイクの項でも述べたように，患者の言葉で詳しく語ってもらうことが大切である。「前と同じです」「少し良くなりました」などと曖昧に言う患者は多いが，何をどのように練習したか，あるいはしなかったか，そのときどう感じたかを話してもらうようにする。患者は「前と同じ」と言っており，そう感じていても，詳しく聞くと，例えば「することは同じでも，それに伴う違和感が減ってきた」というように変化がわかることが多い。こうしたことは，セラピストが聞かなければ患者も自分の変化に気づかない。患者の変化を認め，変われるということを保証するのは，セラピストの大切な役目の一つである。記録をつけてもらっていると，毎回の練習の様子がわかり，変化も捉えやすい。

b）失敗を活かす

　失敗は今後の参考資料である。失敗したときの状況，気持ちなどを詳しく聞いて，それをどのように変えていけばよいかを考えることこそが，セラピーのポイントである。患者に"失敗を恐れる必要はなく，失敗したらそれを参考にしたらよいのだ"と思ってもらうようにすることが大切である。言葉を換えて言えば，宿題において本当の失敗はないのである。これは，自分の失敗を肯定的に捉える，つまり自分を肯定する感情を育てることにもつながる。

c）否定的感情を受け入れる

　練習に伴って否定的な感情が起こることは，よくあることである。例えば，自分の性器を見て"グロテスク"という女性患者は多い。患者によっては，体の一部をそう感じることの不思議さをセラピストが指摘することも可能だが，患者がそう感じること自体は受け入れられ，感じたことを表現することが奨励される雰囲気は大切である。**否定的な感情は，表現され，他者に共感されることによって薄れる場合が多い**からである。

　このことは，対人的な感情についても同様である。パートナーに対する否定的な感情が，おずおずと，あるいは公然と表現されることも多い。セラピストはインテイクの"中立を守る"で述べたように，二人の感情の渦に巻き込まれず，二人の通訳となり，否定的感情が二人の関係を破壊する方向に働かないで，上手に出されるようにする必要がある。一方の攻撃や非難が激しすぎて，他方が受け止めかねるときには，セラピストは攻撃したり，非難せずにいられない気持ちには共感しながらも，非難や攻撃を制止して，それらを出せる他の場面（例えば，一人で来所してもらって，ゆっくりとその怒りを聞くなど）を提供する必要がある。

　また，「練習が億劫」という気持ちや，「こうした練習は機械的で，性的な気分になれず心配だ」という不安が表明されることもある。前者に対しては，「億劫，面倒という気持ちは当然であるが，そう思いながらも練習を続けていくことが大切」と，患者の変わっていこうとする健康な側面を

支援するのがよい。後者に対しては、「こうした練習は基礎的なものであるので、これらを習得して性行為が自然にできるようになったら、性的気分も湧くようになってくる。ちょうど水泳と同様に、泳ぎ方を習うときは訓練だが、身についたら泳ぎそのものを楽しめるようになる」と説明すると安心することが多い。

(3) 性的練習で配慮すること

以下のことは性的練習期間だけに求められるものではなく、セックス・セラピーの全期間を通じて求められることであるが、性的練習期間は長く、中心的であるので、ここで述べる。

a) 依存から自立へ

患者は自分で治ろうというよりも、治してもらおうという姿勢が強いことが多い。特に、医療機関へ来所する患者にこの傾向が強いようである。一般的に医療では、患者と医療者の間に上下関係が生じやすいし、性障害の患者は権威に関する問題をもっていることが多い。セラピストも"素直でよい患者"を求め、そこに潜む問題を見逃しがちである。

セックス・セラピーは患者とセラピストの共同作業であることを、双方が忘れてはならない。責任をセラピストに預けたり、決定をセラピストに任せたがる患者もいるので、練習項目、ペース、親が来所しそうなときの対応の仕方などの決定は、ある範囲（これを決めるにはセラピストの意向も大きいが）で、なるべく患者が行うようにする。

b) 対人的不器用さへの配慮

患者は対人的に不器用で、必要以上に自分を抑えたり、人に譲り自己主張しないかと思うと、些細な（と周囲には思える）ことで怒りが爆発したり、深く傷ついたりすることがある。また、人の気持ちに鈍感で、相手が出したサインを読めなかったりもする。あるいはまた、自分の気持ちをどう表現してよいかわからなかったり、伝え方がわからないために、戸惑っ

たりもする。それは社会的な場面でも起こるが，パートナーとの間でも起こる。

パートナーはその不器用さがわからず，腹を立てていたりする。セラピストは，患者のそうした面に配慮して，どう考えればよいのか，具体的にどうすればよいのか，のヒントを与え，試みるようにと励ますとともに，パートナーが理解して協力できる態勢を整える必要がある。その意味で，カップルでのセラピーの場面は，セラピストという支えもあるため，良い練習場面である。

(4) 性的練習の期間に起こりやすい問題

a)宿題をしてこない，練習回数が少ない（初期）

患者は非難に敏感であることが多いので，宿題をしてこない，仕方が足りないという，ただでさえ非難されやすい場面では，特に注意が必要である。してこなかったことを非難する意味でなく，これからのことを決める参考にするために，なぜできなかったかを説明してもらう。患者は「忙しかった」，「体調がすぐれなかった」など，いろいろな理由を述べるだろう。次回にはできるかを問うと，ほとんどの場合，してくることを約束する。そこで，練習する日を決めてもらうのがよい。多くは曜日を決めることになるが，あらかじめ決めておき，その日に練習できないときは，必ず代わりの日をつくるように約束する。

次回もしてこなかったり，練習回数が極端に少ないときは，患者の言う練習できない理由に敬意を払いながらも，現実的にどうすれば練習できるかを考えてもらうことになる。何回なら練習できるのか，練習の内容を変えれば可能なのか，などを含めて，現在の生活で何を優先するのか，性の問題をどの程度重視するのかも検討する必要があるだろう。練習しないということは，治療に対する抵抗であることが多いので，この問題を一度に明確にしようとすると，患者は治療を中断してしまうことが多い。ゆっくりと回を重ねながら，次第に問題が浮かび上がるようにした方がよいことが多い。

b) 練習をしてこない，練習回数が少ない(中期以降)

　定期的に割合きちんと練習していた患者が練習できなくなることは，珍しいことではない。それは単に練習回数が減る場合もあるし，身体的不調となって練習ができないという結果になることもある。初期には自分の問題が解決するという期待に燃えて練習にも力が入るが，次第に疲れも出るし，自分が変わることへの抵抗も出てくる。患者の精神的健康度によるが，しばらく練習項目を変えたり，ペースを落として練習を続けていれば，また練習に取り組む力が湧いてくることが多い。しかし，長引く場合は，精神療法的アプローチに切り換える必要があろう。

　この際，練習ができなくても，来所の間隔はあけない方がよい。取り組もうという気持ちは来所直後が一番高いし，来所の少し前には，練習していかねばという義務感が高まる。そのため，練習は来所の前後はできやすい。その意味からも，間隔をあまりあけるのはよくない。また，練習できない場合は，そのことについて話し合うこと自体が治療的であり，精神療法的なアプローチを織り込んだり，それへ切り換える機会でもある。

c) 練習が進まない

　練習はしていても，効果がなく変化がないことは，どの時点で起きるかは別として，かなりの割合で起こることである。患者は練習が進まないと落胆して気力を失いがちであるので，「よくあることであり，必ず乗り越えられる」と保証することが大切である。

　対応としては，練習項目を検討し直したり，ペースを落として練習を続けてみる。それでも効果がないなら，行動療法的なアプローチだけでは無理ということなので，精神療法的な介入が必要になる。練習をしなくなるという形と，練習が進まなくなるという形が合併して起こることも多い。

d) 規定以上の練習をしてしまう

　宿題として決めたこと以上のことをしたがる患者もいる。宿題を決める

ときに，決まったこと以上はしないようにと約束してあっても，段階を飛び越えてしまうのであるが，試みてうまくいかない場合には，患者は宿題で試みる範囲を決めた意味がわかるだろう。一方，試みてうまくいったときには，宿題を決めるときのセラピストの見積りが厳しすぎた可能性と，失敗の確率が高いのに，患者がかなり危険な橋を渡ってしまった可能性とがある。セラピストは患者とその点を検討して，それがもし，失敗の可能性が高いのに敢えて試みたのであれば，セラピストとしては勧められないことを告げる。一か八かの賭けは勧められないし，失敗したときには"活かしにくい"失敗となる可能性が高いうえに，先を焦りすぎる傾向そのものが性障害に結び付きやすいからである。

e) 他の治療法やセラピストを求める

　他の治療法やセラピストを求め，それをセラピストに相談する患者がいる。こうした場合，患者は現在の治療状況に満足できないでいることが多い。なぜ他の治療法やセラピストを求めるのかを，よく話し合う必要がある。これまでに気づかなかった，セラピストや治療の進め方の問題点が明らかになり，患者の不信，不安，もどかしさなどを解消できる場合も多い。また，話し合っても患者はセラピストを変えるかもしれない。セラピストの力量不足のこともあるし，いわゆる"相性"が良くない場合もある。ある場合には，1つのところに腰を据えて治療に当たれるのは，患者の力であり，セラピストを変えるのは単に"逃げ"に過ぎないこともある。そのことは患者に告げる必要があろうが，患者が他を求めて彷徨するのは，腰を据えるために必要な過程である場合もある。

f) 周囲の人の介入

　本人やパートナーの親が，事情を聞きたいと面接を申し込むことがある。患者カップルの了解がなければ面接はできない。ときには，患者の一方が反対することもある。その場合も面接はできない。秘密の保持の保証がなければ，セラピーそのものが成り立たないからである。

患者カップルの了解のもとに面接した場合，今後は当人たちに直接聞くこと，周囲が騒ぎ立てず見守る姿勢が必要であることも話す。

❺ 終結

性的な問題が全部解決して，最初に来所したときの治療目標が達成されて終結になることが望ましいが，現実的にはそういかないこともある。例えば，オルガズム障害を治したいと来所しても，オルガズム障害そのものの改善よりも，それによってパートナーとの関係が修復できることを望んでいるなら，関係調整でパートナーとの仲が修復されると，セラピーを終わろうとすることも稀ではない。また，未完成婚で来所したカップルが，挿入はできたが，まだピストン運動ができない段階で妊娠したため，セラピーを終えようとすることもある。

一方，セラピストからみれば性的問題はすべて解決していても，患者が来所を続けたがることもある。いずれにしろ，患者の希望を第一に考慮し，患者を引き留めすぎず，そっけなさすぎないように，また不安が生じたときはいつでも相談に来られる道を残して終わりにするのがよい。

❻ 種々の技法

セックス・セラピーでは心身両面からのアプローチを行うが，手持ちのレパートリーが豊富な方が，個々の患者に柔軟に対応しやすい。家族療法，ゲシュタルト療法，絵画療法，交流分析，夢分析，イメージ療法，EMDR（eye movement desensitization and reprocessing：眼球運動による脱感作と再処理療法）などはよく使われる。技法をそのまま使わなくても，その技法のもつ人間理解の仕方は，患者理解の幅を広げ，対応を円滑にしてくれる。また動画，スライド，図版などの視覚的

教材も非常に有効である。

❼ 精神療法的アプローチと行動療法的アプローチについて

　セックス・セラピーは行動療法的側面が大変に重要で，これなしには成り立たない。行動療法的にアプローチして，行き詰まったら精神療法的に介入するのが原則である。しかし，性は肉体面と精神面が精妙に統合されたもの，あるいは肉体面と精神面に分かれる以前の両者を包含したものである。したがって，肉体面だけを扱っていても必ず精神面に影響を与えているし，精神面の変化は身体面に跳ね返ってくる。そこで，行動療法的アプローチをとりながらも，精神療法的視点をもっていることが大切となる。そうすれば，患者の動きがよく見えて，行動療法的アプローチの仕方も，患者の問題に，よりふさわしいものになるであろう。

　治療者が精神療法的アプローチに慣れていると，とかく患者の深層の問題が目について，必要以上の速さや深さで精神療法的にアプローチしがちである。それは，ときには非常に侵食的であり，患者にとっては負担が大きすぎる。必要なときに，必要な程度の介入が望ましいが，そのためには，行動療法的視点をもつことが大切である。

〔金子　和子〕

2 女性性機能不全

❶ 心理

(1) 女性のオルガズム障害

　女性の性反応はオルガズムにより絶頂に達する。しかし，女性全員が性体験の最初からオルガズムを体験するわけではない。性体験が重なるにつれ，オルガズムを体験する人が増加していく。オルガズムは，一つの反射であり，性的刺激の連続による性的な高まりがその反射を引き起こす。女性は身体的には，重篤な神経学的，内分泌学的，あるいは婦人科的な疾患がなければ，オルガズムを得ることができるはずである。しかし，様々な心理的要因が，オルガズム反射が起きるのを抑制してしまう。その心理的要因は，その時だけの，「気分が乗らない」，「ほかのことが気になる」などの浅いものから，パートナーへの怒り・恨みなどの比較的持続する，ある程度重みのあるもの，あるいは，性に対するネガティブな考え方などのように，患者の成育歴に根ざした深刻なものまで様々である。

　それらの原因により，オルガズム障害の様相と治療法は異なる。**二次性（獲得型）**では，障害が生じる原因になった（と思われる）事態，出来事等が把握しやすく，心理的アプローチに直接入りやすいが，**一次性（生来型）**の場合，心理的アプローチがいずれ必要になるにしても，最初からそうした取り組み方をすると，患者の抵抗が大きいことが多い。また，患者のほとんどが一次性であるので，一次性（生来型）のオルガズム障害の治療法を述べる。

a）一次性（生来型）オルガズム障害の治療

①第1段階：インテイク（受付面接）

オルガズム障害のインテイクで大事なことは，治療動機の確認と，十分な性的刺激を受けているのにオルガズムにならないのか，十分な刺激がないためオルガズムを体験していないのかを区別するに足るだけの情報を得ることである。

治療動機を確認するのは，自分のセクシュアリティを高めるためというよりは，パートナーとの関係改善を目的とする人が少なくないからである。パートナーとの関係が悪化しており，それを自分の「不感症」によるものと思って治療に来所する患者がみられる。そうした場合，セックス・セラピーよりも，マリッジ・カウンセリングに重点を置く必要があることが多い。

十分な刺激を受けていなかった場合と，十分な刺激を受けていた場合とでは，治療法が異なる部分があるので，分けて記す。

十分な刺激を得ていなかった場合

②-1 第2段階：情報の提供等

カップルで治療を行う。カップルの性に関する考え方を，二人で楽しむことをよしとする方向へ修正することがまず重要となる。男性が男性中心の考え方をしている場合もあるし，女性が，自分が性的に楽しむのは二の次と考えていることもある。こうした考え方が，女性への刺激が十分でないスタイルを作ってしまっていることを理解してもらう。また，オルガズムにとって，クリトリス刺激が重要な役割をすることを伝える。解放された気持ちでタッチングを行うようにする。タッチングについては，第3段階を参照されたい。

十分な刺激を受けていた場合（これ以降は，十分な刺激を受けていた場合について述べる）

②-2 第2段階：情報の提供

オルガズム反射を抑制する機制を説明し，パートナーとよりも，一人の方がオルガズムを得やすいことを話し，まず一人でオルガズムを得，それからパートナーとの間でオルガズムを得ることが効率が良いことを話す。

③第3段階:タッチング(センセート・フォーカス)

　タッチング(sensate focus technique)は,マスターズとジョンソンが初めて使った言葉で,感覚集中,官能焦点と訳されている。ここでは簡単にタッチングとした。カプランも治療戦略の重要な部分としているが[1],基本は性器を触らない段階と性器への刺激を含む段階である。

　二人が裸になって,一方がうつぶせになり,他方がなるべく体の末端からゆっくり触る。次に,仰向けになって同じように行う。一方が終わったら,他方を行う。触られる方は,自分がどんな感じがするかに集中する。性的な感覚を求めるのではなく,自分の体がどのような感覚を味わい得るのかを知ることが大切である。性交を念頭から消し,身体を触れ合うことの心地良さ,自分の体がどのような感覚をもつかを無心に味わうことにより,失敗を恐れたり,傍観者的態度を払拭し,リラックスした雰囲気を楽しめるようにする。触る方は,触り心地を味わうことに集中する。二人で身体的感覚を楽しみ,羞恥心や性への罪悪感を取り払い,スキンシップは心地良い身体的コミュニケーションであることを体験するのである。タッチングをしているときは,世間話等はしないで,感覚に集中する。終わってから,どう感じたかを伝え合う。

　この段階は,治療が長期にわたることが予想される場合には,第6段階の後へ移したり,時折行う程度にして,次のセルフ・タッチングに重点を置く。

④第4段階:セルフ・タッチング

　患者一人でタッチングを行う。かつてはマスターベーションと表したが,マスターベーションという言葉には罪悪感が伴う患者が多く,性的快感を得ている人が楽しみのために行うものとは違うので,「**セルフ・タッチング**」と呼ぶ方がよい。自分の体に馴染み,その感覚をよく知る。ここでも,パートナーとの時と同様,性器に触らない段階と,性器に触るが,オルガズムを目指さない段階が重要である。性器以外の体の感覚を十分に味わう段階を経て,性器を触り,その感覚を味わう。オルガズムになろうとする努力はこの段階では望ましくない。人によっては,バイブレーター

も有効である。

⑤**第5段階：性的空想**

　セルフ・タッチングが進んできたら，性的な刺激をもたらす場面を想像しながらタッチングを行うようにする。空想により直接オルガズムになろうとするのではないことに注意する必要がある。当然ながら，性的空想は性的感受性を高める。しかしそれだけではなく，次の点が重要なのである。すなわち，特に問題がない場合，性的刺激が続けば，興奮相からオルガズム相へ移行するスイッチが入るはずであるが，オルガズム障害の女性は，それを抑制してしまう。そこで，抑制をもたらすオルガズムへの固着（オルガズムになろうと意識しすぎたり，価値を置きすぎる）や傍観者的態度等を低減する必要があるが，性的空想をすることは，その低減に役立つのである。言葉を換えて言えば，オルガズムから気をそらして性的気分に没入できるようにし，その結果，性的快感の閾値を下げ，オルガズムが起きやすくなるのである。

　そうした性的空想に罪悪感を抱く患者の場合，治療者の励ましと，治療のためという安心感が必要であることも多い。

⑥**第6段階：ケーゲル体操（骨盤底筋運動）**

　オルガズムでは腟周辺の筋が収縮する。オルガズムに至らない患者の多くは，性的刺激を受けている時に腟周辺の筋が弛緩しているとの報告がある。そのような患者の場合，腟周辺の筋を収縮させれば，オルガズム反射の解放が促進される。その方法として，**ケーゲル体操**を練習する。これは，腟周辺の筋肉を締め，数秒後に力を抜くのを繰り返すのである。

　この感覚を把握するには，排尿中に排尿を止めるのを試みるとよい。10回を1セットとし，日に2〜3セット行うとよい。会陰筋をリズミカルに収縮させたり弛緩させたりできるようにする。

　セルフ・タッチングや性交時に，このケーゲル体操に集中することは，筋肉的要素として有効であるのみならず，先に述べた性的空想がオルガズム反射を抑制するものを取り去るのと同じ効果ももち得る。

⑦第7段階:パートナーと共有する

　自分でオルガズムを得られるようになったら,パートナーとの性交でも得られるようにする。一人でならオルガズムが得られるが,性交時には得られない人にも有効である。

　これは,カプランが述べた**ブリッジ(bridge)・テクニック**というやり方である。まず二人でいる場面で,オルガズムになれるようにしておく。自分で刺激する方法でも,パートナーが刺激する方法でも,どちらでも患者にとってやりやすい方でよい。パートナーに刺激してもらうには,自分のオルガズムの得方をパートナーに伝えて,好みの刺激の仕方をしてもらうようにする。

　女性のクリトリスを刺激して,オルガズム寸前まできたらクリトリスへの刺激を止め,性交によって,オルガズムを得るのである。クリトリス刺激と性交の橋渡し(bridge)となるのである。さらに詳しく言えば,まず前戯を長くして性的興奮を高めておく。次に,挿入して,勃起を維持できるくらいのゆっくりとした速さでピストン運動をする。そこで敏感な腟の入り口を手で刺激したり,ペニスの動きに合わせて会陰筋を収縮させて(ケーゲル体操),腟の感覚を高めておく。このとき患者は,性的空想をしたりして,性的気分に没入するようにする。クリトリスを刺激して,オルガズムが来そうになったら,クリトリス刺激を止めて,患者が積極的に腰を動かすのである。男性が,射精したくなり我慢できなくなれば射精してもよい。何度か練習すれば双方がコツをつかめる。

(2) 女性の性的興奮の障害

　日本では従来,女性の場合,性的興奮が全然起きない場合(興奮相の障害)と,オルガズムはないが,それ以外は性的反応がある場合(オルガズム相の障害=オルガズム障害)とを厳密に区別せず,侮蔑的な「**不感症**」という言葉で一くくりにしてきた。前者を表す「**冷感症**」という言葉もあるが,ほとんど使われていない。したがって,患者が自分は「不感症」だという場合,興奮相の障害なのか,オルガズム相の障害なのかを見極

めなければならない。

患者によって，マスターベーションでなら快感を得られる（性的興奮ができる）人と，マスターベーションでも興奮が起こらず快感が得られない人とがいる。男性の性的興奮の障害（勃起障害）では，マスターベーションでは問題ない人が多いのに対して，女性の性的興奮の障害では，マスターベーションでも性反応が全然起きないことの方が多い。

日本性科学会カウンセリング室に訪れる女性のうち，興奮相の障害を訴えるのは，数％に過ぎない。ただ，オルガズム障害と同じく，来所数は発生数に比例しているものではなく，困窮度に比例しているので一概には言えないが，筆者の経験からみると，かなり少ないと思われる。

a) 女性の性的興奮の障害の治療
①第1段階
インテイクの仕方と内容については，152頁～および185頁～を参照していただきたいが，女性の性的興奮相の障害のインテイクで大事なことは，治療動機の確認である。治療動機を確認するのは，オルガズム障害で述べたことと同じ理由である。

②第2段階：タッチング
まず，性器を触らない段階であるが，この段階で重要なことは，性器を触ることが禁止されていることである。性交で快感を得なければという強迫的な考えや，相手への気遣いから逃れて，スキンシップを十分に楽しむためである。具体的には186頁～を参照していただきたい。

③第3段階：タッチング－性器の刺激
性器を触らない段階で，性交への味気ない思いや，パートナーへの気兼ねが払拭され，スキンシップの心地良さが味わえ，性的な感覚の予感が生じたら，性器への刺激を始める時期である。パートナーは，女性の身体を十分にタッチングしたあと，乳首，乳房，クリトリスの周辺，膣口にやさしく触れる。オルガズムに導くようなリズミカルな刺激の仕方をしないように注意する。むしろ，じらすようにやさしく触れる。ゼリーやオイル

を使うことも，ソフトに愛撫するのに役立つ．

このとき，図15のような体位をマスターズとジョンソンは勧めているが，どのような体位でも，女性がくつろげればそれでよい．いろいろな体位を女性のリードのもとに試してみるのがよいだろう．好みの触れ方は人により異なるので，互いに伝え合うようにする．

④第4段階：性交

性器への刺激が性的感情を引き起こすようになれば，性交を始める．この場合も，タッチングを性器も含めて全身に十分に行ってから挿入する．刺激が激しすぎたり，急速すぎないように気を配ることが必要である．ピストン運動も，患者のペースに合わせてゆっくりと行い，膣から生じる身体的感覚に集中する．

マスターズとジョンソンはこの段階では，女性上位で女性が動くように

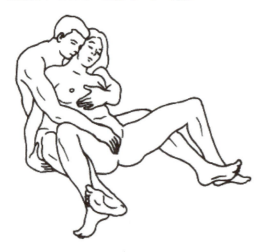

図15 女性性器の強要的でない刺激

オルガズムあるいは性交を要求しないで，互いに相手の性感帯をやさしく刺激し合う方法が，女性および男性の性不全治療の初期段階で指示されることが多い．この図の体位がマスターズとジョンソンが勧めている体位である．性交のみにとらわれずに快感の与え合いにカップルを慣らすためには，その変法もいろいろと用いられる．

（ヘレン・S・カプラン著，野末源一 訳．ニュー・セックス・セラピー，星和書店，1982, p247より）

するのがよいとしているが，ここでも患者がいろいろ試みて，自分たちにとって，くつろいで快感を得やすい体位を探すことが重要である。

b）精神療法

　上記の治療法に反応しない患者もいる。こうした患者の場合，性的感覚をもつことへの葛藤が推測される。したがって，その葛藤への精神療法的アプローチが必要になる。

(3) 性器‐骨盤痛・挿入障害

a）挿入障害

　挿入できないと訴える女性患者は多い。近年では，日本性科学会カウンセリング室では，女性患者の4〜5割が挿入障害を訴えている。

　DSM-Ⅳまでは，**ワギニスムス（腟けいれん）**という言葉で定義され，その診断には内診が必要とされているが，実際には内診を拒む患者や，努力してもできない患者が少なくない。DSM-5では，内診による腟けいれんの確認は必要ではない。しかし，診察により患者の状態を把握しておくことは重要である。診察に関しては，198頁〜を参照されたい。

　患者は痛くて挿入できないと言うことが多いが，診察により痛みや挿入できない器質的な原因が発見されなくても痛みを訴える。このことからもわかるように，挿入障害は，極めて心理的要素の強いものである。しかし，これは心理面にのみ働きかければよいということではない。逆に，心理的な面と身体的な面の双方に働きかける必要があるのだ。**心理的側面**とは，性に関する否定的なものを取り去ることと，肯定的なものを導入することであり，**身体的側面**としては，緊張を解き，腟がリラックスして挿入を受け入れられるように訓練することを指す。否定的なものとは，世間に広くかつ根強く行きわたっている「最初の挿入は痛い」という先入観や，性行為は不潔なもの，はしたないものというマイナスの価値観などのように性行為に直接関係するものから，男性観，女性観，対人関係のもち方等の，一見性行為とは関係がないようにみえるものまでを含む。

治療はセックス・セラピーの基本どおりに，行動療法，精神療法，マリッジ・カウンセリングの3つを統合したものになるが，行動療法から入り，心理的働きかけも最初は性に直接関係するものに対して行い，行動療法で解決しない場合，必要に応じて精神療法的アプローチを織り込む。以下に治療の基本を述べる。

b) 挿入障害の治療法
①インテイク（受付面接）
　挿入障害のインテイクで特に注意しなければならないのは，挙児希望についてである。患者にとって，挙児希望が治療の動機の大部分を占めることも少なくない。挙児希望だけが目的である場合，挿入障害そのものの治療のもつ意味を説明し，治療への動機づけを高めることも必要である。また，パートナーと動機の重みが異なる場合，調整が必要である。
②科学的情報の提供
　性反応および性器に関する科学的情報を提供する。女性の処女膜についてのイメージは，太鼓の皮のようなものであり，挿入はそれを突き破るもので，最初は大変痛い，というものであることが多い。これらが誤りであり，必要以上の緊張や恐怖が，腟けいれんや痛みをもたらし得ることを丁寧に説明する。
③診察
　器質的問題がないか，腟けいれんがみられるかの内診が必要なことは言うまでもない。しかし上に述べたように，内診を拒否したり，できない患者は少なくない。また，他の機関で内診をされ，それが外傷体験になっている場合もある。したがって，内診そのものが訓練の一部となることも説明して，励まして内診を勧めても患者が拒否したら，時期を待った方がよい。腟および身体の状態を把握し，患者と共有して，身体的には挿入可能であることを患者に納得してもらうことが重要である。
④パートナーとの関係調整
　勃起障害やセックスレスと違って，女性の挿入障害のパートナーは，

概して協力的で，関係調整が特に必要となることは少ない。しかし，患者が一人で来所した場合，パートナーを呼んで，この問題をどう考えているかを聞き，不安な点や困っていることを明確にして，それらの解消も治療目標に入れるのがよい。また，患者の状態や治療法を説明し，協力を改めて約束してもらうことは，患者の治療意欲を高めることにも役立つ。

⑤リラックスの習得

心身ともにリラックスしていれば，腟けいれんは起こりにくいし，恐怖も和らぐ。しかし，挿入と考えただけでも緊張するという患者も多いので，リラックスすることは重要なポイントである。リラックスするためには様々な技法があるが，自律訓練法は簡便で，効果の大きな方法である。また，イメージによる脱感作が必要な場合にも有効である。自律訓練と以下の練習は，記録をつけてもらうとよい。

⑥性器に馴染む

性器を見たこともない患者が多い。身体の他の部分なら，異常があれば，合わせ鏡をしてでも見ているだろう。見たことのないということが表す，性器を特別視していることの意味を話し，性器の解剖を教え，自分の性器を性器の図と照らし合わせて鏡で見て，次に指で性器に触れるよう勧める。また，鏡で見たときにどう感じるかも話すようにし，否定的な感情が消えるまで見るようにする。

⑦タッチング

186頁と189頁～で述べたタッチングを行う。パートナーと二人で行うだけでなく，一人で自分の体を慈しむように行うセルフ・タッチングも有効である。タッチングは，性的高まりを目指すのではなく，ゆっくりとスキンシップを味わい，自分の体に対して，リラックスできるようになることが重要である。

⑧自分で行う挿入練習

腟に，段階的に様々なサイズのものを挿入する。その素材は2種類ある。一つは自分の指（1指，2指）であり，もう一つは物であり，綿棒（小，大），タンポン（極小，小，大：いずれもアプリケーターのみでよい），腟

ダイレーターなどがある。**腟ダイレーター**とは，腟けいれんの治療用に開発された器具で，直径16 mm/周囲50 mmから，直径30 mm/周囲95 mmまでの5本がある(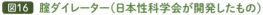)。なお，ダイレーターとは「拡張させるもの」という意味で，誤解を招きやすいが，ここでは拡張させるというより，リラックスできる状態をつくるのに利用するのである。

　自分の指が練習しやすいか，物の方が取り掛かりやすいかは，患者によって異なる。自分の指を嫌がる患者もいるし，指の方が怖くないという患者もいる。どちらから始めてもよいが，いずれは自分の指も挿入できるようになる必要がある。自分の指が挿入できないと，ペニスの挿入はできないことが多いのである。

　どれから始めてもよいし，段階を飛ばしてもよいが，最終的に，ペニスに近い直径のものと自分の指が挿入できるようになるまで，段階的に丁寧に練習する。それぞれを容易に挿入できるようになるまで練習して，次の段階へ進むのだが，「セックス・セラピーの進め方」(151頁〜)で述べたように，段階をその人に合わせることが重要である。

　性反応が起きていないので，潤滑ゼリーを使うのがよい。その際は，

図16 腟ダイレーター(日本性科学会が開発したもの)

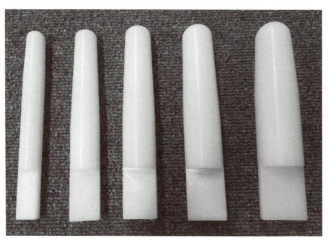

表面麻酔薬のゼリー（キシロカイン® ゼリー）でない方がよい。麻酔がなくてもリラックスして挿入できるようになるのが肝要であるためである。

挿入練習の段階で，ケーゲル体操を習得するようにする。これは骨盤底筋群を緊張させる筋肉トレーニングであるが，オルガズム障害の治療のときとは異なり，緊張の反動の弛緩を利用して，腟のリラクセーションを促進するためと，腟をコントロールする感覚を得るために行う。弛緩させたときに挿入するようにする。

腟ダイレーターは実際のペニスより小さいことが多い。それでもリラックスに慣れ，次の段階へ進める患者も多いが，実際のペニスのサイズまで練習したい患者もいる。その場合は，練習器具を自分で工夫することとなる。

⑨パートナーが行う挿入練習

⑧で行った練習をパートナーが行う。タッチングに続けて行うのが自然である。自分でできることでも，パートナーにしてもらうのは抵抗を感じる患者が多い。パートナーとの信頼関係が重要であり，パートナーは患者の不安を察して，患者のペースを尊重することが何より大事である。

⑩ペニスの挿入練習

多くの場合，女性上位の方が，男女双方にとって負担が少ない。勃起していると不安な女性の場合，勃起していないペニスの亀頭を挿入して，その感覚に慣れるのがよい。また，勃起させ続けるのが困難な場合も多いが，その場合も，この方法がよい。女性上位での挿入に慣れたら男性上位を練習する。

これらの練習を，患者に合わせたペースで行う。各段階は，患者によって数日〜数カ月と，かなり幅がある。こうした段階は，一段階終えて次の段階に行くこともあれば，いくつかを並行して行うこともある。例えば，自律訓練は初期から最後まで行うのが一般的であるし，自分での腟ダイレーターの挿入訓練と並行して，パートナーに指を挿入してもらう練習をすることもよくある。また，来所以前からできていたことや，抵抗が強いものは，飛ばしたり，順番を変えたりする。例えば，第8と第9とを入れ

替えることもある．自分ではできないが，パートナーに慣らしてもらえることもあるためである．

　セラピストが医師の場合，治療場面で，腟鏡等の挿入を訓練することも有効である．しかし，それはあくまでも患者とパートナーが自宅での訓練をしやすくするためのものであり，患者自身の訓練の代わりにはなりにくいことを，患者に理解させておく必要がある．医師の指や腟鏡が挿入できても，自分の指やパートナーの指は挿入できないこともあるためである．

　こうした実際的練習を行いながら，それに伴って自然な形で患者の性への不安や嫌悪，躊躇などを取り上げ対処することにより，腟の不随意な反射と，性への否定的感情が除去できることが多い．しかし，それらが行動療法的アプローチのみで十分に軽減できない場合は，精神療法的アプローチが必要になる．

c) 挿入障害と妊娠

　動機としての妊娠（希望）については先に述べたが，妊娠は，他の面でも様々な影響がある．最初から挙児希望が強い場合だけでなく，治療が進むにつれて子どもが欲しくなる患者も珍しくない．内診が可能になったり亀頭が挿入できそうになると，患者が強い挙児希望に押されて，挿入障害の治療よりも妊娠を目指そうとしたり，あるいはパートナーが強く妊娠を望むようになる場合もある．また，患者の年齢を考えると，妊娠を急ぐのもやむを得ない場合もある．

　そのような場合，排卵期には妊娠を目指し，それ以外の時期には挿入障害の治療をするようにし，妊娠を目指す行為も挿入障害の治療に役立つように組み込むと，患者もパートナーも安心して，挿入障害の治療に取り組める．

　なお，患者の中には，出産すれば挿入障害そのものが解決すると期待するものが少なくない．しかし，挿入できないまま妊娠，出産して，問題が全然解決しないので初めて治療にやってくる患者がいることや，多くの患者の経過からみて，出産の事実だけでは問題は解決しないことは

明らかである。もちろん，妊娠，出産後に問題が解決する場合もあるが，それは，妊娠・出産・育児に伴う体験が有効であったのであって，産道を赤ん坊が通ったという事実だけがもたらしたものでないことを，よく理解してもらう必要がある。

　問題が残ったまま妊娠した場合，患者は出産に不安を抱くことがしばしばある。ペニスが挿入できないのに，赤ん坊が出てこられるだろうかと。しかし，筆者の体験では，帝王切開になった患者はごく稀であり，しかもそれが挿入障害のためであったことはない。

　出産は，患者と赤ん坊の協力によるものであり，挿入とは別物であることを納得し，安心してもらっておくことが，よい出産につながる。

d）骨盤痛（性交疼痛症）

　性交時に痛みを訴えるものである。器質的原因がないとされる骨盤痛（性交疼痛症）の多くは，軽い挿入障害と考えて良いのではないかと推測している研究者もいる[2]。

　日本性科学会カウンセリング室に来所する女性患者の性機能障害では，性交疼痛症は，挿入障害に次いで多いものである。しかも，更年期以降のホルモンの変化を原因とするものではなく，更年期以前の女性に多い。

　性行動に関する調査のほとんどは，性交疼痛症についての項目がない。日本性科学会セクシュアリティ研究会の行った調査は性交疼痛症についても調査しているが，残念ながら40代以降を対象としており，20代，30代の調査がない。40代の資料をここに挙げると，性交疼痛症は，「いつもある」，「大体ある」，「時々ある」を合わせると57％となる[3]。相当多くの女性が体験していることになる。しかし，「痛みがあるが満足感の方が強い」，「どちらかといえば満足感が強い」は合わせて65％であり，性交疼痛症があっても，大体の人は性生活を楽しんでいるようである。したがって，性交疼痛症で来所する人は，性交疼痛症にかなり苦しんでいることになる。

e）骨盤痛（性交疼痛症）の治療法

　一時的な非器質的性障害（例えば腟けいれんや腟乾燥など）の有無にかかわらず，治療は基本的に，前述した挿入障害の治療の一部を患者に応じて組み合わせる。また，オルガズム障害の治療に用いられる，性的イメージを浮かばせることにより性的に興奮しやすくするという技法が大きな意味をもつ患者も少なくない。しかし，性交歴を重ねた後に生じた性交疼痛症には，カップルの心理的問題が絡んでいることが多い。その場合には，マリッジ・カウンセリングや精神療法の比重が大きくなる。

f）骨盤痛（性交疼痛症）とパートナーとの関係

　女性の挿入障害の場合，総じてパートナーとの関係は良い。しかし，骨盤痛（性交疼痛症）の場合，関係が悪化していることが多い。関係の悪化が骨盤痛の原因であることも多いし，骨盤痛が関係を悪化させていることも多い。関係が悪化すれば，性交に対する意欲は減り，腟潤滑は起こりにくくなり，骨盤痛になりやすい。また逆に，骨盤痛のため性交を拒否すると，パートナーはそれを自分への拒否と取り，一方，女性は，痛みをわかってくれず性交を無理強いすると感じて関係がこじれ，それがまた骨盤痛を増悪させるという悪循環に陥る。したがって，骨盤痛の場合，パートナーの治療への参加が不可欠である。

〈金子　和子〉

参考文献
1) Kaplan HS. 野末源一 訳. ニュー・セックス・セラピー. 星和書店, 東京, 1982
2) 金子和子, 渡辺景子. 女性の性機能障害の診断に関する疑問と提案I. 日本性科学会雑誌. 1998; 13(1): 16-21
3) 大川玲子. 性機能についての比較検討. 日本性科学会雑誌. 2014; 32(supple): 47-56

❷ 婦人科

　「セックス・セラピー」は，歴史的には性機能不全に対する性心理学的

治療を指す。性反応が解剖・生理学的に説明できても，心理的療法が主体であった時代のなごりであり，「セラピー」という言葉が**精神療法**（psychotherapy）と同義的に使われることも関連していよう。しかし本来，性機能不全の治療は**心・身・関係性**（psycho-physio-social）を含むものであり，勃起不全を中心として身体的治療が現実になった現在こそ，改めて「セックス・セラピー」をそのように定義したいところである。

　心理的療法と医学的（身体的）療法は一人の治療者が行うのが理想的かもしれないが，治療者の専門性や力量によって分担し，チームで行うのが現実的であろう。無論，どのように分担してもオーバーラップするものである。日本性科学会のセックス・セラピスト認定では，それぞれ医学・心理学などの専門性の背景を生かして治療できることを評価している。

　本項では，婦人科医が行うセックス・セラピーとして，(1) 医学的診断と治療（これには中心的に治療するセラピストから診断を求められた場合を含む），(2) 行動療法の身体的アプローチに分けて解説する。(2) は主に，挿入障害，vaginismus（DSM-Ⅳ）の治療について述べる。

(1) 医学的診断と治療

a) 性的欲求の障害，性的興奮の障害（DSM-Ⅳ）
女性の性的関心・興奮障害 Female Sexual Interest/Arousal Disorder（DSM-5）

診断

　医学的診断法は確立されていない。男性ホルモン低下を起こす状態としては，閉経（自然および医原性），授乳中，無月経，低用量ピル〔OC（oral contraceptives），LEP（low dose estrogen-progestin）〕などがある。血清テストステロン値による診断法は確立されていないが，男性ホルモン投与，OCの中断などで，診断的治療は可能である。

治療

　上記の男性ホルモン療法を含めても，心因性，関係性の関与なくしては不十分である。例えば糖尿病の場合，男性では血管障害などによってEDが生じることが知られており，その多くにPDE5阻害薬が有効であ

るが，女性でのエビデンスは少ない。むしろ男性ほどに性機能不全を起こさないが，予防ないし治療法として，QOL相談でセクシュアリティに言及することが有効という報告がある。

　PDE5阻害薬は女性に対して腟潤滑液の増量をもたらす，という報告がある。そのほか女性性機能障害の治療薬として唯一アメリカ食品医薬品局（Food and Drug Administration:FDA）が認可したFlibanserin（フリバンセリン）は，性欲障害治療薬として注目される。これら薬物による治療，また多くの慢性疾患への治療薬で性機能不全を生じることも知られており，本書では420頁を参照されたい。

b) 女性のオルガズム障害 Female Orgasmic Disorder

　オルガズムは性的興奮によって伸展した骨盤底筋が，交感神経系の反射により，収縮を繰り返して復帰する比較的短時間の反応である。この反射は下腹神経によってもたらされ，骨盤内に強い快感を起こし，男性では射精が起こる。もとより性的興奮が前提であるが，充血期の反応があるのにオルガズムが起こらない場合，性心理学的には無意識の**オルガズム回避**と考えられる。

　身体的にはオルガズムをもたらす血管，神経，筋肉の老化・劣化，疾患が原因となる。したがって，医学的にはこれらの身体疾患，状況の診断が必要である。女性では脊髄損傷で性的興奮，オルガズム反応が損なわれる。血管障害，末梢神経障害も原因となる。例えば加齢はこれらの臓器・反応性を劣化させる。骨盤内の末梢神経・血管を損傷する悪性腫瘍手術もオルガズム障害の原因となりうる。しかし，女性のオルガズムは多くの神経・血管が補っているためか，男性ほど著しい影響は見られない。

c) 性的疼痛障害 Sexual Pain Disorder（DSM-Ⅳ），Genito-Pelvic Pain/Penetration Disorder（DSM-5）

　性交痛は他の性機能不全に比べて身体的原因によるものが格段に多

い。しかし身体的原因を見出すには，注意深い診察が必要である。

①腟入口付近，表面の痛み，あるいは挿入時の性交痛

痛みの性状と原因疾患

　ペニス挿入時，こすれるような，焼けるような痛み（burning）を訴える。痛みが数日にわたることもある。一般に腟潤滑液が流出しない，乾燥した状態での性交は痛みを生じる。自発痛や，下着に当たって痛む人もある。外陰は神経終末が多数分布し，小さな傷でも激しい痛みを感じる。

　疾患としては閉経（自然および医原性）や無月経，すなわち**エストロゲン欠乏**によるものが多く，乾燥した腟，菲薄した皮膚・粘膜を男性器が無理やり通過するために起こる。

　このほか外陰痛や挿入時性交痛を起こす疾患には，外陰・前庭炎症候群（vulvar vestibulitis syndrome：VVS），易刺激性腟前庭痛（provoked vestibulodynia：PVD）などの呼称が診断・治療法とともに提案されている。腟前庭部とその周囲の，過敏とも思われる痛みで，原発性，感染症が先行するもの，精神疾患を伴うなど，病因は様々である。

　会陰の痛みが強い場合もある。多くは出産時の会陰裂傷・切開の瘢痕痛である。

診断法

　視診　外陰，会陰，腟前庭部の萎縮・乾燥，傷，瘢痕，炎症を観察する。また，腟鏡を用いて，腟粘膜の萎縮，分泌（物）の状態，子宮・膀胱・直腸の下垂，腫瘍の有無などを観察する。

　痛みの観察　やや大きめの綿棒などで軽くタップし，痛みを生じる部位，視診所見との一致・不一致を観察する。

　1指による触診　圧迫による外陰・会陰・腟の痛み，粘膜の状態（粘膜ヒダの状態，瘢痕，腫瘍による凹凸），また挿入時の腟の不随意収縮の有無を観察する。

治療

　エストロゲン欠乏によるものは301頁〜参照。

VVSなどの外陰痛，腟前庭の過敏には確立された治療法はない。外陰の保温と組み合わせたマッサージ，バイブレーター，腟前庭部の粘膜剥離術（vestibulectomy），リドカインによる表面麻酔などが提案されている。

　分娩時の会陰切開瘢痕，さらには外陰，骨盤の良性，悪性腫瘍手術，放射線治療瘢痕などによる痛み，性交痛については，骨盤底筋のリラクセーションのほか，肉芽や瘢痕除去など再建手術も提案されている。

　こうした治療も，萎縮性腟炎に対するホルモン補充療法（hormone replacement therapy：HRT）以外では，ランダム化比較試験で単独に有効というものは少ない。慢性疼痛は身体所見と一致しないものも多く，再建手術の適応は慎重にするべきであろう。また，どの治療法もセックス・セラピーとしてのカウンセリングまたは認知行動療法との組み合わせで行うことが勧められる。

②骨盤内に痛みを起こす疾患

　子宮，付属器，骨盤内腹膜，膀胱，腸管などに炎症や癒着，腫瘍があると，性交時に腟の奥の方で痛みを生じる。

　代表的疾患として子宮内膜症が挙げられる。骨盤内にできた硬拮や癒着が痛みの原因であるが，こうした病変は内診で触知し，痛みを再現することができる。子宮筋腫，腺筋症も，稀だが性交痛を起こすことがある。

　子宮切除後の腟断端瘢痕も性交痛を起こすことがある。

　慢性骨盤腹膜炎は性交痛以外にも，下腹痛，骨盤痛を起こす。原因疾患として性感染症（sexually transmitted disease：STD），流産後の感染症，骨盤内手術後の癒着などが考えられる。

　診断治療において大切なことは，婦人科医がしばしば遭遇するこれらの疾患の診療に当たって，性交痛は重要な症状であり治療の対象であることを念頭に置くことである。単純子宮全摘出術も，腟円蓋の進展を妨げない縫合などの配慮が必要であろう。

　とはいえ，これらの疾患と，後に述べる心身症との鑑別は必ずしも容

③心身症としての性交痛

　器質性疾患の見られない，あるいは身体所見だけでは説明できない性交痛もある。パートナーに嫌悪感を抱く場合の性交痛など，原因は複合的である。言い換えれば，多くの性交痛は性心理学的対応が必要である。

　心身症としての性交痛の身体生理学的要素は，以下のようである。

1）腟潤滑液の過少

　性的興奮障害の身体症状である。しばしば見られるのは，女性の性的興奮がないのに無理にペニスを挿入するために生じるものである。このような疾患以前の問題を含めて，様々な理由で興奮障害すなわち潤滑液不足と性交痛は生じる。

2）腟の不随意収縮

　性交に対する不安・緊張から起こる。その程度が強く，挿入ができないものがワギニスムスである。内診で腟の不随意収縮を再現できるような性交痛は，広義のワギニスムスと言える。

3）骨盤底の鬱血と慢性的緊張

　骨盤鬱血症候群（テイラー症候群），骨盤底の慢性的緊張（pelvic floor syndrome）の名で知られているものである。性交痛だけでなく，日常的な骨盤痛（pelvic pain）を起こす。末梢循環障害の特徴として，就寝中に痛みが増し，痛みで目覚めるほどであるが，起床後は骨盤にプールしていた血液が分散するので，次第に軽快する。テイラーは，オルガズムを欠いた性交のくり返しが，慢性の骨盤鬱血を引き起こすと述べている。

④挿入障害 Vaginismus, Penetration Disorderにおける婦人科的所見

　挿入障害は，基本的には心因性の疾患である。しかし，診断のためには婦人科医師の所見が必要である。一つは器質的疾患の有無であり，他は挿入に対する外陰・腟および心身の反応である。挿入障害は後述するように，腟への挿入とそれに関連する行為への恐怖が元になっているので，婦人科診察のあらゆることが疑似体験となる。詳細な所見が有

表18 挿入障害（vaginismus）に関連した婦人科所見チェックポイント

観察部位など	チェックポイント	所見
診察台に乗る	できる行為と緊張度	不可　　緊張するが可　　可
開脚姿勢	同上	不可　　緊張するが可　　可
外陰タッチ	医師の指/綿棒 　タッチ可の部位に○ 　痛み・不快を示す部位に△	大腿内側　　恥丘　　大陰唇 クリトリス 小陰唇（外側, 内側, 腟前庭部）
腟内挿入	医師の指・腟鏡	不可　　緊張するが可　　可
挿入時所見		恐怖　　疼痛表現　　緊張 他（　　　　　）
腟の不随意収縮	挿入不可は「不明」	強い　　軽度　　なし　　不明
処女膜の状態		膜状（要手術）　　問題なし 1指・2指　　挿入時ひも状に触れる
その他		

益である。

表18 にチェックポイントを挙げたので，参考にされたい。表にもあるように，診察には恐怖や緊張が伴いがちで，婦人科所見がまったく得られない場合もある。もちろん丁寧な診察が，そうでない場合より多くの所見を得られることは，通常の婦人科診察にも共通する。しかしこの診察は，悪性腫瘍などの疾患を見つけることが目的ではないので，「診察を経験してもらう」つもりで，またそのことを伝えつつ行うものである。

(2) 行動療法の身体的アプローチ

挿入障害 Vaginismus（DSM-IV），Penetration Disorder（DSM-5）の治療

　挿入障害は，前述のように心理の専門家が中心となって治療すべき

疾患である。しかし日本ではもちろん，世界でも，この疾患を多くの婦人科医（であるセックス・セラピストと言うべきであろうが）が治療している。前項192頁〜の治療法を基本的に踏襲しつつ，婦人科診察法を応用して，腟への何らかの挿入を体験させる方法である。

a）婦人科的行動療法の実際

例えば 表18 のチェックポイントで挙げた診察を，可能なところからスタートし，自宅での練習の進行に合わせて体験していく。

筆者は基本的には治療者の指挿入を，段階的に進める。1本の指で腟入口に触れる ⇒ 腟入口を通過する ⇒ 腟の奥まで挿入する ⇒ 指を左右に動かして腟壁の伸展を体験する ⇒ 次いで2本の指で同様に進める。このことによって，腟に何かが挿入されることを体験し，自分の挿入練習を補強するのである。挿入に対して緊張すると，腟の収縮が起こり，「これ以上入らない」，「きつい」，「痛い」と感じることもあり，それらを言葉で説明させる。

b）ケーゲル体操（骨盤底筋運動）による腟のコントロール

緊張による腟の収縮を取ろうとリラックスするのは難しいが，「筋肉収縮」の後それを解除すると，リラックスを得やすい。ケーゲル体操がうまくできない人には，排尿・排便のコントロールをイメージしてもらう。なるべく腹筋，大腿，表情などを動かさず，骨盤底筋のみでのコントロールを習熟させる。周知のように，ケーゲル体操には様々な応用価値もある。

c）その他

婦人科ではカウンセリングと共に，こうした直接体験を併せて治療目標に導いていく。自分の指，治療者の指，パートナーの指の受け入れ方は人それぞれである。多くの人では治療者の指が最も受け入れやすいが，自分の指の方が受け入れやすいという人もある。中にはパートナーの指は入るのに，自分の指は怖くてできない，という人もある。

こうした体験を通じて,「挿入への恐怖」から「現実体験」に移行させ,身体感覚を養っていくのである。

d) いわゆる処女膜強靭(症)について

処女膜強靭(症)は意外に少ないものである。挿入障害では,いわゆる「処女膜インタクト」の状態で,緊張して閉じた腟入口ではボリュームが大きく見えるが,本来伸展するものである。しかし,処女膜切開術を勧めたり,実際に切開をする医師も少なくない。その結果,挿入障害は改善されない。

ほぼ膜様で,小さな開口部から経血が出るだけ,といった場合は手術が必要である。この場合,処女膜起始部,すなわち腟入口部は尿道口に近いことが多いので,損傷しないように注意する。その場合も,手術後のセックス・セラピーは必要である。

処女膜起始部が硬いだけで手術をするのは無益である。1指挿入で起始部が硬く「ひも状」に触れても,リラックスが進めばほとんどの場合,処女膜は腟壁とともに伸展する。

緊張の程度で,起始部がときに硬く触れたり,なくなったりすることもある。2指挿入ができる頃,硬い抵抗がなかなか取れなければ,手術が治療の進行を早める可能性がある。あくまで相対的なものと考えられる。手術の場合は,処女膜輪状切除を行い,術後癒着による拘縮が起きないよう,治癒まで注意を払う。

〈大川 玲子〉

参考文献

1) Thomas HN, Thurston RC. A biopsychosocial approach to women's sexual function and dysfunction at midlife: A narrative review. Maturitas. 2016; 87: 49-60

❸ 女性性機能障害に対する薬物療法

　女性性機能障害(female sexual dysfunction:FSD)の薬物療法に関しては，エビデンスのある治療は少ない。ましてや，そのエビデンスのある薬物が，日本でそのままの形で使用できることは，さらに少ない。そのためこの領域は，手探りの治療にならざるを得ないのが現状である。FSDの診断の分類は，2013年に大きく変更になった。DSM-5(精神障害の診断と統計マニュアル　第5版，アメリカ精神医学会)によれば，①Female sexual interest/Arousal disorder(性的関心/興奮障害)，②Female orgasmic disorder(オルガズム障害)，③Genito-pelvic pain/Penetration disorder(性器-骨盤痛・挿入障害)と，大きく3つに分類されている。

(1) 性的関心/興奮とオルガズムに関与するホルモン

　性的関心/興奮障害とは，イベントに関係なく，常に自発的な性的関心が消失または減少している状態である。性的関心/興奮障害の患者は，性的行為をする気がわかず，その結果，意識的に性行為を避けてしまうこともある。さらに性的行為の際に性的意欲や興味を維持することができず，日常生活中に性的考えや妄想が起こることがない。

　性的関心/興奮障害に対する薬物療法の中心は，ホルモンの補充や抑制である。その中でも中心は，性ホルモン補充となる。エストロゲンは許容のために必要とされ，テストステロンは起爆剤として必要とされ，プロゲステロンは，感受性を高めるとされる。また脳下垂体から分泌されるホルモンも性機能に影響を与える。プロラクチンは，性的意欲を抑制する。オキシトシンは，オルガズムを強める。モノアミン神経伝達物質に関しては，ドパミンやノルエピネフリン(ノルアドレナリン)は，性的興奮を亢進し，セロトニンは，ドパミンとノルエピネフリンの作用を減弱させる。これらのホルモンのバランスが，シーソーのように女性の性的関心/興奮を左右する[1]。

(2) FSDの診療の流れ[2]

　FSD診療の流れのなかで，最も重要なのは問診である．まず，どのようなセックスのトラブルで困っているのかを明らかにする必要がある．そのトラブルが，コミュニケーションやセックス技能の問題だった場合は，患者とパートナーの教育を行う必要がある．心理的な問題の場合は，腟ダイレーター等を利用した行動療法や，カウンセリングを行うが，これらの治療に関しては他項に譲る．

　併行して，改善できる問題点を抽出する．この時に重要なのが，**FSDを起こす可能性のある薬物の中止**である（表19）．高頻度に性的関心/興奮障害を起こす可能性のある薬剤は，抗うつ薬のSSRI（selective serotonin reuptake inhibitors）・SNRI（serotonin noradrenaline reuptake inhibitors）と低用量ピルである．SSRI・SNRIは，性的意欲を低下させるセロトニンを増やし，低用量ピルは，肝臓で作られる性ホルモン結合タンパク（sex hormone binding globulin：SHBG）を増やすため結果的にフリーテストステロンを減らす．その結果，性的関心/興奮障害が起こる．その後血液検査を施行し，甲状腺刺激ホルモン（thyroid stimulating hormone：TSH），乳汁分泌ホルモン（プロラクチン），卵胞刺激ホルモン（follicle stimulating hormone：FSH），黄体化ホルモン（luteinizing hormone：LH），エストラジオール，プロゲステロン，フリーテストステロン，DHEA-S（dehydroepiandrosterone sulfate）等の異常がないかどうかを検討し，ホルモン補充療法の参考とする．

(3) テストステロンの少量投与

　テストステロンが低下すると性的意欲が低下することは，閉経前女性では明らかになっている[3]．閉経後の女性のテストステロンレベルに関しても，性的意欲の低下している人，性交回数も少ない人ほど低いとされている．女性の性的関心/興奮障害には，女性用テストステロンパッチ

を使用するのが一番効果的である。子宮摘出後のエストラジオール補充中の女性，自然閉経後のエストラジオール＋プロゲステロン補充中の女性，自然閉経後の女性ホルモン補充をしていない女性，更年期の女性に関しては，ランダム化比較試験（randomized controlled trial: RCT）が行われ，女性用のテストステロンパッチが，プラセボに比べて有意に女性の性的意欲，興奮，満足度等を向上させることが明らかになっている[4]。

女性のテストステロン補充に関するリスクについては，テストステロン補充が乳がんを増加させるリスクがあるという報告はなく，テストステロン補充がマンモグラフィー上の乳腺濃度に影響を与えることはないというRCTがある。しかし，まだ最終結論に至るRCTは行われていない[5]。

女性のテストステロン補充の主な副作用は，体毛の増加とニキビである。また2.5～5％の確率で，性器出血を認めることがある。脂質，インスリン抵抗性，CRP，脳血管障害のリスクは上げないとされている[5]。以上から，テストステロン療法の適応は，性的意欲が低くて，そのためQOLが落ちている患者のうち特に更年期以降で，以前に比べて性的意欲が落ち抑うつ的になっている患者と，手術や他の疾患による早発閉経や，副腎疾患で性的意欲が落ち抑うつ的になっている患者であると考えられる。

日本では，女性用テストステロンパッチは認可されていない。2016年現在，日本で使用できるテストステロン製剤を，表19 にまとめた。

(4) テストステロン以外のFSD治療薬

PDE5阻害薬の使用は，主にオルガズム障害に対して，男性の1/2～1/3量を投与する。筆者の印象では，糖尿病や高血圧などにより動脈硬化がある程度進行している患者に関しては，局所反応を改善し，オルガズムも改善する。しかし男性と違い，血管障害のない患者に関しては効果が弱く，初期のRCTでは，有効性を示すことができなかった。しかし最近のRCTでは，その有効性が明らかになってきている[6]。

表19 性的関心/興奮障害，オルガズム障害の薬物治療

	対象	保険適用	具体的な使用法
性的意欲を低下させる薬剤の中止または減量	性的関心/興奮障害	保険適用	SSRI・SNRI・低用量ピル その他睡眠薬，降圧薬，胃腸薬，痛み止め（特にオピオイド）等を中止してみる
男性ホルモンの全身投与	性的関心/興奮障害	保険適用	ボセルモンデポー®： 　エストラジオール＋テストステロンの合剤。2～4週間ごとに筋肉注射
		非保険適用	グローミン®： 　OTCの男性ホルモン軟膏。女性は1日0.5～1gを日に1回使用する
PDE5阻害薬の少量投与	オルガズム障害	非保険適用	レビトラ®，バイアグラ®，シアリス®： 　男性の1/2～1/3量を投与する

　一方，2015年にアメリカ食品医薬品局（FDA）が，女性の性的意欲障害治療薬として初めて認可した薬剤が，非ホルモン骨格の女性の性的意欲障害治療薬Flibanserin（フリバンセリン）（Addyi®）である。この薬剤は，当初は抗うつ薬として創薬されたが，抗うつ薬としての作用は弱く，うつ病の女性の性的意欲を改善することが判明し，女性の性的意欲障害治療薬として開発が開始された。薬理学的には，セロトニンの5-HT（1A）のアゴニストであり，5-HT（2A）のアンタゴニストである。また5-HT（2B）と5-HT（2C），さらにドパミンD4レセプターを弱くブロックし[7]，脳内の前方前頭葉皮質等で，ドパミンとノルエピネフリンを増加させ，セロトニンを減らすと考えられている[8]。FDAが認可した初めてのFSD治療薬のため，販売は非常に慎重に行われており，日本では販売はおろか，個人輸入できる目途もたっていない（2018年3月現在）。

(5) 性交疼痛症に対する薬物療法

　閉経後の腟萎縮症(vulvovaginal atrophy)は，閉経後女性の50％以上に認められる所見だが，この腟萎縮症を最近は，閉経に伴う性器尿路症候群として評価するようになっている。

　GSM(Genitourinary Syndrome of Menopause)は，腟乾燥感(約40％)，かゆみ，灼熱感，疼痛(約15％)，性交疼痛(約40％)，尿漏れ(約40％)などを起こす症状症候群である。GSMの治療としては，潤滑剤，保湿剤，女性ホルモンの経外陰投与，女性ホルモンの全身投与などが行われる。日本では，女性ホルモンの全身投与に関しては，エストロゲン＋プロゲステロンの合剤(内服，パッチ剤の両方)を健康保険で使用することができる。問題は経外陰投与である。健康保険で使用できるのは，エストリオールの経腟坐剤のみであり，世界中ほぼどこでも手に入る外陰に塗るクリーム製剤は，健康保険でカバーされていない。OTC(over-the-counter drug：一般用医薬品)として使用できる製剤としては，バストミン®がある。エストリオールに関しては，現在のところエストリオール軟膏の自家製剤が，各医療機関単位で調剤されている(表20)。

　感染症，接触性皮膚炎さらにGSMの治療を行っても，患者が性交時もしくはその後に痛みを訴える場合は，外陰痛症候群として治療を開始する。外陰痛症候群とは，外陰部や腟前庭部に診察上明らかな器質的疾患がないにもかかわらず，痛みを訴える病態である。慢性疼痛症候群の一つと考えられており，発生率は，全女性の6～7％とされている[9]。治療の第一は，生活習慣の改善である[10]。具体的には，木綿／絹の下着を着用する(おりものシートの常用を中止する)，外陰部はゴシゴシ石けんで洗わず，さっとぬるま湯で流すにとどめる，低シュウ酸食を食べる，乗馬や自転車はやめる，痛いときは温めず冷やす，などである。薬物療法としては[10,11]，局所療法はリドカイン外用(キシロカイン®ゼリー)，ステロイド軟膏，ボツリヌス毒素注射(ボトックス®)等を用いる。内服治療は，

表20 性交疼痛症の薬物治療

種類	対象	保険適用	内容
女性ホルモンの経腟投与	GSM	保険適用	エストリオール腟剤
女性ホルモンの経外陰投与	GSM	非保険適用	バストミン®： 　OTCのエストラジオール軟膏 調整エストリオール軟膏： 　エストリオール注射液10 mg（力価）＋親水軟膏100 g 調整エストラジオール軟膏： 　エストラジオール注射液50 mg（力価）＋白色ワセリン100 g
全身の女性ホルモン補充療法	GSM	保険適用	パッチ，クリーム，内服と豊富なバリエーションあり
局所治療	慢性骨盤痛症候群	保険適用	リドカイン外用（キシロカイン® ゼリー），ステロイド軟膏
内服治療	慢性骨盤痛症候群	保険適用	アミトリプチリン（トリプタノール）10〜50 mg デュロキセチン（サインバルタ®）20〜60 mg プレガバリン（リリカ®）50〜300 mg　など

慢性疼痛症に準じて行う。三環系抗うつ薬［アミトリプチリン（トリプタノール），イミプラミン（トフラニール®）］としては10〜50 mg，SNRI［デュロキセチン（サインバルタ®）など］は20〜60 mg等を用いる。さらに，ガバペンチン（ガバペン®）600〜1,500 mgやプレガバリン（リリカ®）50〜300 mgなどの抗けいれん薬を用いることもある。これで無効な場合は，弱オピオイドを使用する。

薬物療法に併行して，骨盤底リハビリテーション＆リラクセーションは，

すべての患者に行われるべきである．薬物療法が無効な場合は，陰部神経ブロックや腟前庭部切除術等が行われる．また最近は，経腟的に，フラクショナル炭酸ガスレーザーや高密度焦点式超音波（high intensity focused ultrasound：HIFU）等を照射することにより，腟粘膜萎縮や腟のゆるみを治療し，性交疼痛やオルガズム障害を治す治療も試みられている．

（関口 由紀）

参考文献

1) Clayton AH. Sexual function and dysfunction in women. Psychiatr Clin North Am. 2003; 26(3): 673-82
2) Goldstein I, Alexander JL. Practiacal aspects in the management of vaginal atrophy and sexual dysfunction in perimenopausal and postmenopausal women. J Sex Med. 2005; 2 Suppl3: 154-65
3) Wåhlin-Jacobsen S, Pedersen AT, Kristensen E, et al. Is there a correlation between androgens and sexual desire in women. J Sex Med. 2015; 12(2): 358-73
4) Davis SR, Worsley R, Miller KK, et al. Androgens and Female Sexual Function and Dysfunction--Findings From the Fourth International Consultation of Sexual Medicine. J Sex Med. 2016; 13(2): 168-78
5) Davis SR. Cardiovascular and cancer safety of testosterone in women. Curr Opin Endocrinol Diabetes Obes. 2011; 18(3): 198-203
6) Gao L, Yang L, Qian S, et al. Systematic review and meta-analysis of phosphodiesterase type 5 inhibitors for the treatment of female sexual dysfunction. Int J Gynaecol Obstet. 2016; 133(2): 139-45
7) Borsini F, Evans K, Jason K, et al. Pharmacology of flibanserin. CNS Drug Rev. 2002; 8(2): 117-42
8) Stahl SM, Sommer B, Allers KA. Multifunctional pharmacology of flibanserin: possible mechanism of therapeutic action in hypoactive sexual desire disorder. J Sex Med. 2011; 8(1): 15-27
9) Irwin Goldstein, Cindy M Meston, Susan Davis, et al.(eds). Women's Sexual Function and Dysfunction: Study, Diagnosis and Treatment. CRC Press, Florida, 2005, p238
10) Howard I Glazer, Gae Rodke. The Vulvodynia Survival Guide: How to Overcome Painful Vaginal Symptoms and Enjoy an Active Lifestyle. New Harbinger Publications, California, 2002
11) Goldstein AT, Pukall CF, Brown C, et al. Vulvodynia: Assessment and Treatment. J Sex Med. 2016; 13(4): 572-90

3 男性性機能不全

❶ 精神科

　性嫌悪症がDSM-5から姿を消したことについてはコラム（69～70頁）でも述べたが，その理由として関連文献が少ないことが挙げられている。10～20年前までは英語文献も結構見られていたのだが，性嫌悪症の治療が非常に困難だったため報告が少なくなってしまったものと思われる。しかし，日本での日常診療では性嫌悪症が非常に多く，セックスレスの病因のかなりの部分を占めているのが現状である。特に男性の性嫌悪症が近年増加している。

　筆者は以前から性嫌悪症が恐怖症の病態に似ていると主張しており，トラゾドンを用いながらセックス・セラピーである程度効果をあげてきたが，エスシタロプラムの登場により治療速度がいっそう速まった。エスシタロプラムが社交不安障害に有効であり，すなわち対人恐怖，乗り物恐怖，高所恐怖などに対して有効性が高いことを実感していたので，性嫌悪症にも使ってみることにしたわけである。性嫌悪症は高所恐怖に酷似している。つまり，高いところが危険でないことは理性ではわかっているが，怖くて屋上には上れない。性嫌悪症も，妻でありセックスしてもよいとはわかっているが，肉親のように思えてセックスの対象にはならなくなったという，**恐怖症としての共通した心理**がある。これまでエスシタロプラムを用いて8例の男性性嫌悪症と1例の女性性嫌悪症の治療に成功したので，典型的な症例を提示して，その治療手法を紹介することにする。

　この他に，精神科で扱っている男性性機能不全群で数の多い射精遅延（腟内射精障害）と早漏，勃起障害，男性の性欲低下障害について述べることにする。

(1) 男性性嫌悪症

　従来，性嫌悪症といえば女性専用疾患と考えていたぐらい男性例は少なかった。それが，1997年頃から男性例が急増してきた。増加の原因は未だ不明であるが，筆者が出会った性嫌悪症症例の病因は，すでに明らかになっている。

　まず，女性性嫌悪症の病因で直接因としては，夫との口論，夫の度重なる勃起障害，夫の浮気，そしてレイプ体験などがある。間接因には，近親姦体験，反性的養育歴，女性性の否認などが挙げられる。一方，男性性嫌悪症の病因は，**愛情の質の変化**である。つまり，交際当時の男女愛が次第に家族愛・肉親愛に変化することで，妻を性的対象として見られなくなってしまっているのである。病型は全員が獲得型・状況型である。つまり，あるときから，妻という状況に限って嫌悪してしまっている。そしてごく一部を除けば，夫婦仲はとても良いという特徴がある。

　彼等は「母親の裸を見たいとは誰も思わないのと同じです」と述べるように，妻を母親や妹などと同一視して，**近親姦恐怖**を感じているようである。愛情の質の変化は他にもあり，親友同士のようになってしまい，照れくさくてセックスに関したことなど言い出しにくくなってしまったり，可愛くて大事にするあまり性的なアプローチなどとんでもないと感じているタイプもある。

> **症例1**　性嫌悪症，32歳男性，教員
>
> 2年の交際期間があって結婚し5年目になり，2歳の男児がいる。交際期間には会う度にセックスがあり楽しめていた。結婚して同居するようになり次第にセックスの頻度が減り，子どもはタイミング法で授かった。妊娠・出産後はセックスレスとなり，一度もない。夫婦関係は良好

で近所でも評判。妻がセックスを求めると険悪な雰囲気になるので性の話題は避けるようにしていたが，我慢も限界となり，2人目の子どもも欲しいと妻が単独来院した。2週後に来院した本人は，妻との性交などとんでもないと言う。軽いキスなら何とかできるが，ディープキスは不可能。妻との間で性的な雰囲気を感じると身震いがする。マスターベーションは3～4回/週と性欲レベルには問題はない。妻以外の女性とならセックスはできそうに思うとも言う。しかし，このままではまずいと考え，治療を望んでいる。病型は獲得型・状況型で，本人および妻の悩みの程度からみて重症度は中等度で，30歳の妻も教員をしており，パートナー側の問題要因は特になさそうである。

夫との初診時面接終了までに以上のことをインテイクし，診断名を告げ，高所恐怖症との類似性を説明し，薬物療法を併用することを納得してもらい，エスシタロプラム10 mgを処方し，次のような宿題を課した。

　① 妻を性的な眼で見て，想像を膨らませていく。

　② マスターベーションの時は妻とのイメージで。

3週間後の2度目の来院は妻と同伴で，次のように語った。

宿題①は初め妻に申し訳ないような気持ちがしてできなかったが，2週目ぐらいから無理をすればイメージできるようになった。エッチな想像もできた。宿題②は萎えてしまってできなかった。どうしても身内というイメージがあってダメだった。いつもの動画を見ながら済ませた。

次のような宿題を出して，1カ月後に予約を入れた。

　① 妻を性的な眼で見て，想像を膨らませていく。

　② マスターベーションの時は，昔の妻の写真で。

3度目のセッションも妻が同伴，宿題①は自由にできるようになっていた。宿題②は交際当時の写真を使い，その頃の情景を想い出しながら射精ができたという。しかし，妻とのセックスを考えると，子どもの母親であることと，セックスがどうしても結び付かないという。このように

妻を母親と同一視して近親姦恐怖があることは読み取れるが，精神分析的解釈は行わず，エスシタロプラムを20 mgに増量し，次の宿題を出した。

① 妻を性的な眼で。マスターベーションの時は，昔の妻の写真で。
② センセート・フォーカス3（SF3日本版）素肌へのタッチング。性器（乳房も）には触れないこと。

1カ月後のセッションでは，宿題①は抵抗なくできるようになっていて，宿題②も，背部や脚のタッチングには抵抗がなかったが，腹部へは短時間で終わらせたと報告があった。その理由として，腹部へのタッチングで妻が（性的に）反応して，それを見るのが嫌だったと述べた。つまり，家族でテレビを見ているとき，性的な場面になった時のような気まずさだったということである。宿題①はそのまま継続することにして，次の宿題は以下のようにした。

① 妻を性的な眼で。マスターベーションの時は，昔の妻の写真で。
② 一緒に入浴。背中流し，胸洗い，ペニスを洗ってもらう。
③ カレンダーの排卵日に丸を付け，その日に性交をトライ。

5回目のセッションは夫婦二人が嬉々とした表情で入室し，「できました」と語った。宿題②の入浴中にペニスを洗ってもらっていたら勃起してしまい，その場で挿入を試みてうまくいってしまったという。その翌日もトライして腟内射精もうまくいった。

> **考察**
> エスシタロプラムの強力な抗不安作用を利用して，系統的脱感作法・曝露法を用いたセックス・セラピーにより，従来解決しにくかった不安も4カ月という短期間で解消できた例である。この他の治療成功例では，自宅では性的接触を持つ気分になれず，ホテルに出かけてうまくいったり，PDE5阻害薬を用いて性的視覚刺激を利用しながらトライした例もあった。

(2) 腟内射精障害

　男性のオルガズム障害である**腟内射精障害**は2群に大別できる。不適切な刺激方法によるものと心因性のものとである。刺激方法の問題は，シーツや畳にこすりつけてとか，大腿部にはさんで腹圧をかけるなどの非用手的なマスターベーションを行っていたものや，グリップが強すぎて通常の腟性交では刺激がもの足りず，射精に至らないものが多かった。

　また心因性の場合，独りでないと集中できず射精ができなかったり，よくよく聞いてみると，挙児を本当は望んでいない症例などで，オルガズムに至る前にターンオフのメカニズムが働いていると考えられるものが認められた。過去の統計であるが，自験例を示す（表21，表22）。

　症例数の多いグループについて，その病態と治療法について述べておくことにする。

①非用手的マスターベーション

　手を使わないでマスターベーションを続けていたために，その方法でないと射精反射が作動しないと考えられる群である。シーツや布団にこすりつける方法が多かった。

　治療　このような慣れ親しんできた刺激から，手での刺激によって射精可能になり，さらに腟内で可能になるための性的訓練を重ねていくしか方法はない。具体的には，のりのきいたシーツから柔らかい布に，次いでガーゼに変え，枚数を減らしていき，そして手へと移る。手に変えてからのマスターベーションは「コンドーム・マス法」（後述）を用いるのが有用である。

②強すぎるグリップ

　マスターベーションを想定して握力計を用いて測定してみると，全員が10 kgを超えていた。これに比べて，性障害を持たない対照群では平均4.25 kgであった。

　治療　後述する「コンドーム・マス法」を用いるが，妻が伸展位をとることや，男性へのブリッジ・テクニック[2]（97頁）を用いることで簡単に解決でき

表21 腟内射精障害の病因

1.	非用手的マスターベーション	101
2.	強すぎるグリップ	63
3.	独りでないと射精できない	44
4.	包茎術後	16
5.	ピストン運動でない方法	12
6.	上向きでないと	7
7.	速すぎるピストン	6
8.	脚をつっぱる	6
9.	子孫拒否	4
10.	フェティッシュ	3
11.	体液恐怖	1
計		263

表22 非用手的マスターベーション

1.	シーツにこすりつける	52
2.	布団や枕を股間に挟んでこする	33
3.	うつ伏せで手を添えて腹圧をかける	6
4.	ペニスを股間に挟んで圧迫する	5
5.	畳にこすりつける	3
6.	週刊誌に挟んでこする	1
7.	会陰部をクッションにこすりつける	1
計		101

第Ⅴ章 性機能不全へのセックス・セラピー

る場合もある。これは，性交時の腟圧が，慣れ親しんできたグリップ力よりも弱すぎるため，刺激が不足していたことによると考えられる。しかし，少数ではあるが，このような治療法に反応しない症例もある。すると，なぜグリップを強くしなければいけなかったのかを知る必要が出てくる。例えば，性欲が低下しているにもかかわらず，**強迫的な射精願望**があることが原因となっている，というような場合もあり，その背景にあわせた対応が要求されてくる。

③独りでないと射精できない

これは女性のオルガズム障害のメカニズムによく似ている。本来，射精は嚥下，排便・排尿などと同じく自律神経を介した反射ではあるが，随意的にコントロールできるものである。しかし，心理的葛藤や不必要な感情の高ぶりなどがこの反射を抑制し，解放することができなくなってしまっているのがこの群である。具体的には，遂行不安や妻の心理を必要以上に気づかうことなどが直接因になっている場合が多い。

　治療　このような不安を系統的に脱感作していく方法が有効である。彼らは独りでなら射精できるので，妻にこのことを説明し，マスターベーションの時の二人の物理的距離を次第に近づける方法をとる。

④包茎術後

包茎術後1年以内で，長年包皮に被われていた亀頭部の敏感さが，腟への挿入時に違和感・過剰刺激として捉えられ，射精反射を阻害している状況にあると理解される。あたかもクリトリスを直接刺激したときに，快感よりも苦痛として感じてしまうのに似ている。

　治療　「コンドーム・マス法」にて亀頭部の過敏性を訓化していくことが必要になる。

コンドーム・マス法

本法は，上記の腟内射精障害の治療の他，早漏のストップ・スタート法や勃起の持続障害などの治療に用いるために筆者が考案したものである。

手技

①ペニスにコンドームを被せて性的刺激を加える。
②カウパー腺からの分泌を待つ。あらかじめコンドーム内側に潤滑剤を用いてもよい。
③コンドームの中で分泌液をペニス全体にぬる。
④腟内のヌルヌルした状態に似せる。
⑤柔らかいグリップで，
⑥ピストン運動で射精に至る。

　長年行ってきた固定した習慣によってしか作動しなくなってしまった射精反射を，パートナーとの性交で機能できるように考案したのが「コンドーム・マス法」である。視覚的・聴覚的あるいはイメージによる性的刺激をリラックスして楽しみながら，上記の方法でマスターベーションの練習ができれば，それぞれの目的にあった効果が得られるようになる。

ラップフィルム法

　女性パートナーの年齢的問題で，妊娠・出産を急ぎたい場合などに勧める方法である。腟内では射精できないがマスターベーションではできる人に，精液をラップフィルムに採ってもらい，排卵日のタイミングでそれを腟内に入れる方法である。

(3) 早漏

　早漏の定義も諸家によってまちまちであった。かつては「腟内挿入後30秒以内の射精」と定義づけられたり，それが「1分半」，「2分」と判定基準が拡大されたり，「性交運動10回以内の射精」とされたこともあった。マスターズとジョンソンは1970年「**性交回数の少なくとも50％以上が，相手を十分満足させられるだけの挿入時間を維持できず，射精に至ってしまう場合**」とした。その後1974年，カプランは「**射精反射を随意にコントロールできないこと**」とした。

　ICD-10ではマスターズらの説を，DSM-Ⅳ-TRではカプランの定義

を採用している。さらにDSM-5では、「腟挿入から約1分以内で、その人が望む前に射精が起こる場合」とし、「15〜30秒以内は中等度の重症度」としているが、臨床的な意味があるのだろうか。

治療的には、深層因が何であれ、性感覚の過敏症という直接因を変化させなければ、治癒を期待できない。**ストップ・スタート法**が有用であるが、この他に**スクイーズ法**、**コンドーム・マス法**などがある。いずれも射精直前の独特の感覚を察知して刺激を止め、射精反射をコントロールするコツをつかむことが目的である。重症者には薬物療法〔**選択的セロトニン再取り込み阻害薬**(selective serotonin reuptake inhibitors:SSRI)など〕も併用する。

(4) 勃起障害

心因性勃起障害について述べるが、血管性や神経性、あるいは内分泌性の勃起障害との合併も少なからずあることを念頭に置かなければならない。さらに、薬物・アルコール・タバコなどによる外因性障害の可能性も問診から除外診断しておく必要がある。

日常臨床的には、問診によって早朝勃起の有無を確認し、マスターベーションが可能であり、肝・腎機能も正常で、ひげも見た目に薄くなく、アルコール歴や喫煙歴、そして服薬歴にも問題がなければ、その勃起障害は心因性と判断してもよいであろう。

次に、心因性の病因のうち代表的なものを述べる。

a) 予期不安

最も高頻度にみられた病因で、「今夜はうまくいくだろうか」という不安がこれである。つまり過去に勃起せず、性交に失敗してしまった状況を思い出し、再度失敗することを恐れて、不安・緊張が高まっている状態である。最初の失敗時のパートナーの反応のあり方や、本人がその時の心理をどう処理したのかなどが、その後の経過に重要な影響を与えるが、失敗が繰り返されることで、予期不安もさらに増大し、性交の場面

になると，その不安がいつもと同じパターンで出現し，お定まりの神経回路に伝達され，条件反射的に勃起を損なってしまうわけである。

b）不安発作

　突然，動悸，息切れ，発汗，四肢の硬直などに襲われ，救急車で内科に運ばれるが，諸検査で異常所見が認められないものである。不安発作に襲われた患者に共通していることは，死の恐怖を体験している点である。したがって，彼らは動悸や息切れに対して過敏となり，またあの発作が起こりはしまいかと予期不安が高まっている。性交時も当然動悸や息切れが伴うため，不安発作を誘発してしまう恐怖感が勃起障害を起こしてしまう。

c）軽症うつ状態

　現在増加しているのは，うつ病としての治療までは必要ないが，慢性的な疲労状態にあり，気分もすぐれず，意欲も若干低下しているという軽症うつ状態である。彼らはとにかく休養をとることを希望し，疲れる性行為などはもっての他だと考えている。つまり，性欲相が損なわれているために二次的に勃起障害をきたしている群である。

d）不妊外来

　妻が不妊外来に通院中で「何月何日に性交してきなさい」という指示を受けるが，それを契機に勃起障害となった群である。欲情を伴わない押し付けのセックスや，種馬的で快楽を無視した生殖のみの性を嫌っての現象と考えられる。ただし，彼らが洞察に至ることは少ないが，妻の腟に残した精液を診られることで，間接的に自分たちの性行為を窃視されてしまう不安を持っていることも関係している場合もある。

e）ターンオフ

　ターンオフ・メカニズムで，自らの性欲の火を無意識のうちに"スイッチを

切って"消してしまっている現象を指している。つまり，性的な雰囲気を感じそうになると，明日の仕事のことを考え始めたり，パートナーの身体的欠点に意識を集中させたりする。これは，性行為に伴って生じる不安に対する一種の防衛と考えられる。あえて否定的なイメージに集中することによって，反性的な状況に自分をとどめたり，燃え上がりそうな火を自ら消してしまうのである。彼らは性的感覚を自ら排除している事実にはまったく気づいてはいない。

ノン・エレクト法

次に，筆者が考案した心因性勃起障害の治療法である「**ノン・エレクト法**」[3]について述べる。本法は，自然の勃起を障害する不安を除去するために考えられたパラドックス心理療法の一つである。過去に行った125例の心因性勃起障害者での予後調査では，治療改善率は84％であり，短期間にその有効性が現れることが特徴であった。PDE5阻害薬登場後も，薬物療法を好まないカップルやPDE5阻害薬の不適応の症例にも有用である。

勃起させることに躍起になっているカップルに対して，治療者は「勃起させてはいけない」と宣言する。つまり，**亀頭部が一番敏感なのは半勃起の状態にある時である**という事実を利用した，半勃起の状態で亀頭部に行う**センセート・フォーカス・テクニック**である。

ノン・エレクト法のねらいは次のような事実に基づいている。すなわち，妻の月経中や，泊まり客があり，セックスしなくてもよい状況では自然な勃起が生じるのに，「今夜こそは」と思うと予期不安が勃起を妨げてしまう。つまり，しゃにむに勃起させようとしていた心理から解放され，妻からも勃起を期待されないですむ気楽な状況下で行う家に帰ってからの宿題である。実際には，「半勃起状態」のペニスの根元を指でつまんで亀頭部をうっ血させ，濡れた腟に滑り込ませて，腟内の温かさを亀頭部で感じ取ったら終了とする方法である。

この宿題に対して，次回来院した時の患者からの報告は様々である。

「ありがとうございました。うまくいってしまいました」と治療を終了してしまうものもいる。多くは「うまくいかず（勃起せず），入れられません」という。ここで再度，勃起してしまったら感覚が鈍くなるので失敗であることを強調し，次の来院日まで性交は禁止にし，練習に専念することを確認する。また生真面目なカップルは「勃起しそうになったけど，どうしたらよいのか」と尋ねてくる。治療者はあくまで，今は感覚集中訓練中であるからと説明して，勃起したことに対してネガティブ・メッセージを送る。

一方，この宿題に対しては，女性パートナーから抵抗が生じることもある。「実験台にされている」，「自然さがなく，マニュアル的だ」などの意見があり，宿題が行えず治療が膠着化してしまうこともある。このようなケースは夫婦間のコミュニケーションがうまくとれていないことが多く，セックス・セラピーに入る前に，**マリタル・セラピー**が必要になってくる。

このノン・エレクト法は，勃起障害に限らず，他の性障害にも応用している。例えば，性器-骨盤痛・挿入障害の患者が，指の挿入までは可能になったが，どうしても性交に踏み切れないでいるような状況などには有用である。

(5) 男性の性欲低下障害

本症の男性例の多くは，性欲が急に低下したことにとまどいをみせ，自ら受診してくる。その他の少数はパートナーに連れられて来院し，勃起障害が主訴であることが多い。すなわち，勃起が生じる興奮相以前の性欲相がすでに障害されてしまっている結果としての勃起障害であることがわかる。

前群では，薬剤因性のものが一番多い。降圧薬や抗うつ薬によるものをよく経験する。β-ブロッカー，メチルドパやスルピリド，SSRIによると思われる症例が多い。

後群では，「他の女性にはその気になるが，妻には性欲を感じない」というのが共通点で，数年にわたってセックスレスであることが多い。この性欲低下の心因となっている主なものに2つの要因がある。第1に，「妻

のことは肉親のように思えて，性の対象として考えられない」という人たちである。彼らは，妻を自分の母や姉・妹と同一視しており，そのため近親姦恐怖や去勢不安，そして**エディプス・コンプレックス**（異性の親の愛情を得ようとし，同性の親に対して嫉妬するという葛藤）が根本の原因になっている。第2に，「その時になると，どうしてもその気がなくなってしまう」という群で，ふだん彼らはパートナーとの性交を空想することは抵抗なくできるが，いざという時に欲望を失ってしまう。つまり，化粧をおとした妻の顔や，肥満したお腹に落胆し，やる気を失ってしまうのである。彼らはその状況になると決まって，妻の身体的特徴や過去の嫌な想い出，金銭的なことを連想して，性的欲求の火を自ら無意識的に消してしまっている。これを，カプランは**ターンオフ・メカニズム**と呼んでいる[4]。

第1群のように深い精神病理に由来する性欲低下症に対しては，長期間にわたる精神療法が必要になる。第2群のターンオフの習慣が身についてしまった人たちは，洞察に至るまでは早いが，その基盤に様々な不安が隠されており，その解決のためには，やはり長期の精神療法が必要になってくる。

なお，うつ病性の性欲障害はかなり高頻度にみられるが，これは性障害の外来統計には加えていない。うつ病相が回復すれば，食欲・意欲と共に性欲も改善するのが常である。

症例2　29歳男性，公務員

> 高校時代から交際していた彼女と結婚して3年になるが，結婚の1年前ぐらいから性交がなくなっている。夫婦仲は極めて良いことを両人が認めており，早く子どもがほしいと口をそろえて訴えた。彼は一人っ子で，気に入るパートナーは，女性の理想像としていた母によく似た人を選んだ。婚約した頃から，性交の時になるとひどく憂うつになること

に気づいたという。次第にセックスから遠ざかるようになり，その原因について夫婦でも話し合い，来院した時は妻を母親と同一視していることに気づいていた。

治療もその近親姦の不安に焦点を当てて行っていたが，精神療法のセッションを重ねるうちに，「自分の子どもが産まれてくるなんて考えられない」と語った。振り返ると，避妊を励行していた頃は性欲もあったが，彼女から「子どもは何人ぐらい？」と言われて以来，その気がなくなってしまったという。彼は自己愛が強く，もう一人，自分に似た子がこの世に出現したら，母すなわち妻の愛も二分されてしまうという不安を持っていたわけである。

（阿部 輝夫）

参考文献
1) 阿部輝夫．セックスレスの精神医学．ちくま新書．筑摩書房，東京，2004
2) Kaplan HS. 阿部輝夫 監訳，篠木満 訳．図解セックス・セラピー・マニュアル．星和書店，東京，1991
3) 阿部輝夫．勃起障害に対する精神面からの治療 ノン・エレクト法を中心にして．臨床泌尿器科．1993; 47(9): 667-72
4) Kaplan HS. 野末源一 訳．ニュー・セックス・セラピー．星和書店，東京，1982

❷ 泌尿器科（性欲，勃起障害）

(1) 性欲と男性ホルモン

a) 男性ホルモンの種類

　男性の性欲の源は男性ホルモンにある。男性ホルモンには様々な種類があるが，テストステロンとジヒドロテストステロンが重要である。テストステロンは5α還元酵素により，より強力な作用のあるジヒドロテストステロンに変換される。テストステロンが標的とする臓器は，脳，骨，下垂体，

腎臓，筋肉などであり，ジヒドロテストステロンは男性生殖器（前立腺，陰茎，精巣上体，精管）や皮脂腺，毛嚢腺を標的とする。

b）男性ホルモンの働き

　思春期を迎えると男性ホルモンが急上昇し，陰毛が生え，陰茎が発達し，性的勃起や射精が出現し，いわゆる二次性徴が発現する。男性ホルモンは精子形成にも関与し，子孫を残すためにも必要不可欠である。また骨密度を保ち，筋肉量や強度を保つ作用もある。テストステロンは性衝動をもたらす脳の働きをコントロールするだけでなく，集中力を保ち，積極的行動を促す判断をすることなどの精神機能にも関与している。

c）男性ホルモン低下による諸症状

　男性ホルモンが低下すると，どのような状態になるか。これはLOH症候群を考えるとわかりやすい。加齢による男性ホルモン低下に伴う男性の諸症状を**加齢男性性腺機能低下（late-onset hypogonadism：LOH）症候群**という[1]，筋力低下，骨粗鬆症，貧血，認知力低下，メタボリック症候群，心血管疾患，下部尿路症状，抑うつ状態，性欲低下，勃起障害などが認められる。このように男性ホルモンの働きは，男性にとって非常に重要なものである。

　診断はテストステロンの測定による。日本では**遊離テストステロン**で判定することが推奨されており，血中遊離テストステロン値が8.5 pg/mL未満を低値群，8.5 pg/mL以上11.8 pg/mL未満を境界閾と判定する。問診票としては，HeinemannらによるAging males' symptom（AMS）スコアが広く用いられる（表23）。

　遊離テストステロンが8.5 pg/mL未満は日本人の基準値からみて低値とされており，テストステロン補充が有用である。テストステロンが低下する原因は加齢だけではなく，間脳・下垂体機能低下や，精巣機能の低下に伴うものもあるが，症状としてはLOH症候群と類似している。

表23 Aging males' symptom (AMS) スコア（札幌医科大学邦訳試案）

	症　状	なし	軽い	中程度	重い	非常に重い
	点数＝	1	2	3	4	5
1	総合的に調子が思わしくない （健康状態，本人自身の感じ方）					
2	関節や筋肉の痛み （腰痛，関節痛，手足の痛み，背中の痛み）					
3	ひどい発汗 （思いがけず突然汗が出る，緊張や運動とは関係なくほてる）					
4	睡眠の悩み （寝付きが悪い，ぐっすり眠れない，寝起きが早く疲れがとれない，浅い睡眠，眠れない）					
5	よく眠くなる，しばしば疲れを感じる					
6	いらいらする （当たり散らす，些細なことにすぐ腹を立てる，不機嫌になる）					
7	神経質になった （緊張しやすい，精神的に落ち着かない，じっとしていられない）					
8	不安感 （パニック状態になる）					
9	からだの疲労や行動力の減退 （全般的な行動力の低下，活動の減少，余暇活動に興味がない，達成感がない，自分をせかせないと何もしない）					
10	筋力の低下					
11	憂うつな気分 （落ち込み，悲しみ，涙もろい，意欲がわかない，気分のムラ，無用感）					
12	「絶頂期は過ぎた」と感じる					
13	力尽きた，どん底にいると感じる					
14	ひげの伸びが遅くなった					
15	性的能力の衰え					
16	早朝勃起（朝立ち）の回数の減少					
17	性欲の低下 （セックスが楽しくない，性交の欲求が起きない）					

訴えの程度　17〜26点：なし，27〜36点：軽度，37〜49点：中等度，50点以上：重度

d) 低テストステロンの治療

低テストステロンの治療は男性ホルモン補充療法を主体とする。テストステロンエナント酸エステル1回125 mgを2〜3週ごとに，あるいは250 mgを3〜4週ごとに投与する。妊孕性を保つ必要がある場合は，hCG（human chorionic gonadotropin）療法を行う。1回3,000〜5,000単位を週1〜2回投与する。

その他，男性ホルモン軟膏が市販されており，軽症には軟膏を適量塗布する。

(2) 勃起障害 Erectile dysfunction（ED）

a) 勃起のメカニズム

勃起は，性的勃起と非性的勃起に分けられる。健康な男性は必ず睡眠中に複数回の勃起が起きるが，これはREM（rapid eye movement）睡眠時に起こる特有の勃起であり，性的興奮とは無関係である。早朝勃起もこれに相当する。

一般的には，勃起は性的興奮によって起きる。その勃起に必要な伝達物質が一酸化窒素（nitric oxide：NO）である[2]。性的な刺激によって中枢が興奮すると，その神経刺激が副交感神経である骨盤神経を介して陰茎海綿体神経末梢内皮細胞よりNOを放出させる。そのNOの働きにより，陰茎海綿体平滑筋細胞内でcGMPという物質が増加する。cGMPは陰茎海綿体平滑筋を弛緩させる作用があり，その結果，動脈血流が陰茎海綿体洞内に大量に流入し，陰茎海綿体が膨張する。この膨張の結果，陰茎海綿体白膜により貫通静脈が絞扼され，静脈閉鎖機構が働き，陰茎に充満した血液が流出できなくなるため硬度が維持される。つまり，良好な勃起が維持されるわけである[3]（図17）。この過程で何らかの異常があれば，良好な勃起が得られずEDとなる。

b) EDのリスクファクター

ED診療ガイドライン[第3版]では，①加齢，②糖尿病，③肥満と運

図17 勃起のメカニズム

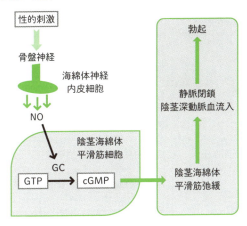

動不足，④心血管疾患および高血圧，⑤喫煙，⑥テストステロン低下，⑦慢性腎臓病と下部尿路症状，⑧神経疾患，⑨外傷および手術，⑩心理的および精神疾患的要素，⑪薬剤，⑫睡眠時無呼吸症候群がEDのリスクファクターであると明記されている[4]（**表24**）。それぞれのリスクファクターによる発症機序や要因の主なものは表に示したが，血管や神経の障害，ホルモン異常などに起因するEDが多い。また，糖尿病がEDのリスクファクターであることはよく知られており，自律神経障害ならびに血管内皮障害が原因である。EDは合併症のない糖尿病患者の無痛性心筋梗塞の予知マーカーと言われている[5]。下部尿路症状/前立腺肥大症もEDと有意な相関が認められており，骨盤内の動脈硬化や虚血などがその原因であると考えられている。これらEDのリスクファクターを排除することができれば，EDの予防が可能である。

c）EDの治療（**図18**）

ED治療の目的は，満足のいく性的関係を回復することであり，単に硬い勃起を得ることではない。男性のEDは女性の性機能障害のリスク

表24 EDのリスクファクター

EDのリスクファクター	発症機序・要因
加齢	陰茎海綿体内皮細胞障害, テストステロン低下, その他の器質的異常
糖尿病	自律神経障害, 血管内皮細胞障害
肥満と運動不足	テストステロン低下, 動脈硬化
心血管疾患および高血圧	血管内皮細胞障害, 血管障害
喫煙	陰茎への血流障害, 血管内皮障害, 交感神経刺激
テストステロン低下	勃起に関する神経, 血管, 海綿体組織障害
慢性腎臓病と下部尿路症状	ホルモン異常, 血流障害, 神経障害, 腎性貧血 交感神経過活動, 骨盤内血管床虚血, NOS/NOの低下, Rhoキナーゼのup-regulation
神経疾患	中枢, 末梢神経障害
外傷および手術	血流障害, 神経障害
心理的および精神疾患的要素	うつ, 心的外傷後ストレス障害(PTSD)
薬剤	降圧薬, 抗うつ薬, 前立腺肥大症治療薬(5α還元酵素阻害薬), 髄腔内バクロフェン療法, 非ステロイド系抗炎症薬(NSAIDs)
睡眠時無呼吸症候群	REM睡眠障害, 夜間酸素飽和度低下による陰茎海綿体障害

(文献4より作成)

ファクターの一つであり，EDの治療とは，最終的にカップルにおける性の満足度を高めることにある。

①治癒可能なEDの治療

　基礎疾患あるいは生活習慣がEDの原因と考えられる場合は，生活習

図18 ED治療のアルゴリズム

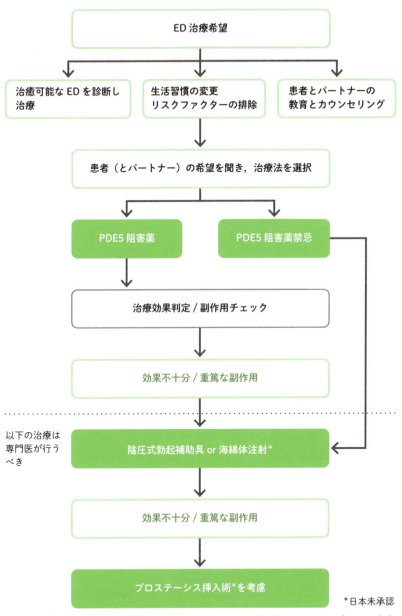

(日本性機能学会, 日本泌尿器科学会 編. ED診療ガイドライン 第3版. リッチヒルメディカル, 東京, 2018, p44より改変)

慣の改善指導や基礎疾患に対する治療を行う。低テストステロンによるEDは，テストステロンの補充を行う。遊離テストステロンが8.5 pg/mL未満は日本人の基準値からみて低値とされており，テストステロン補充が有用である[1]。欧米では総テストステロンを基準に治療を行っている。50歳以上の男性に対してテストステロン補充療法を行う場合は，あらかじめPSA（prostate specific antigen）を測定し前立腺癌を否定しておく。

若年者の外傷性動脈障害によるEDに対しては，動脈バイパス術が推奨される[6]。心因性EDでは，患者とパートナーに対してカウンセリングを行う。薬物療法も併用するが，うつ病などを合併している場合は，心理カウンセラーや精神科医による専門的治療が推奨される。

②薬物療法

EDの治療の第一選択は**PDE5阻害薬**の内服である。日本では，シルデナフィルクエン酸塩（バイアグラ®），バルデナフィル塩酸塩（レビトラ®），タダラフィル（シアリス®）が使用可能であり，その臨床的効果は69〜80％と報告されている[7-9]。

勃起には陰茎海綿体平滑筋細胞内におけるcGMPが重要な役割を果たしているが，cGMPがPDE5により分解されると勃起が消退する。PDE5阻害薬はcGMPの分解を阻害し，その濃度を保つことにより陰茎海綿体平滑筋弛緩を維持し，結果的に良好な勃起状態を維持するのである。PDE5阻害薬はNO供与剤，硝酸剤が絶対的併用禁忌であり，処方前に患者の服薬状況を確認する必要がある。

③局所療法

PDE5阻害薬が無効の場合には，プロスタグランジンE_1の**陰茎海綿体注射**や**陰圧式勃起補助具**を使用する。陰茎海綿体注射は通常プロスタグランジンE_1 20μg/生食1mLを陰茎海綿体内に注射し勃起を起こすものであり，血管性ED以外に有効である。

日本では自己注射を含めて治療としての陰茎海綿体注射が承認されていないので，医師の裁量権で外来において注射を行ったり，自主臨床

研究として自己注射を推進している[10]。陰圧式勃起補助具は血管性EDにも有効であり侵襲も少ないが，やや高価であり，使用に際しても操作が煩雑である。

④外科的治療

若年者の**外傷性動脈障害**によるEDに対しては，**動脈バイパス術**が推奨されている。静脈閉鎖不全によるEDに対する静脈手術は，長期成績が不良であり推奨されていない。あらゆる治療が無効なEDに対して行う最終的な方法として，**陰茎海綿体内プロステーシス挿入術**がある。許認可の問題で，現在日本では使用が困難である。

（永井 敦）

参考文献

1) 日本泌尿器科学会，日本Men's Health医学会「LOH症候群診療ガイドライン」検討ワーキング委員会 編．加齢男性性腺機能低下症候群(LOH症候群)診療の手引き．日本泌尿器科学会雑誌．2007; 98(1): 1-22
2) Burnett AL. The role of nitric oxide in erectile dysfunction: implications for medical therapy. J Clin Hypertens (Greenwich). 2006; 8(12 Suppl 4): 53-62
3) 萬谷嘉明．末梢血管レベルでの勃起メカニズム．日本臨牀．2002; 60増刊6: 71-5
4) 日本性機能学会, 日本泌尿器科学会 編．ED診療ガイドライン 第3版．リッチヒルメディカル，東京，2018, p10
5) Gazzaruso C, Giordanetti S, De Amici E, et al. Relationship between erectile dysfunction and silent myocardial ischemia in apparently uncomplicated type 2 diabetic patients. Circulation. 2004; 110(1): 22-6
6) Rao DS, Donatucci CF. Vasculogenic impotence. Arterial and venous surgery. Urol Clin North Am. 2001; 28(2): 309-19
7) Carson CC, Burnett AL, Levine LA, et al. The efficacy of sildenafil citrate (Viagra®) in clinical populations: an update. Urology. 2002; 60(2 Suppl 2): 12-27
8) Markou S, Perimenis P, Gyftopoulos K, et al. Vardenafil (Levitra) for erectile dysfunction: a systematic review and meta-analysis of clinical trial reports. Int J Impot Res. 2004; 16(6): 470-8
9) Kloner RA, Jackson G, Hutter AM, et al. Cardiovascular safety update of Tadalafil: retrospective analysis of data from placebo-controlled and open-label clinical trials of tadalafil with as needed, three times-per-week or once-a-day dosing. Am J Cardiol. 2006; 97(12): 1778-84
10) Nagai A, Kusumi N, Tsuboi H, et al. Intracavernous injection of prostaglandin E1 is effective in patients with erectile dysfunction not responding to phosphodiesterase 5 inhibitors. Acta Med Okayama. 2005; 59(6): 279-80

❸ 泌尿器科（射精障害）

(1) 射精障害の聴取について

　成人男性は「（マスターベーションやセックスで）射精ができて当たり前」であると，医療従事者を含めた多くの人がそう思っている。泌尿器科外来や不妊外来では，精液検査が必要とされた患者は，検尿をするときと同じように容器を渡され，精液を出して提出するよう求められる。精子を採取する個室がある施設もあれば，トイレでの採取を求める施設もある。その際，成人男性は，いつでもどこでも，マスターベーションで精液を出せることが前提で話が進められている。

　ところが近年，射精障害の患者が増えており，精液検査をしようと思っても精液が採取できない，あるいはしっかりと精液を射出できない患者が珍しくなくなっている。診察の際，「射精はできますか？」と質問をすると，「普通に…」というフレーズがよく出てくる。この時の「普通」とはどういう状態なのか，掘り下げて聴取する必要がある。

　射精障害診断の流れを 表25 に示す。普通の刺激方法（マスターベーション）とは，どのようなやり方なのか。射精に至るまでの時間は何分くらいか。射精する瞬間の陰茎の状態はどうか（勃起しているかどうか）。射精するときのオルガズムはどれくらいか。精液が出る勢いはどうか。精液量はどれくらいか。これらのことは，あまり意識されていないことが多いが，射精障害の患者において，刺激を始めてから射精に至るまでの一連の動作や状態について詳しく聴取することは，治療の第一歩であり，とても重要である。

　マスターベーションの方法の聴取も極めて重要である。マスターベーション時の，一般的な刺激方法は，勃起した陰茎を軽く握って上下に動かしてこする，いわゆる**スラスト運動**（262頁 図21 ）である。ところが，手を使わず，陰茎を布団や床にこすりつけて刺激する方法でマスターベーション（通称：**床オナ**）を行う人も少なくない。この，布団や床にこす

表25 射精障害診断への流れ

精液	オルガズム(射精)		夢精	射精までの時間	射精後尿中精子	診断	補足
	性交	自慰					
出ない	あり		不問	不問	あり	逆行性射精	
出ない	あり		不問	不問	なし	狭義のdry ejaculation	
出ない	なし		あり	■	■	精液排出障害	極度の射精遅延ともいえる
出ない	なし		なし	■	■	精液排出障害	狭義の精液排出障害
出る	あり	あり	不問	早い	不問	早漏	
出る	あり	なし	不問	遅い	不問	射精遅延(遅漏)	狭義の射精遅延
出る	あり	なし	不問	遅い	不問	射精遅延(遅漏)	精液検査ができない
出る	なし	あり	不問	遅い	不問		腟内射精障害

りつける方法での射精障害の発生率は不明であるが,射精遅延・腟内射精障害の患者において,この方法でマスターベーションを行う人の割合が多い。

(2) カウンセリングの適応となる射精障害

筆者の関連した施設での不妊カップルにおいて,射精障害が不妊の原因となっているカップルの割合は約1割であり,その大半が射精遅延(腟内射精障害)であった。もちろん,その中には,脊髄損傷や腹部・骨盤部の手術後の器質性射精障害の患者も含まれるが,生殖年齢の男性群においては少ない。中高年以降の男性群においては,腹部・骨盤部の手術後や前立腺疾患に起因した器質性射精障害の割合が増加する。

糖尿病,中枢神経系疾患,脊髄損傷などの外傷,後腹膜リンパ節郭

清術等の手術に起因して発生した器質性射精障害に対しては，泌尿器科的治療もしくは薬物治療が用いられるべきである。

それに対して，カウンセリングが治療の中心となるのは，心因性射精障害である。心因性射精障害は，不安，緊張，焦りなどの心理的要因や家族内葛藤，不妊または妊娠への恐怖，抑圧された性意識などの心理・社会的ストレスなどに起因する。その中でも，早漏（premature ejaculation）や射精遅延（いわゆる遅漏：delayed ejaculation）は，カウンセリングの良い適応となる。カウンセリングに際しては，受容，支持，保証の基本的態度が重要で，パートナーの協力も不可欠である。

(3) 早漏のカウンセリング

DSM-5において早漏は，「パートナーとの性行為の間に腟挿入から約1分以内で，その人が望む以前に射精が起こる，持続的または反復的な様式」と定義されている。さらに，腟挿入から射精までの時間が約30秒～1分以内を「**軽度**」，約15～30秒以内を「**中等度**」，約15秒以内もしくは性行為開始時，性行為前に射精が起こる状態を「**重度**」としている。

治療の効果を評価しようとする際，時間による判定基準はわかりやすい。しかし，カプランは，早漏の本質的病理は，時間に関連せず，射精反射を随意にコントロールできないことにあり，射精までの時間による評価は，射精の早発性の本質を捉えていないため重要ではないとした。

早漏は，オルガズムが反射的に起こることであり，ひとたび性的興奮が極度に高まると，それを随意にコントロールできなくなることをいう。そして，治療のゴールは，反射的に射精することなく，高い興奮レベルに耐え，随意に射精できるという，**射精コントロール**が確立された状態になることである[1]。

早漏の治療は近年，薬物治療が行われることが多く，SSRIやα1受容体遮断薬などの有効性が報告されているが，根本的な解決にはならない。その点，ストップ・スタート法（セマンズ法），スクイーズ・テクニックといったセックス・セラピーが根本的な治療として有効である[2]。

ストップ・スタート法では，パートナーが患者の陰茎を用手的にスラスト法で刺激する。患者はオルガズムに達しそうになったら，パートナーに合図をして刺激を中止させる。射精感が弱まったところで，パートナーに刺激を再開させ，同様にオルガズムに達しそうになったら刺激を中止させる。これを4回繰り返し，4回目で患者は射精する。次の段階では，潤滑剤を使用して同様のことを繰り返す。潤滑剤を使って数回うまくいったら，性交で同様のことを行う。

スクイーズ・テクニックは，ストップ・スタート法とほぼ同様であるが，刺激を中止する代わりに，パートナーが人差し指と親指で亀頭のすぐ下で尿道を圧迫するようにつかみ，勃起がほとんどなくなるまで強く圧迫する。

(4) 射精遅延のカウンセリング

一般的に，射精遅延の治療は早漏に比べて難渋することが多い。そして日本では，諸外国と比べて，射精遅延の症例が多い。

射精遅延は，男性のオルガズム反射が不随意に（意図しないで）抑制されるために起こると言われている。したがって，治療にあたる際，オルガズム反射（快感）を抑制する原因を調べる必要がある。その第1歩が，詳細な問診，性歴の聴取である。特に，マスターベーションの内容を詳細に聴取することが重要である。

射精遅延の原因は，大きく2つに分けられる。一つは心理的葛藤（過度の射精コントロール）であり，もう一つは未熟な射精技術である。

a) 心理的葛藤（過度の射精コントロール）⇒ 腟内射精障害

射精を妨げる無意識の葛藤や感情状態は，勃起を妨げるものと共通である（120頁～参照）。この心理的葛藤による射精遅延の治療の基本は，①腟内射精に対する漸進的脱感作（パートナーがいるところでの射精に慣れること），②気をそらせながら同時に刺激を与えること，である。

①腟内射精障害に対する漸進的脱感作療法

マスターベーションでは容易に射精ができるが，性交時には射精がで

きないという場合，基本的な治療戦略は，患者の射精反応をパートナーと共有する方向にもっていくことである。具体的には，下記の順に練習をしていく。

1) パートナーが別の部屋にいる時にマスターベーションをする。
2) パートナーが同じ部屋にいる時にマスターベーションをする。
3) 二人でセックスをした後に，マスターベーションで射精に至る。
4) パートナーが手で刺激(ローションを使用)をし，射精に至る。
　このような段階を踏んで射精に至る訓練をする。パートナーに刺激をされている時には性的な空想をするよう指示する。
5) パートナーの手で射精に至ることができたら，マスターベーションでの射精を禁じ，パートナーがいる時のみ射精することを許可する。
6) (パートナーの手による刺激で確実に射精できるようになったら) パートナーの手でローションを使って刺激し，オルガズムに近づいたら腟に挿入する。腰を動かしている間も手で刺激を続ける。

②**気をそらせながら同時に刺激を与えること**

　射精遅延の治療の原則は，患者が肉体的に強い刺激を受けながら，それと同時に，快感を抑制するような警戒心から解放されるようにすることである。性器を刺激されながら性的な空想にふけることは，オルガズム反射を解放する理想的な方法である[3]。具体的には，パートナーに性器を刺激されながら，好きなアイドルや女優を思い浮かべたり，お気に入りのアダルトビデオを見たりする。この場合，パートナーの理解と協力が不可欠である。

b) 未熟な射精技術

　近年，腟内射精のみならず，マスターベーションでも，きちんと射精ができない患者が増えている(カプランらの時代には極めて稀とされており，日本特有の病態かもしれない)。

　臨床的には，「精液量が少ない」，「オルガズムが弱い」，「精液がダラッと出る」という訴えがある場合，射精がうまくできていない可能性がある。

患者自身が「射精した」と思っていても，実は射精できていないという場合もある。カウパー腺液を精液だと思っているケースや，性交時に腟から陰茎を抜いた時に出てくる白濁した粘液を精液だと勘違いしているケースもある。これらのケースは，意識下に射精を経験したことがない，すなわち夢精以外で射精したことがない患者でみられ，さらに，そのことを自分自身で自覚しているケースと，自覚していないケースがある。

　これらの場合の治療としては，勃起した陰茎を刺激し，勃起した状態で，1.5 mL以上の精液が，外尿道口からある程度の勢いをもって射出される状態（射精）になることを目指して，マスターベーションの指導を行う。多くの男性が普通に行っているこの状態を経験したことがない患者は，意外に多い。思春期に身につけるべき，この射精の技術を習得することは，年齢が上がるほど困難さを増す。指導のポイントを列挙する[4]。

1) 一人で集中できる空間と時間を確保する。
2) 性的に興奮できる環境を作る。
3) 勃起した陰茎を軽く握り，亀頭部をこするように動かす。
4) 床オナでしか射精できない場合，床オナで始め，射精が近づいてから用手的刺激に切り替えて射精するところから開始してもよい。
5) 射精が近づいてもすぐに出そうとせず，我慢しながら刺激を続け，ぎりぎりまで我慢してから射精する（早漏のストップ・スタート法も併用する）。
6) 射精している間も刺激を続ける（射精するときに刺激することをやめない）。
7) 用手的刺激で射精に近づくことができない場合，マスターベーターを使用してもよい。
8) 再現性が得られるまで練習を繰り返す。

　マスターベーターは，腟内に挿入した感覚に近い状態でマスターベーションができるため，用手的に射精ができなくても，マスターベーターで射精ができるようになれば，性交時にも射精ができるようになる可能性が高まる[5]。近年，硬さや大きさにバリエーションのあるマスターベーターが販売されており，段階的に硬さや大きさを変えて使用することで，腟

内射精を達成するためにより有効な射精の訓練が可能となっている[6]。

(今井 伸)

参考文献

1) Kaplan HS. The new sex therapy. Brunner/Mazel Publisher, New York, 1974(野末源一 訳. ニュー・セックス・セラピー. 星和書店, 東京, 1982)
2) 日本性科学会, 日本セックスカウンセラー・セラピスト協会 監修. セックス・カウンセリング入門. 金原出版, 東京, 1995
3) Kaplan HS. The illustrated manual of sex therapy. Quadrangle, New York, 1975(阿部輝夫 監訳, 篠木満 訳. 図解セックス・セラピー・マニュアル. 星和書店, 東京, 1991)
4) 松本俊彦, 岩室紳也, 古川潤哉 編. 中高生からのライフ&セックス サバイバルガイド. 日本評論社, 東京, 2016, p88-95
5) 小堀善友, 青木裕章, 西尾浩二郎, 他. 腟内射精障害患者に対するマスターベーションエイドを用いた射精リハビリテーション. 日本泌尿器科学会雑誌. 2012; 103(3): 548-51
6) 今井 伸, 吉田将士, 米田達明, 他. Masturbatorを用いたマスターベーションの指導が有効であった腟内射精障害の1例. 日本性科学会雑誌. 2011; 29(1): 77-80

第 VI 章

ライフステージと
セックス・カウンセリング

 乳幼児期・児童期

　乳幼児期・児童期とセックス・カウンセリングという言葉は，なかなかつながりにくいだろう。実際，子どもの相談現場で，性の問題が表出されることは数値的には少ない。しかし，この時期が人生の大事なスタート地点であるということと，時代の大きな変化の中ですでに深刻で緊急性を要する問題が起きている現状をみると，乳幼児期・児童期から，性的視点をもったカウンセリングの必要性と重要性は今後ますます増していくだろう。

　乳幼児期・児童期に性の問題として表出されるもの，表現されないが

性以外の状況や言動から露呈してくるもの，表現されないままま成長し大人になってから性的あるいはそれ以外の重要な問題となるもの，などについて述べる。

❶ 乳幼児期

　この時期の子どもの性的問題を主訴とした親からの相談では，"性器いじり・マスターベーション"が筆頭である。幼い子どもが性器を触ると，多くの親は驚く。そしてこの行為が継続的に行われると，親は不安になり，"性器を触ってはいけない""触ったら大変なことになる"と禁止をしたり，脅しをかけたりする。それでも止まらないと，相談に訪れることが多い。

　このような場合，**親に対するカウンセリング**が重要になる。なぜなら，親の性に対する価値観が，子どもの状態の方向性を決めるからである。子どもが性器を触るのは，身体感覚を確かめるためや退屈なときの自己刺激として，あるいは指しゃぶりと同様に寂しさの代償としてなど，理由は様々である。親は，子どもの性器いじり・マスターベーションを，大人の性行為と同じように捉えがちであるが，その意味は異なることが多い。それゆえ，強制的な禁止は，何の解決にもならないのである。

　具体的には，治療者は，親の不安を十分に受け止めたうえで，子どもの性器いじりやマスターベーションが発達過程の中で起こりやすいことや，その意味について親の理解を得るよう努め，子どもに対する強制的な禁止をやめてもらう。そして，親子間での遊びを含めた関わりや交流を膨らませていけるような方向で，面接を進めていく。子どもに対するカウンセリングでは，治療者はプレイセラピー等を行い，遊びの中で表出される子どもの活発な空想や創造性を共感する過程が大切になる。これらを通して，子どもの過度な性器いじり・マスターベーションは，おさまっていくことが多い。

　乳幼児期に，発達過程の中で起きている性器いじり・マスターベーショ

ン等で表現された内的な問題に，親がうまく対応できないと，成長してから本格的な性の問題になってしまうことがある。例を挙げると，大人の性相談で，マスターベーションの有無，始めた年齢，そのときの気持ち等を聞くのが常である。その相談者の多くはマスターベーションを始めた年齢として，自覚的には小学校の高学年から中学生の思春期の時期を挙げ，その際快感を伴ったと答える。しかし中には，大人になるまでマスターベーションをほとんど，あるいはまったく行ったことがない人や，また思春期から行ってはいるが手の使用ができない，あるいは罪悪感が生じてきて楽しめないと答える人がいる。こうした人たちは，個人のマスターベーションに限らず，大人になってからパートナーとの性交渉にまで問題が生じていることが多い。これらは，乳幼児期の性を取り巻く大人の対応が，不適切であった可能性があるものも多いのだ。

　性の直接的な相談ではないが，この時期に，将来の性的な面にとって極めて大切なことがある。それは**人間関係の基盤を，親子関係の中で築く**ということである。なぜなら**性**とは，**性行為のみならず，関係性そのもの**なのであり，それは乳幼児期からの親やそれに代わる身近な人との身体的・精神的な関係性の中で育っていくものだからである。具体的には，親やそれに代わる身近な人と暖かく接触する，身体を十分慈しむ，ゆったりとした感情を交流させるなどであり，これらを通して人間関係の基盤が育っていくのである。

　以上のことが程よく得られないと，思春期に，あるいは大人になってからパートナーとの関係性を築いていくときに，性的問題あるいはそれ以外の様々な問題が露呈することがある。したがって，そうした基盤を親がつくれるようにすることが，この時期のセックス・カウンセリングのポイントである。

❷ 児童期

　この時期になると，子ども自身の性的活動は潜伏すると，古典的には言われている。最近は，子どもたちの身体の発達も早まり，また社会的な枠組みも緩み，様々な問題が起こってきている。この中で特に，性的被害と性的虐待は，問題の性質からして深刻であるため，以下に述べる。なお，乳幼児期にも起こりうるが，基本的な対応は児童期と同じである。

(1) 性的被害

　性的被害の種類として，**言葉で性的なからかいを受ける**，**子どもが身体を見られる**，**触られる／加害者の身体を見せられる**，**触らせられる／性器を押し付けられる**，**挿入される**等があり，その程度は様々である。しかし，種類や程度にかかわらず，いずれも深刻な問題を含むので，後の性的虐待のところで述べるような，子どもへの十分な対応が必要である。

　また加害者を，性的被害を受けた子どもがまったく知らない場合と，知っている（例えば，親と交際のある知人，子ども自身の同級生や上級生など）場合とでは，子ども自身の捉え方・行動の仕方や親の対応が異なる形でなされることがあるので，注意を要する。前者では，子どもは子どもなりの表現の仕方で親に訴え，親は子どもの心身（主に心）の傷付きを心配して相談機関を訪れる。しかし後者では，子どもは被害の事実を誰にも訴えることができない，あるいは，訴えても親が周囲を恐れて子どもの口を封じることもある。

　このような状態のままで大人になる場合には，後述する性的虐待のように問題は潜伏し，より深刻化しやすい。大事なことは，被害を受けた子どもが，安心できる場で信頼できる人に，心身ともに受け止めてもらえることである。

(2) 性的虐待

　虐待は年々増え続け，平成12年には児童虐待防止法が施行され，そ

の後，度重なる一部改正が行われてきた。これにより，虐待の定義の見直し・拡大を含め，法整備が進んできている。しかし，現場では未だ多くの課題が残り，通告の前後に発生する問題の対応が必要である。

　虐待の中でも，特に性的虐待は露呈・発見されにくい。このため，性的虐待を受けた，あるいはその疑いがある子どもに関わる場合，治療者は子どもの言葉・身体・行動・表情などを含めた総合的な視点から，子どもの置かれている状況を把握しようと努めることが必要である。なぜなら，子どもはこの問題の特殊性と年齢等の影響もあり，その状況を的確に他者に伝えることが難しいからである。

　筆者は，大人の性のカウンセリングで，児童期に受けた性的虐待が，大人になって表れた性機能障害と関連性がある症例に携わることがある。その中で患者は，子どものときに起きた性的虐待の事実を「誰にも気づいてもらえなかった」，「自分から話をすることができなかった」，「どう話せばよいのかわからなかった」，「身近な人に話をしてみたが真剣に取り合ってもらえなかった」等と語ることが多い。このように，子どものときに適切な対応がなされない場合，子どもは，この特殊で重大な秘密を自分一人の心の奥底にしまい込んだまま大人になり，大人になってから，性的な問題はもちろんのこと，人格の障害にまで及ぶような深刻な症状を呈することもあり得る。

　適切な対応として，児童を専門的なカウンセリング等につなげ，信頼関係に基づいた治療関係を通して子どもの安全・安心感を保障し，そのうえで様々な感情を表現できるようにすることである。児童期では，何かひとつ問題があると，そのことだけにとどまらず，学業成績の低下や気分変調，不眠，非行，不登校等々，様々な問題が起きやすい。

　したがって大切なことは，性的なことだけでなく，**子どもの傷付いた自己を癒し，自尊感情を高めていくこと**である。

　以上のことから，子どもに関わる専門職である保育士・教師・治療者等は，子どもの出している虐待の直接的なサインを，決して見逃してはならない。また，直接的なサインではないが，日常生活において表出される

第Ⅵ章　ライフステージとセックス・カウンセリング

事柄，前述した問題（学業成績の低下，気分変調，不眠，非行，不登校等々）に対しても，虐待との関連を考慮に入れながら注意を向けて関わり，見守っていくことが必要である。

もし親が，性に対し適切な対応をしない場合，周囲の大人は，子どもが出している前述した性以外の問題や症状を通して，関連機関へつなげていくことも必要である。

以下に，大人になってから性的問題として表面化した，児童期における子どもの性的虐待の症例を述べる。

症例　A子。33歳。元公務員で現在無職。独身。家族は実父・実母・妹。現在は妹との二人暮らし。

主訴　性恐怖を主訴として来室。

来室までの経過　A子は友人たちの結婚をきっかけに結婚願望が生じ，見合いをした。その頃から，性に対する恐怖心を自覚するようになった。28歳時，見合い後交際相手から性関係を求められると，軽く触れ合う程度は可能であるが，それ以上は恐くて性関係にまで入り込めなかった。そのことで強いコンプレックスを抱き，それが高じて仕事も辞めた。現在パートナーはいないが，自己変革を求めて来所した。

面接経過　A子は真面目で，一見明るい。性恐怖の原因として，次の理由を挙げた。それはA子が小学校3・4年生の頃，実父より「結婚してから初めて見るのでは驚くだろうから」との理由で，父親の性器を見せられたことであった。このような性的行為はその後小学校5年生まで続き，ときには妹も共に見せられた。またこれはいつも母親不在のとき・場所であったが，A子はなぜか母親には話せず，A子自身もそのことをいつしか忘れてしまっていた。しかし，結婚を意識するようになってから，父親の性器を見せられた記憶が突然よみがえったという。

治療　A子のペースを大事にしながら，リラックスのための自律訓練

や自宅での段階的な性的練習等を進めていった。また，A子が漠然とした身体的不安を強く抱いていると感じられたため，婦人科の受診を勧めた。A子は内診を受け，その結果，身体的異常はなかった。その後，A子は過去に父親から受けた性的行為や，ネガティブな性のイメージについて繰り返し語った。また，これまでに胃けいれんに悩まされたことや，気分がわけもなく落ち込み，一時は心療内科で抗うつ薬を処方してもらっていたこと等についても語った。A子は，実際的な練習の過程を進むことにより，身体的な感覚と安心感を得た。また，治療者と秘密を共有し，児童期の性的虐待の体験を繰り返し語り，父母との関係を省みたことにより，過去から現在にわたる自分をある程度捉え直した。このような中で，現段階での性恐怖の問題は解消し，それと並行して内科的問題も解消した。

おわりに

　最後に再度，性の大切な視点として強調しておきたいことがある。それは，性とは関係性であり，乳幼児期・児童期からの，親やそれに代わる身近な人との安全で暖かな交流の中で育つもの，ということである。性の問題が起きたときには，問題の意味を十分に理解して，子どもの心にしっかりと向き合う姿勢が大切である。

　現代の急速で大きな時代の流れの中で，子どもたちに起こる問題の表れ方は刻々と変化する。性，あるいは性以外のカウンセリングに携わる専門家ともに，性的視点を明確にもつことが求められるようになってきている。そして，必要性に応じて，医療・教育・福祉・司法などそれぞれの分野の専門家と連携して，子どもの問題に対応していくことが，以前にも増して重要になってきている。

（渡辺　景子）

2 思春期

❶ 女性

　思春期とは，日本産科婦人科学会の定義によれば，**8～9歳から17～18歳頃**までを指す。思春期女子は産婦人科受診をためらいがちだが，ここでは，どのようなときに産婦人科を受診するべきかについて解説したい（表26）。ちなみに，思春期未満ではあるが「思春期」と病名のつく「**思春期早発症**」については7歳未満で乳房の発育，8歳未満で陰毛の発生，9歳未満で月経が始まることをいい，治療の対象となる。

(1) 月経異常のセックス・カウンセリング

a) 月経困難症と月経前症候群（premenstrual syndrome：PMS）
1カ月に4回以上鎮痛剤を使用するようなら産婦人科受診を勧める

　月経困難症には**機能性月経困難症**（病気ではない月経痛）と**器質性月経困難症**（病気が隠れている月経痛）の2つがあり，器質性月経困難症で最も多いのは，子宮内膜症である。子宮内膜症を放置すると，将来の妊孕性低下につながると言われており，思春期といえども月経困難症に対して鎮痛剤を多用する場合には，産婦人科受診を勧めたい。

　月経困難症の程度を他人と比較するのは難しく，「自分の生理痛は人より強いのかわからない」というものが多い。筆者が校医として女子大学保健室にて大学生から聴取した感触としては，1カ月に4回以上鎮痛剤を使うというのは人より強い痛みであると言えるため，産婦人科受診を勧めるようにしている。

　子宮内膜症とは，本来子宮の内腔にあるべき子宮内膜の組織が，異所性に卵巣や子宮筋層内や腹膜に存在するために，月経の度に異所性部分に出血を繰り返し，卵巣腫大や子宮腫大，腹腔内の癒着などを起こす疾患である。進行性で，年齢を重ねるごとに月経痛が増強するとい

表26 どのようなときに産婦人科を受診するべきか

> **こんな時は産婦人科を受診**
> - 「1カ月に4回以上鎮痛剤を使用するようなら産婦人科受診を勧める」
> - 「月経周期の同じ時期に毎月同じような不快な症状が起こるなら産婦人科受診を勧める」
> - 「3カ月以上の無月経は産婦人科受診を勧める」
> - 「中学校を卒業しても無月経なら産婦人科受診を勧める」
> - 「3週間以上の出血,もしくは1カ月に3回の出血があれば産婦人科受診を勧める」

う特徴があり,成人してから相談に来る「性交時痛」の原因の多くを占めている。

　月経困難症の場合,保険適用で低用量ピル,LEPによる治療を受けることができる。本来は避妊の目的で使用するOCと同様の製剤である〔1カ月あたり1,200円(ジェネリック)~2,500円程度〕。

毎月同じような不快な症状が起こるなら産婦人科受診を勧める

　月経前症候群(PMS)は,1カ月の月経周期のサイクルの中で,毎月同じタイミングでいつも起こる不快な症状全般を指す。月経時の腹痛,頭痛や月経前の肩こり,めまい,いらいら,むくみ,眠気,ニキビなどである。卵巣機能の低下や自律神経の乱れ,セロトニン不足から引き起こされる。思春期女子にとって,大事な試験やスポーツの大会が月経に重なることは,大きな不利益となりかねない。低用量ピルを用いて周期調整をして月経をずらすことや,月経前症候群による精神的症状の軽減をすることが可能であり,低用量ピルの副効用と呼ばれる。周期調整や月経前症候群対策の場合は保険適用とはならず,自費による診療となる(1カ月あたり1,600円~3,000円程度)。

b）続発性無月経
3カ月以上の無月経は産婦人科受診を勧める

　初経を迎えた後1～2年間は排卵が伴わない月経も多く，月経周期が不規則となっても仕方がないが，3カ月以上の無月経の場合は，産婦人科受診を勧める。これは，まずは妊娠を否定することが一番の目的である。続発性無月経を引き起こす他の疾患を否定するために，甲状腺ホルモン，下垂体ホルモン，卵巣ホルモンを採血検査し，腹部エコーもしくは経腟エコー（性交未経験の場合は経直腸エコー）で子宮，卵巣の状態を確認する。

　思春期で最も多い月経不順の原因は，**多嚢胞性卵巣症候群（polycystic ovary syndrome：PCOS）**である。多くの月経不順の原因であるが，LH/FSH（luteinizing hormone/follicle stimulating hormone）比の上昇，エコー所見による多嚢胞卵巣，男性ホルモン高値，インスリン抵抗性などが診断基準である。不規則な生活や過度のダイエットなど，体に負担がかかっている際にこのような状況となることが多く，生活の改善を要する。しかし思春期では，月経がないことを「ラッキー」としか受け止めていない女子も多い。

　特に**アスリート**の**無月経**は要注意である。新体操やアイススケートなどの審美系のアスリートや陸上競技の指導者の中には，未だに「月経が止まってこそ一人前」という指導をする者もいると聞くが，低体重による卵巣機能低下に伴う無月経の陰には，骨密度低下が隠れている。疲労骨折を起こすとトップアスリートとしての道は閉ざされてしまうため，指導者や保護者は，毎月月経があることを確認するくらいの気持ちで指導する必要がある。

c）原発性無月経
中学校を卒業しても無月経なら産婦人科受診を勧める

　生まれてから一度も月経がないものを，原発性無月経という。15歳になっても無月経である場合，染色体異常や，外陰部の先天性奇形も考

えられるため，産婦人科受診を勧める。近年では，ジュニアアスリートのハードトレーニングによる低体重も原発性無月経の原因となっている。しかし，15歳という年齢が受験勉強などと重なることがあるために，中学を卒業しても無月経のままなら，高校入学前の春休みに産婦人科受診を勧める。

d）機能性出血（若年性出血）
3週間以上の出血，もしくは1カ月に3回の出血があれば産婦人科受診を勧める

　ホルモン分泌が安定しない若年の場合，少量の出血であれば心配ないことが多い。しかし，出血量が多い場合は貧血につながることもありうるため，月経の出血が3週間以上続く場合は産婦人科受診を勧める。また，1カ月の間に3回目の出血があったときは，「**不正出血**」として産婦人科受診を勧める。思春期女子での子宮頸がんも報告されており，性行為の経験がある場合，見逃してはならず，性行為経験があれば，ティーンでも子宮頸がん細胞診を積極的に勧める。

（2）思春期妊娠に伴うセックス・カウンセリング

a）妊娠を心配しての相談，受診
　中学3年生に性教育の講演をする際の感想文に，少なからず「どうやって赤ちゃんができるのか初めてわかりました」という感想が寄せられる。現在の文部科学省の指導要領において，小学校では月経や射精，子宮での妊娠などに触れているし，中学校では1年生で二次性徴，3年生で性感染症を学ぶにもかかわらず，「**性交については触れない**」と明記されているため，致し方ないのかもしれない。しかし，インターネットの発達や個人によるスマートフォンの所持に伴い，不確かな怪しい情報は小学校5～6年生の頃からティーンのもとにどんどん入ってくる。性行為の末に妊娠や性感染症があることを知らない，もしくは自分には起こり得ない，他人事だと感じている思春期女子は多く存在する。

3日以内なら緊急避妊のために産婦人科受診を勧める
妊娠したかもしれない性行為から3週間で妊娠反応検査をする

　最終月経，性行為の有無，避妊の有無につき確認し，「避妊に失敗して72時間以内」なのであれば，**「緊急避妊（モーニングアフターピル）」** を処方してくれる産婦人科の受診を勧める（図19）。しかし，72時間以上経過している場合には，次の月経を待つより他はない［出産経験がある経産婦の場合，120時間以内に銅付加型の子宮内避妊具（intrauterine device：IUD）を挿入するという緊急避妊の方法もある］。月経が来ない場合は，市販の妊娠反応検査薬で妊娠の有無を確認する。月経が不規則，すなわち排卵が不規則な思春期女子の場合，性行為（排卵・受精）から3週間を経過すれば，市販の妊娠反応検査薬で正しい検査ができる可能性が高い。この時期は，およそ妊娠5～6週に相当する。

　産むのか産まないのか，また産むなら自分で育てられるのか，周囲のサポートはあるのか，特別養子縁組や乳児院，中絶といった選択肢を提示し，寄り添って相談に乗ることが必要である。産まない選択をする場合，妊娠11週までに処置を済ませることが望ましい。法律上は妊娠21週6日まで中絶を行うことができるが，中期中絶（12週～21週）は身体的・精神的・金銭的負担も大きいため，なるべく早い段階での相談，決断が求められるのである。

b）人工妊娠中絶を選択した場合

　妊娠21週までに受診することができた場合には，やむを得ず人工妊娠中絶を選択することもある。思春期女子でなくとも婦人科外来の問診票に「○回妊娠，△回出産」と記載していただく際に感じるが，多くの女性は妊娠，出産，中絶を正確に記憶している。それだけ女性にとって，妊娠にまつわる出来事は人生の大きなイベントであり，記憶に残り続けるのである。多感な思春期であればなおのことであるが，中絶を選択した際のカウンセリングとして最も重要なことは，「今回の選択は誰からも否定されるべきことではなく，今後のあなたの人生のために必要な決断であっ

図19 「妊娠したかもしれない」という相談：出産を希望しない場合

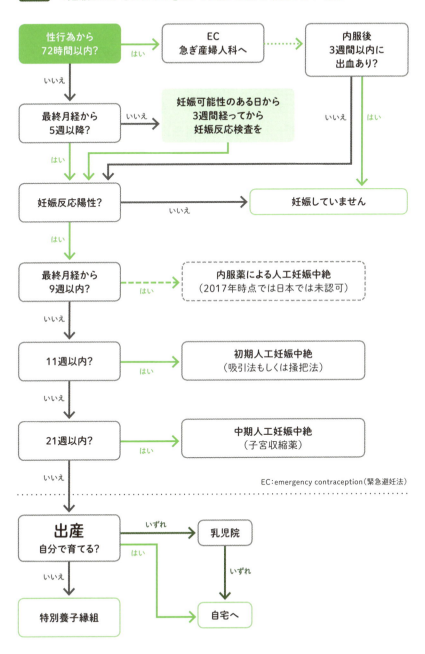

EC：emergency contraception（緊急避妊法）

た。大切なのは，同じ失敗を繰り返さないことである」というスタンスで寄り添うことである。

(3) STI(STD)に感染した思春期女子へのセックス・カウンセリング

　性行為をすることを選択するのであれば，もしくは性行為を行わずとも性行為に似た行為(オーラルセックスを含む)をするのであれば，性感染症(sexually transmitted infections:STI/sexually transmitted disease:STD，以下STIとする)を引き受けることはありうる。STIを引き受けるのが嫌であれば「性行為をしない」という選択肢もあることを提示する。

　しかし性行動を開始してしまったティーンには，脅しによる教育や禁止だけを押し付けても，性感染症から身を守ることにはつながらない。性行為をするということを選択するのであれば，**①パートナーが変わったらSTI検査を一緒に受けに行く(保健所で無料・匿名で受けることができる)，②コンドーム，③HBV (hepatitis B virus)/HPV (human papillomavirus) ワクチン，④性行為の前にはシャワーで清潔にする**，などの方法を提示する(表27)。

　SNS(social networking service)の発達に伴い，交際期間が短くなり，パートナーチェンジの周期も短くなっている。コンドームなしの無防備な性行為が繰り広げられ，クラミジア感染は10人に1人とまで言われるようになった。性感染症の中には，将来の妊孕性に差し障るものもある。

　思春期女子が「性行為をする」ということを選択するのであれば，男性に対して「コンドームをつけて欲しい」という交渉をできる会話力も必要であり，そのためには性感染症について「他人事ではなく，今のあなたと未来のあなたに関わること」であると伝え，自分を守る行動につなげたい。

　難しいのは，自己肯定感が低く，「自分を大切に」というメッセージが届かないティーンが少なからずいるという点である。彼氏がいても他にも「セフレ」を持ち，多数と同時に性行為を持つものも多い。「ピンポン感

表27 性感染症の4つの予防法

① パートナーが変わったら性感染症検査を一緒に受けに行く（保健所・無料・匿名）
② コンドーム
③ HBV/HPVワクチン
④ 性行為の前に清潔にする

染」を防ぐ意味からも，STI感染がわかったら，すべてのパートナーに自分が感染したことを打ち明け，全員と互いに同時に治療が必要であることを伝えなければならない。

また，思春期女子の性行動の裏にあり得る最も大切なこととして，奔放に見える性行動の陰には，「過去の性に関するトラウマ」によるものや「家庭環境の影響」があることが多く，そこに配慮したカウンセリングが必要不可欠である。あっけらかんと話す子もいれば，何度目かの通院で少しずつ語りだす子もいる。時系列が順不同であることも多い。確実な記録と，共感を持って接することが大切である。

（高橋 幸子）

参考文献
1) 瀬戸さち恵, 岡垣竜吾, 亀井良政, 他. 原発性無月経37症例の解析. 関東連合産科婦人科学会誌. 2015; 52(4): 793-8
2) 北村邦夫. 妊娠初期中絶とミフェプリストン. 産科と婦人科. 2007; 74(5): 515-21

❷ 男性

(1) 思春期の位置づけ

男性の二次性徴は，15歳頃から男性ホルモンが上昇し，20歳頃にピー

クを迎えるまでの間に生じる。この時期は男性ホルモンの作用による身体の男性化が進み，気持ち・精神的な面がその変化に追いつかず，身体とこころのバランスが崩れた状況であり，20歳を越えて心身の安定する性成熟期に入るまでの期間と捉えられる。

(2) 思春期のライフステージ

思春期は性ホルモンの上昇により，身体的に性の成熟が先行して進むが，精神的な面や知識が追いつかず，人間の理性的な面よりも生物としての本能的な面の方が有意となる。男性の場合，この男性ホルモンが急速に上昇してくる時期は中学～高校生の時期に重なってくる[1]。両親からの独立，反発といったいわゆる**反抗期**も，この身体とこころの歪みに起因するところもある。学校生活でも，学習内容の高度化，進学，受験といったストレスの多い時期である一方，異性への関心は性ホルモンの作用によって高まることは当然の現象である。

男性ホルモンが上昇することにより，性欲の増進，陰茎，精巣，筋力，体格の成長（**男性化徴候**）が外見的にもはっきりしてくる。

人生全体のライフステージとしては，これから最も活動性に富み，精力的に行動でき，社会を担っていく性成熟期を迎える大切な準備時期であり，ここを大きな支障なく過ごすことが重要である。

(3) 思春期の問題－更年期障害の裏返し？

活性型の男性ホルモンである遊離型テストステロン（free testosterone：FT）は，思春期に急激に増加し，20歳頃から徐々に低下する。加齢による男性ホルモンの低下により，**late-onset hypogonadism（LOH）症候群，男性更年期障害**が生じてくる。男性ホルモンの変化に伴い，身体的な変化が生じ，こころとのバランスが崩れるために更年期障害が生じると考えられる。

思春期は，男性ホルモンの変動からみると，この更年期障害の対をなすと捉えることができる。思春期も更年期も，身体とこころのバランスが

とれるようになる性成熟期および老年期までの過渡期といえる。

(4) 男子思春期の問題とその対応 −男子思春期性教育を通して

インターネットなどの普及は目覚ましく，高校生になると，スマートフォンを持つ比率も高くなり，様々な情報に曝されることになる。SNSを通じた嘘の情報，他人への誹謗中傷による事件なども，日常的に報道されている。最近では，Fake Newsが拡散してしまい，真実よりも自分の信じたいものだけ，都合のよいものだけを信じてしまう危うさが蔓延してきており，子どもたちをめぐる環境は，ますます複雑，過剰，不正確な情報があふれてきている。性教育においても，その状況はまったく同様といえる。主要な情報の収集源であるインターネット，SNSなどや友人からの情報は，不正確で無責任なものが多々混在している。家庭においても核家族化が進み，地域活動という点においても，種々の行事への参加などが希薄になっていると思われる。さらに学校現場でも，親との関係や，様々な制約もあり，安易な指導はかえってマイナスになってしまうこともある。外部からの性教育に対しても，場合によってはバッシングにあうこともありうる（図20）。

しかしながら，思春期教育講演会などで学校現場を訪れると，養護教諭などから性に関する切実な種々の問題が生じていることの報告を受ける。このような現場の実情では，かつて一部の教育者が唱えていた「寝た子を起こすな」的な現実逃避では到底対応できない。そこで，我々のような外部からの協力や指導が必要となってくる。このような活動に対して，全面的に受け入れられるとは限らないが，現実直視の立場から，思春期の子どもたちへの正確な情報発信を続けなくてはならない[2]。

(5) 男子思春期性教育で伝える事項と医療的サポート

男子思春期教育において伝えたい項目として，主に以下の4点が挙げられる。

図20 性教育における子どもたちを取り巻く環境

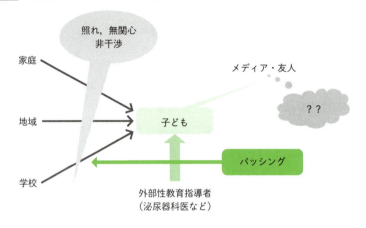

a) 思春期男子の身体・性器の変化について

　思春期になると，男性ホルモンの上昇により，心理的成長に先んじて身体的に成長していく．出生時，幼児期，小児期の男子において，尿道下裂，停留精巣，包茎，夜尿症，性的な意識を伴わない性器への関心といったことが挙げられ，医療的サポートとしては，これらが思春期に持ち越された場合に対応する必要がある．

　男性不妊や勃起障害などの男性性機能障害の心配はまだなく，性感染症に対する予防啓発と治療，比較的稀な疾患ではあるが，性腺機能低下症や精巣捻転，精巣腫瘍などへの注意喚起が重要である．この時期，精巣サイズは重要であり，親指と人差し指で輪を作り，その内側の大きさが精巣の目安とする「OKサイン」は，生徒にもわかりやすく，かつ受け入れられやすい．OKサインより精巣が小さく，二次性徴の発来が不十分な場合は，性腺機能低下症などの可能性もあり，泌尿器科や小児科への受診を勧める．その一方で，精巣サイズが大きい場合，硬度が柔らかければ陰嚢水腫，精索水腫といった良性腫瘍が考えられるが，硬く触れる場合は精巣腫瘍の可能性が高く，泌尿器科への受診をためらうことなく行うように指導する．

医療的サポートとまではいかないが，包茎や陰茎サイズなどはプライベートな問題で，他人との比較が困難であり，人知れず悩み，インターネットなどによる検索を行いやすい領域である。個々に対応する必要性はあるが，包茎に対して安易な手術を受けて，身体的にも精神的にもダメージを残すこともある。一般的に包茎は，思春期に男性ホルモンにより包茎口が拡張してくるため，原則的には手術は回避すべきである[3]といった情報を伝えていく。

b) 勃起と射精・マスターベーション

思春期になると，性的刺激により勃起を生じ，さらに夢精や陰茎などの刺激により初めて射精（**精通**）を経験する。精通の経験率は，中学3年生で約60%であり，すでに経験した男子も未経験の男子もいることを考慮して説明していく。通常，射精の際にはオルガズムを感じる。一方，精子は毎日数千万が産生され，ある程度定期的に放出（射精）されることが必要となってくる。したがって思春期男子においては，マスターベーションも必要となってくる。しかしながら，マスターベーション自体を罪悪視することはないが，どのようなタイミングで行うか，また他人に迷惑をかけない，不快感を与えないといったマナーを守ることの大切さを伝える。

さらに，男性不妊症の現場で最近よく見受けられる「腟内射精障害」は，床にこすりつけたり，過度の握力による不適切なマスターベーションによることが多く[4,5]，「腟内射精障害」予防のために，**スラスト運動**による適切なマスターベーション（図21）の指導もこの時期には必要である[6]。

c) 性行為とパートナーとの関係

思春期は，男性ホルモンの増加による二次性徴が生じ，生物学的に身体的には成熟男性となり妊孕性も獲得され，異性に興味を持つ時期である。異性との関わりには種々の段階があるが，最終段階が性行為，性交ということになる。男性ホルモンの影響や興味本位で性交に至ってしまうことがあるが，性行為・性交とは，生物学的に子孫を残すことであり，

図21 スラスト運動の指導用スライド

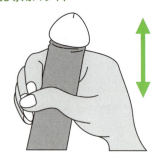

(文献6より)

妊娠するための行為であり，その一方で性感染症のリスクを必ず伴うということを理解させることが必要である。

　ただ，望まざる妊娠，性感染症といった面ばかり強調すると，なかには（特に女子において）性行為自体に対してネガティブな印象を持ってしまい，性に対して拒絶的になってしまう可能性がある。本来，性行為は一般的には，社会的に独立し，パートナーとの間に家庭を築き，受精，妊娠，出産，新しい命の誕生という素晴らしい人生の一大イベントへつながることであることの確認から始めるべきである。子どもを授かり育てていく環境が整ったうえで，パートナーとの間で挙児を得ることは尊いことであるが，思春期の中高生には，その時期ではないことを自覚することが重要である。

　また，男女の考え方の相違も必要な情報である。男子の性欲は，興奮，勃起，射精，満足と一本気であるのに対し，女子の性欲には多様性がある。ただ，性交によって生じる陰の部分である性感染症や望まざる妊娠は，女子に心身とも圧倒的に負担がかかることを男女とも十分に認識して，思春期の時期には性交の結果として起こりうることをしっかりと理解し，将来の人生設計を立て，思春期の時期に優先してすべきことを実践していく指導が第一であろう。

　さらに，セクシュアル・マイノリティへの理解と配慮も，この時期に確固たるものにしなくてはならない。性を整理する指標として，①**身体的な性**，

図22 性の整理

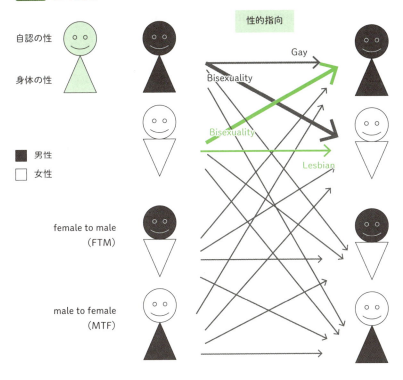

②性別に対する自認，③性的指向，④社会的に形成された規範であるジェンダーが挙げられ，特に医学的な面からは，①②③に関して正確に理解する（図22）。セクシュアル・マイノリティとされるLGBT（レズビアン，ゲイ，バイセクシュアル，トランスジェンダー）への配慮も思春期に確立させることが必要であろう。

d）性の陰の部分：性感染症と望まざる妊娠（予防・避妊も含めて）

性行為とは，①生殖，赤ちゃんをつくる行為であり，②性行動には，性感染症のリスクが必ずある。この点は強調する必要があり，思春期の男女を問わず，しっかりと自覚してもらうことが必須と考える。

性感染症は，病原体も様々で，性行為および類似の行為によって感染する。HIV（human immunodeficiency virus）感染のようにしばらくは自覚症状がなく，その間に他の人に感染を広げたり，AIDS発症で生命にも影響が出たり，クラミジアのように他の性感染症に罹患しやすくなったり，出産時に赤ちゃんに感染をうつしてしまったりすることもある。ただ，これまでの個人的な経験から，性感染症の一つひとつにつき詳しく知りたいという感想も皆無ではないが，性感染症の大まかな種類や特徴の概略を伝え，個々の疾患については適宜個別の対応になると考えられる。

思春期の性感染症および望まざる妊娠に関して留意する点は，やはり予防である。最も確実な予防法は，性行為あるいはそれに近い行為をしないことである。この指導は確実で，教職員からも最も受け入れられやすい。しかしながら，中学3年生以降，性行為の経験率が上昇するので，ただお題目として「性行為あるいはそれに近い行為をしない」と唱えるのでは現実的ではない。そのため，実際的な対応策としては，中学校の保健体育の教科書にも掲載されているコンドームの使用ということになる。コンドームを傷つけない，性行為の最初から使用するなど，基本的な知識は当然必要である。このように，①**性行為あるいはそれに近い行為をしないこと**，②**性行為を行う際はコンドームの使用が必須**，という2段構えの指導が妥当である。

性感染症に罹患した可能性があれば，医療機関をカップルで受診し，一緒に治療する必要があること，避妊に失敗した場合は緊急避妊薬があるが，投与開始までの時間的制約があるといったことなどを，知識として是非持っているように指導していくことが我々の責務であると考える。

まとめ

男子思春期は，男子から男性へと劇的に成長，変化を遂げる時期である。急上昇する男性ホルモンのため，こころと身体のバランスがうまくとれず，ときには一生に関わるような問題が生じる可能性のある時期で

ある。現場の教員からは，授業や講演などによる教育だけでなく，児童・生徒へのカウンセリングや保護者の教育，行政の圧力への介入など，医療関係者に対する要望は極めて大きい[7]。この時期の特徴を，周囲の大人も，思春期の子ども自身も十分に理解することにより，健やかに無難に過ごして，来るべき性成熟期を迎えられるようにサポートすることが重要である。

（天野　俊康）

参考文献
1) 日本生殖医学会 編．男性内分泌．生殖医療ガイドライン2007．金原出版, 東京, 2007
2) 天野俊康．男子の思春期教育．小児科．2009；50(11)：1703-6
3) 石川英二, 川喜多睦司．陰茎包皮の年齢変化．泌尿器科紀要．2004；50(5)：305-8
4) 永井 敦．思春期に考えておくべき射精障害．思春期学．2007；25(3)：293-6
5) 天野俊康．射精障害の現状と問題点 早漏と遅漏（射精困難）について．日本性科学会雑誌．2013；31(1)：55-64
6) 永尾光一．思春期に教えるマスターベーションの方法．男の子の体と性の悩み-正常から病気まで．少年写真新聞社, 東京, 2002
7) 野々山未希子．教員が性教育において医療関係者に期待する役割．日本性感染症学会誌．2007；18(1)：48-57

3　性成熟期

❶ 不妊（女性）

　性成熟期は，人生のうちで性行動が最も活発な時期であり，本書の内容全体がほぼ性成熟期を念頭に置いて書かれている。したがって本項では，生殖活動も活発な時期という理由で，「不妊」に関わる性機能不全について取り上げる。不妊症治療は，近年ニーズも治療技術も伸びている。前者は結婚年齢が遅くなり40歳前後までの不妊症患者が増えていることで，後者は無論，生殖補助医療（assisted reproductive technology：ART）を含めた不妊治療の進歩である。不妊治療の詳細は，この後の生殖医療の項（293頁～）に譲る。患者にとっては，

治療への期待感も大きい一方，不妊そのものと治療がもたらすストレスも大きく，生殖医療界は日本不妊カウンセリング学会の活動や，不妊症看護認定看護師を養成するなどして対応している。しかし治療現場の大きな問題である性機能不全や，性に関わる夫婦間の葛藤に対しては十分な取り組みができているとは言えず，より専門的な取り組みは喫緊の課題である。

(1) 性機能不全によって生じる不妊
(疾患名はDSM-5の名称に下線)

不妊症として取り組む必要のある性機能障害についての概略を記す。実際のセックス・セラピーについては本書の各論等を参照されたい。

a）どんな性機能障害が不妊の原因となるか

そもそも，不妊症の定義が「コントロールしない性交があるにもかかわらず妊娠しない」とされている時点で，性機能不全は不妊症の学問，研究，教育から抜け落ちている。しかし，治療現場での実感からは，そろそろこの定義を変え，不妊原因の一つに「**性機能不全**」を加える時期かと考える。

① 性交による妊娠を前提とする場合，不妊と直結する性機能障害は，男性では勃起障害（erectile disorder：ED）と射精障害（射精遅延と早漏）であり，女性では挿入障害（penetration disorder）である。男女とも性嫌悪障害（sexual aversion）では，性行動が起こらないので不妊となる。また，男性の性欲低下障害は引き続き勃起障害ともなるので，性交できず不妊となる。

② 状況により性交もできるが，女性の性的関心と興奮の障害，性交疼痛障害または骨盤・性器の疼痛障害で，結果的に性交がほとんどできなければ不妊となる。

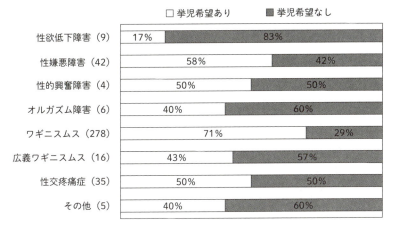

図23 性外来受診者（女性）のうち疾患別挙児希望者の割合

千葉医療センター性外来受診女性のうち，治療によって妊娠を希望している者の割合を示す（1987〜2011）。疾患名はDSM-Ⅳに準ずる。疾患名の後の（数値）は受診者数。広義ワギニスムスは，挿入した経験はあるが事実上性交できない状態を指す。

b）性機能不全と挙児希望の頻度

図23は，筆者（婦人科医）の性外来受診者における挙児希望者の割合で，「**性機能不全による不妊症**」に当てはまる。受診者数が最も多いのがワギニスムス〔挿入障害（penetration disorder）〕であること自体，受診者の偏りを示し，患者の多くが妊娠するために受診するということがわかる。また性交ばかりか，性的接触すべてに拒絶的である性嫌悪障害の受診者の半数以上が挙児希望であることからも，挙児への願望あるいは圧力が女性を治療に向かわせることがわかる。

c）性機能不全の治療と生殖医療の選択

この部分を書くにあたって筆者は，社会の価値観変容に隔世の感を抱く。日本性科学会が活動を始め，筆者が性治療を始めた1970年代では，妊娠と性交は一連のものであった。1978年にイギリスで，1983年に日本で最初の体外受精児が誕生しても，日本の社会においては，どちらか

というと自然に反する行為で，不妊治療も「そこまでしなくても」という人が多かったのである。しかし今や5％近くの子どもが生殖医療で出生しており，人々の体外受精を含めた生殖医療の受け止め方は「選択肢の一つ」となってきた。

とはいえ，性についてのスタンスはむしろ多様化している。生殖医療を受け入れる人が増えても，どのようなレベルであれ，受け入れ難い人もいる。まして性交（行為）ができない人にとって，価値観はより複雑である。当然ながら，カップル間の乖離も小さくない。

「**性交ができない**」には様々な理由があろう。心因性の性機能不全では，例えば同性愛指向に気づき，「自分は無理に異性とセックスする必要はない」となれば，それも解決である。そのうえで「生殖医療での挙児」も選択肢であるという考え方も，（法律はともかく）社会に受け入れられてきた。

性機能不全で挙児希望の患者に対しては，性治療，生殖医療のどちらの治療者も，不安と焦りでいっぱいの患者（カップル）に対して，十分な情報を提供したうえで当事者が選択できるように配慮する必要がある。ともすると，高齢な患者に対しては，まず生殖医療を勧めたくなるかもしれない。しかし，どちらも簡単に目的達成できるものではなく，ミスリードは避けたいものである。また，患者（カップル）の気持ちや考えは治療中にも変化するので，治療過程での意思の再確認が必要である。

一方，当面は「生殖医療による妊娠」を希望しても，挿入障害の患者の中には，腟鏡診，経腟超音波診といった治療に必要な婦人科診察・治療手技を受けられない者もある。この場合は，性治療といっても，当面の目標を「婦人科診察ができる」に置いて治療を開始する。生殖と離れて，将来の婦人科疾患に備えて「婦人科診察」を目標に治療する患者もいる。

そのうえで，図24 のアルゴリズムを参考にされたい。患者（カップル）のより良い選択のために，性治療，生殖医療双方の治療スタッフが，他方の情報を学ぶことも必要である。

図24 性機能不全の治療と生殖医療選択のアルゴリズム

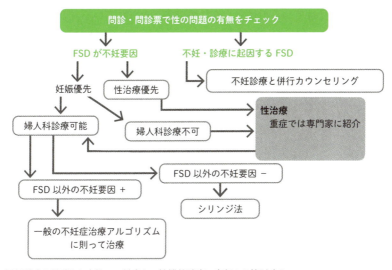

不妊外来を受診した女性への対応を，性機能障害の有無から検討する。
FSD：female sexual dysfunction（女性性機能障害）
シリンジ法：精液を注射筒に取って腟内に注入する。腟内射精と同様の結果が期待できる。かつては「スポイト法」と称していたが，この呼称が一般的となってきた。

(2) 不妊，あるいは不妊治療によって起こる性機能不全

　不妊治療が長期化すると，排卵期のみの性生活に集約したり，セックスレスとなり不妊治療にも支障をきたすケースが増えてくる。この問題は，不妊治療の現場では，不妊以前の性機能不全よりはるかに高頻度で，むしろ日常的な問題ではないだろうか。

　不妊治療関連のセックスレスとしては，排卵日の勃起障害（ED）がよく知られているが，女性も排卵日の性交を求めつつ，性欲低下に陥っており，夫婦間の愛情表現，あるいは楽しみとしての性生活は劣化しがちである。排卵日に集約された性生活の背景としては，夫妻それぞれが自尊感情を失い，性交を求める妻の言葉も「どうせできないのでしょう」，「どうせ私は…」など，相手の性欲を牽制する裏メッセージが届けられる。

複数の調査で，不妊であることや不妊治療によってセクシュアリティに負の影響を受けているのはむしろ女性の方，とされている。調査でわかるのは性機能不全の前段階のことであるが，治療が長期化すれば性機能不全に陥る可能性が高い。それは不妊治療の実りを低下させるばかりか，治療が患者のQOLを，特にセクシュアリティを劣化させることを，不妊治療スタッフは念頭に置くべきであろう。

　多くの人は，セックスの合意形成，特に問題があるときのそれは不得手である。不妊治療は，科学技術による妊娠プログラムに，人間の性行動という極めて感情や情動と結び付いた行動を介在させようとすることで，そもそも危うい試みである。また，統計的にも不妊治療で患者が陥ることが多いとされている性の問題は，オリエンテーションでも伝え，治療経過中のカウンセリングで常に触れていくべきである。

　重篤なセクシュアリティの問題や性機能不全については，個々の状態の治療もさることながら，夫婦間の感情に介入する心理療法が必要である。セックス・セラピーの分野では「**マリタル・セラピー**」と称され，カップルの関係性に照準を合わせたカウンセリングである。

(3) 慢性疾患と不妊あるいは妊孕性温存への取り組み

　悪性疾患を含め，慢性疾患や治療が長期にわたり影響を及ぼす疾患にはQOLへの配慮が必要である。QOLの目標は，なるべく以前同様の日常生活，社会復帰，そしてセクシュアリティの維持である。子どもや若者であれば，成長に応じたこれらの獲得を視野に入れなければならない。

　セクシュアリティ，なかでも性生活については，疾患ごとのアプローチが必要であるが，組織的な取り組みのある分野はないと言ってよい。しかし個別の活動報告は見られ，本書では，「第IX章　疾患とセックス・セラピー」で取り上げているので参照されたい。

　妊孕性温存については，より取り組みが進んでいる。生殖医学の進歩はめざましく，早くから確立された精子温存に次いで，卵子，卵巣の

凍結保存技術も進歩し，施行施設も増えてきた。

　女性の妊孕性温存の方法としては，①受精卵の凍結保存（体外受精による），②卵子・卵巣の凍結保存，③卵巣の移動（骨盤への放射線治療範囲外へ，卵巣の位置を移動する），④化学療法中の卵巣機能抑制（GnRHアゴニストにより），⑤子宮がん，卵巣がんにおいて，早期発見を含めた縮小手術の追求，⑥性機能の維持（心身両面で）などが挙げられる。

　これらの技術の開発普及には日本がん・生殖医療学会が立ち上がり，国際学会とも連携して活動している。とはいえ，その課題は山積みである。がん治療と生殖医療が同じ施設でできるところは未だ少なく，腫瘍専門医と生殖医療との連携治療は，まだ十分とはいえない。また卵子，卵巣の保存ができたところで，それを使った妊娠までには多くの課題がある。さらに，患者が未成年や子どもの場合には，治療に先立って妊孕性温存処置をするかどうか，保存した卵子・卵巣の保管と使用について，決定権の問題もさることながら，本人の年齢や成熟度，セクシュアリティへの認識に応じたインフォームド・コンセントと長期的な見守りが必要である。患者が年少であっても，エビデンスに基づいた情報提供と決定に際してのサポートはQOLを改善するという報告もあり，これらについて医療側の経験値の蓄積が待たれる。

　妊孕性温存や妊娠へのサポートは，**リプロダクティブヘルス・ライツ**の考えに基づいて行われる必要がある。また，それは「性の健康」を基本とするサポートであるべきである。思春期以前の若年者に対しては，一般の若者対策から漏れないセクシュアリティ教育，個別には易感染性への理解，望まない妊娠を避けるための情報，必要に応じた性ホルモン補充などを経て，とかく自尊感情が劣化しがちな罹患後の若者をサポートすることが肝要である。特に妊孕性温存については，疾患（腫瘍）と生殖医療が担当するので，双方で性・心理学的配慮ができるようにしたいものである。

（大川　玲子）

参考文献

1) 大川玲子. 特集 生殖医療におけるカウンセリング. 女性性機能障害のカウンセリング. 産科と婦人科. 2013; 80 (11): 1492-6
2) Czyżkowska A, Awruk K, Janowski K. Sexual satisfaction and sexual reactivity in infertile women: the contribution of the dyadic functioning and clinical variables. Int J Fertil Steril. 2016; 9(4): 465-76
3) Peterson B, Boivin J, Norré J, et al. An introduction to infertility counseling: a guide for mental health and medical professionals. J Assist Reprod Genet. 2012; 29(3): 243-8

❷ 不妊（男性）

　日本国内の出生数は1974年に年間200万人あったにもかかわらず，40年後の2014年には100万人にまで半減している。近年の合計特殊出生率も低値で推移しており，少子高齢化の現在において不妊症は日本の国家的な問題であると考えられる。近年の報告では，6カップルに1組は不妊症であることが判明しており，その原因の約半数は男性が関係していることが明らかになっている[1]。しかし，一般的に男性が不妊症になりうると十分に認識されているとは言い難く，男性における不妊症治療は女性と比較すると大きな遅れがある。特に，男性不妊カウンセリングの分野における研究は世界的に見ても極めて少なく，男性は忘れ去られていると言っても過言ではない。その理由として，①未だに一般的に男性不妊症の認知度が低いということ，②世界的に文化・民族・歴史的背景から男性の妊孕性を「男らしさ」といった性的役割につなげて考えるために，男性側が不妊症を受け入れようとしないことが挙げられる[2]。しかし，セックス・カウンセリングそのものが男性不妊症の治療となりうる事例も少なくない。それぞれの診療のポイントについて以下に述べる。

(1) 男性不妊症診療に対する留意点

　忘れてはならないのは，治療の最終目標は妊娠・出産であり，そこに向けて患者と接していかなくてはいけないということである。ともすれば精液検査の結果だけに目が行きがちであるが，精液検査はあくまでも男

性の妊孕力の指標の一つでしかなく，すべてではないということを認識する必要がある．挙児にたどり着くために介入が必要な場合には適切な治療を行い，患者自身の努力が必要な場合にはその指導を行っていく．また，他の疾患と異なり，配偶者の因子も考慮しなくてはいけないため，女性の生殖補助医療を含めた適切な治療法を，適切な時期に提案していくことが肝要である．そのため，診察やカウンセリングには，男性患者本人だけでなく，パートナーである女性も同席していただき，お互いの認識を一致させることが望ましい．また，パートナーの女性を担当する婦人科医との連携を密にする必要がある．

　まずは，診断のいかんにかかわらず，造精機能に悪影響を及ぼすと考えられる生活習慣について該当するものがあれば指導を行っていく必要がある．精巣温度上昇，肥満，喫煙は従来より精子形成に悪影響を与えると言われている．サウナは極力避け，下着はトランクス型が望ましく，肥満の人にはダイエットの努力をするように，喫煙者には禁煙をするように指導する[3]．肥満に関しても，男女とも不妊症との関連を示唆する報告が増えており，男性においてはBMI（body mass index）25以上，とりわけ30以上で精液所見が悪化することが示唆されている[4]．これらに対する指導を念頭に置き，そのうえで検査・診断を進めていき，その診断に基づき治療を進めていく．

(2) 男性不妊症とセックス・カウンセリング

　究極の生殖補助医療である顕微授精（intracytoplasmic sperm injection：ICSI）が可能となった現在，たとえセックスをしなくても子どもを作ることができる技術は確立している．日本産科婦人科学会の報告では，2015年に国内の医療機関で51,001人の子どもが体外受精を利用して誕生した．つまり，約20人に1人が体外受精で生まれた計算になる．しかし，これらの治療は保険診療の適用外であり，患者カップル（特に女性）にかかる肉体・精神・経済的負担は非常に大きい．

　厚生労働省の研究班の調査（2015年）によると，男性不妊の原因は

表28 男性不妊症の原因

①精巣で精子を作る機能が低下	82.4%
精索静脈瘤	30.2%
染色体・遺伝子異常など	10.1%
原因不明	42.1%
②勃起や射精などができない	13.5%
勃起不全	6.1%
射精障害	7.4%
③精子の通り道が詰まっている	3.9%
閉塞性無精子症	3.9%

（平成27年 厚生労働省．男性不妊調査より）

「精巣で精子を作る機能が低下」が82.4％，次いで「勃起や射精などができない」が13.5％であった（表28）。この中で，勃起や射精に問題がある性機能障害は，カウンセリングと投薬にて治療可能であり，高度生殖補助医療を回避できるケースも少なくない。これらを治療することにより，患者とそのパートナーにかかる肉体・精神・経済的負担を軽減することができるだけでなく，不妊治療の時期を経た将来における幸せなセックスライフを送るきっかけにもなりうる。また，不妊治療が契機となり自分自身の，またはパートナーの性機能障害に初めて向き合うことになるケースも多く，お互いの心中を理解し合い，気持ちを整理するように手助けする，セックス・カウンセリングは非常に重要である。

(3) 男性不妊症と性機能障害

　上記に述べたように，男性不妊症の現場において**性機能障害**は大きなウエイトを占めている。まず，最初の診察の際に丁寧な問診をとることが重要である。当院で用いている問診票を示す（図25～図27）。身体

図25 男性不妊　問診票①

<u>問診票</u>　　　　　　　　　　　　　泌尿器科

ご主人　氏名　　　　　　　生年月日　　年　月　日　歳
　　　　住所 〒　　－　　　　　　　　　TEL
職業・職種（　　　　　）

奥様　　氏名　　　　　　　生年月日　　年　月　日　歳

ご結婚されたのはいつですか？　年　月　日　歳　避妊期間　あり（　　年　　月）・なし
不妊期間は？　　年　　月

　　　　＊この問診票は当院の医療従事者以外の目に触れることはありません＊

◆ご主人にお尋ねします。
出身地（生まれたところ）はどこですか？
身長　　　cm　体重　　　kg　血液型　　　型 Rh（　　）
本日の精液は禁欲だいたい　　　日

※ 以下の質問の該当するものに ○ をつけてください。
性機能についてお尋ねいたします。
・性欲はありますか？　　　ある　・　ない　　　・勃起しますか？　　する　・　しない
・射精しますか？　　する　・　しない　　　・性行為はだいたい1週間に　　回
・精液検査を受けたことが　　　　　　　　　　ある　・　ない
・男性不妊としての治療を受けたことが　　　　ある　・　ない
・39度以上の熱が出たことが　　　　　　　　　ある　・　ない
・性感染症にかかったことが　　　　　　　　　ある(具体的に　　　　　　　)・ない
・睾丸を打って腫れたことが　　　　　　　　　ある(　　　　　　　　　　　)・ない
・睾丸を降ろす手術を受けたことが　　　　　　ある(　　　　　　　　　　　)・ない
・そけいヘルニア（脱腸）の手術を受けたことが　ある(　　　　　　　　　　　)・ない
・睾丸のふくろ（陰のう）に水が溜まったことが　ある(　　　　　　　　　　　)・ない
・入院手術を要する病気にかかったことが　　　ある(　　　　　　　　　　　)・ない
・心臓または肺の病気が　　　　　　　　　　　ある(　　　　　　　　　　　)・ない
・以下の病気にかかったことがあれば ○ をつけてください。
　　　　　　結核　　　糖尿病　　　おたふくかぜ
・ステロイド剤（副腎皮質ホルモン）または精神科の薬を使ったことが
　　　　　　　　　　ある（薬品名　　　　　　　　　）・ない
・アレルギー体質または体に合わない薬が
　　　　　　　　　　ある（薬品名　　　　　　　　　）・ない
・タバコを　　吸う（　　　本 ×　　　年）・　吸わない
・お酒を　　　飲む（　　　合 ×　　　年）・　飲まない
・食欲は　　　ない・普通
・睡眠は　　　悪い・普通
・便通は　　　悪い・普通
・小便の回数は 昼間　　　回（夜間　　　回）

　　　　　　　　　　　　　　　　　　　　　裏ページへ　➡

第Ⅵ章　ライフステージとセックス・カウンセリング

図26 男性不妊 問診票②

診察	記録

現 症　[腫瘤, 切開創, 疼痛部位 などは図示すること]

一般所見
腹　部
右　腎
左　腎
膀胱部
陰　茎
外尿道口
会陰部

睾　丸 { 右 / 左
副睾丸 { 右 / 左
精　管 { 右 / 左

前立腺
　大きさ
　硬さ
　表面
　中央溝
　圧痛　+　−

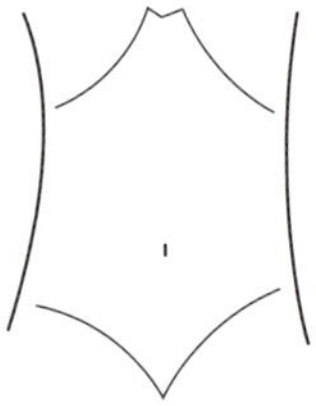

		月　日	月　日
精液所見	禁欲日数	日	日
	量	cc	cc
	粘稠度	粘稠 サラサラ	粘稠 サラサラ
	精子数	×10⁶	×10⁶
	異常精子	多い, 少ない	多い, 少ない
	白血球		
	赤血球		
	細　菌		
	運動率	%	%
初診時尿所見	外　観		
	潜血反応		
	比　重		
	蛋　白		
	糖		
	塩　類		
	pH		
	赤血球		
	白血球		
	上　皮		
	円　柱		
	粘　液		
	細　菌		
	腫瘍細胞		

図27 男性不妊　問診票③

```
                        ＊お願い＊
    必ず連絡がつく場所をご記入ください。（急な日時変更で必要な場合があります）
    連絡先の名前
    TEL                              （携帯もしくはご自宅でも結構です）
    時間帯                            （個人名で　・　病院名で）
    ※ご本人が不在の場合，内容をお伝えしてもよろしいですか？（はい　・　いいえ）
                                     （留守録　OK　・　NO）
```

◆以下，奥様にご記入願います。
・以前に通院されていた病院が　　　　ある（病院名　　　　　　　年　　月〜通院）
　　　　　　　　　　　　　　　　　　ない
・妊娠したことが　　　　　　　　　　　　　　　　　　ある・ない
・流産したことが　　　　　　　　　　　　　　　　　　ある・ない
・基礎体温をつけていますか？　　　　　　　　　　　　はい・いいえ
・二相性ですか？　　　　　　　　　　　　　　　　　　はい・いいえ
・高温期は約14日間ありますか？　　　　　　　　　　　ある・ない
・卵管の通過性の検査をしたことが　　　　　　　　　　ある・ない
・狭窄（狭いところ）があると言われましたか？　　　　はい・いいえ
・閉塞（つまっているところ）があると言われましたか？はい・いいえ
・フーナーテスト（性行為後子宮粘膜の精子の有無の検査）を　した・していない
　そのとき精子が子宮にとどいていないと言われましたか？　　はい・いいえ
・人工授精を受けたことが　　　　　　　　　　　　　　ある・ない
・どこで何回受けましたか？（　　　　　　　　　で　　　　回）

今までにかかった病気をご記入ください
（
）

第Ⅵ章　ライフステージとセックス・カウンセリング

表29 射精障害の種類とその頻度

腟内射精障害	77%
早漏・遅漏	8%
逆行性射精	11%
射精反射がない	3%
その他	1%

(獨協医科大学越谷病院および関連施設，2014年)

所見や精液検査の結果だけでなく，性欲・勃起・射精・性行為回数まで確認する．この時点で，勃起・射精障害といった性機能障害や，未完成婚などの診断が可能となる．また，患者は羞恥心のために，最初はすべての問題を話さない場合もあるが，診察を繰り返して信頼関係が生まれるうちに問題の核心に触れていくこともあるため，注意深く診察を進める必要がある．それぞれの詳細な治療方法については，男性性機能不全の項目(214頁〜)を参照していただきたい．

a) 腟内射精障害

男性不妊治療の現場で多く認められるのは射精障害，それも重度の遅漏(腟内射精障害)である(**表29**)．腟内射精障害患者は，陰茎の腟への挿入が可能であるために未婚の時点で受診する場合は多くないが，子どもを作るという目的ができた時点で射精ができないということが問題となり，切羽詰まって専門機関に受診する．また，精液検査にて良好の結果であったとしても，**フーナーテスト**にて性交後の子宮頸管粘液内に精子が認められない場合は，射精障害の可能性があることに留意する必要がある．

腟内射精障害患者に対して治療に長時間を要する場合，パートナーの年齢を考慮して，**シリンジ法/スポイト法**(マスターベーションにて採取された精液を，シリンジもしくはスポイトを用いて腟内へ注入する方法)を指導する必要がある．この方法は安価・簡単に施行可能であり，診察室に

スポイト法のための精子採取用容器と注入用シリンジをセットで常に用意しておくと便利である。

b）タイミング法による勃起障害

不妊治療の一環として**タイミング法**（排卵日を推定して性行為を予定して行う方法）が一般的に行われているが，タイミング法を開始してから性交回数が減少する傾向があり，生殖を意図した義務的な性行為がストレスとなり，勃起障害を起こすこともある。これら不妊治療に関連した性機能障害は，心因性（機能性）勃起障害の典型例であり，PDE5阻害薬が有効である。

c）未完成婚，性欲障害

不妊治療が契機となり，未完成婚の状態が明らかになることも少なくない。カウンセリングの進行が難渋する場合，セックスをすることと子どもを作ることの目標を分けて考え，生殖補助医療を優先させることもありうる。

不妊治療における男性性機能障害の治療には，パートナーである女性の協力が必要不可欠である。カウンセリング時には同席してもらうことでお互いの疾患への理解を深めることが可能となり，治療への手助けとなる。また，患者やパートナーの年齢や希望を考慮し，治療のゴールを決定する必要がある。いったん不妊治療を開始された後には，セックス・カウンセリングより不妊治療が優先されがちであるが，不妊治療が成功した後にも性機能障害の治療を希望されるケースもあるため，患者のニーズに合わせた治療が必要となる。

〔小堀 善友〕

参考文献
1) Foresta C, Moro E, Ferlin A. Y chromosome microdeletions and alterations of spermatogenesis. Endocr Rev. 2001; 22(2): 226-39
2) Petok WD. Infertility counseling (or the lack thereof) of the forgotten male partner. Fertil Steril.

3) Practice Committee of the American Society for Reproductive Medicine. Smoking and infertility: a committee opinion. Fertil Steril. 2012; 98(6): 1400-6
4) Hammiche F, Laven JS, Twigt JM, et al. Body mass index and central adiposity are associated with sperm quality in men of subfertile couples. Hum Reprod. 2012; 27(8): 2365-72

❸ 周産期

(1) 妊娠は性生活のターニングポイント

　妊娠・出産は今のところ，女性だけに起こる生理現象である。女性の人生やセクシュアリティにとって大変重要であるにもかかわらず，性的な事象として尊厳をもって扱われないことで，女性の心身の不調を引き起こす可能性がある。性的パートナーにおいて，性交時はもとより妊娠・出産となると，妊娠する側としない側の立場は著しく異なる。妊娠する側は妊娠のリスクや楽しみを享受する立場であり，妊娠しない側は妊娠できないという負い目を持つ代わりに身体への直接的リスクはない。お互いの違いを強調される事象でもあることから，妊娠中や産後の性行動は，お互いの性的な感覚のすれ違いによって変化しうる。性別違和をもつパートナーや同性愛の関係性でも同様である。

(2) リプロダクティブヘルス

　リプロダクティブヘルス・ライツの考え方に基づけば，妊娠，流産，異所性妊娠，胞状奇胎，中絶，避妊，不妊，出産などは，いずれも健康課題として特別な感情を差しはさまないで対応されることが望ましい。これらのことは本質的に，女性の身体権を優先して対処すべきものであり，未婚であるとか，学生であるというような属性で判断してはならない。「妊娠だからめでたい」とか，「中絶だからけしからん」といった価値判断も不要である。性と生殖に関わる権利は，思想，信条，性別，年齢，婚姻状態にかかわらず守られるべきものであることを，専門家は肝に銘じるべ

きである。

　仮に，対応するセラピストやカウンセラーが自分の主義主張をクライエントに押し付けるのであれば，それは専門家ではなく一般人としての対応とみなされる。周産期には，家族関係，社会的事情，妊娠の思いがけない異常経過など，考慮すべきことが多々あるが，その都度，本人にとってより良い選択肢を選ぶ支援をすることが重要である。

(3) 妊娠中のセックスの多様性

　性を生殖に歪小化するならば，妊娠中のセックスは不要ということになる。しかし，性を生殖のみに限定しても，妊娠という変化が起こるのは女性だけなので，ヘテロセクシュアルのカップルの場合，**男性は妊娠しないという現実に配慮する**ことが必要である。また，妊娠しても男女とも性欲がなくなるとは限らず，妊娠中も変わらなかったり，性欲が増すこともある[1]。レスビアンカップルの場合も，妊娠しない側はco-motherとして[2]，妊娠中の変化を，胎動などの楽しいことも，腰痛やお腹の張りなどのつらいことも，共有することができる。ペニスの挿入にこだわる性行為は，この時期にはときに達成困難であるが，そもそも**性的行為は挿入に限らない**ことを知ることも，性のバリエーションを知る好機である。

a) 体位：女性上位や後背位，側臥位など[3]

　妊娠初期は体位を気にする必要はないが，つわりや着床出血など不安要素が多い。妊娠中期は安定期と呼ばれ，つわりも収まりお腹の張りもあまりない時期だが，下腹部のふくらみが始まるので，腹部の圧迫は避けたい。妊娠後期は，うつ伏せになれず正常位での性交は困難である。女性上位や後背位，側臥位など，体位の工夫が必要である。体位のバリエーションについては，434頁 図40 ～435頁 図47 を参照のこと。

b) 頻度

　非妊娠時と同様，決まりはないのでお互いに交渉が必要である。妊

娠中のパートナーだからこそ，産後や子育てにも必要なコミュニケーションをとる必要がある．妊婦健診や助産師外来でも，妊娠中のセックスについて質問してよいことを伝えることは重要である．産後のセックスレスに対しては，妊娠中からの情報提供が有用なことがわかっている．

c)注意点

妊娠を維持するプロゲステロン（黄体ホルモン）の増加と相対的なエストロゲン（卵胞ホルモン）の低下により，腟潤滑が低下する．女性は痛みを感じると性反応が冷めてしまいやすい．妊娠前と同じようにではなく，新たな関係性を築くつもりで，男性も女性も変わりゆく身体を探求する気持ちが必要となる．性欲が起こりにくい場合も，性欲がすれ違う場合もあり，抱き合う，手を握るなど，お互いの性的ニーズのすり合わせや変化を楽しむ工夫が必要である．

(4) 医学的課題とセクシュアリティ

周産期に関わる専門家は，日常的に生と死に接しているが，その感覚と一般の人の感覚は違うことを認識すべきである．分娩機序など生理的に起こりうることでさえ，聞くのも想像するのもつらい人もいる．さらには，思いがけない医学的処置で起こるトラウマにも注意すべきである．緊急帝王切開で妻が死にかけたという記憶で勃起障害を起こす男性もいるし，流産の不安から性交できない，ペニスが胎児の頭に刺さらないか不安という，医学的には正しくない懸念もある．会陰切開，出血多量や輸血などの際も，本人だけでなくパートナーのトラウマにならないように配慮する必要がある．児の異常として，新生児仮死，外表奇形，死産なども，自尊感情の低下やパートナーに対する不満，性嫌悪などにつながる可能性もある．

a)妊娠初期：妊娠4週〜13週ごろ

待ちに待った妊娠でも，つわりや妊娠初期の出血など，思わぬ身体の

変化でセックスどころではなくなることもある。また，体がつらいのに，それまで通り求められて腹が立つなど，男女がすれ違いやすい。妊娠初期や中期，後期の性行為，あるいは産後の性行為は，すでに妊娠中や産後なので，生殖目的以外の性行為であるが，パートナーシップや双方の性欲の充足にとって重要なことである。特別な医学的理由なしに，妊娠中だからしなくてよい，あるいはしてはいけないと医療従事者側で決めつけるのは，セクシュアルヘルスを尊重しない考え方である。腹部は，12週でようやく膀胱を越えてふくらんでくる程度で，うつ伏せにもなれる。

妊娠したという事実や，つわりの開始で，女性は急に性交に対して消極的になりがちである。妊娠初期は受精卵が着床してできる絨毛が子宮内膜に入り込む時期で，絨毛膜下血腫ができやすく，出血が起こりやすい時期でもある。また，妊娠中を通して子宮に行く血流が多く，子宮口や腟粘膜が脆弱で傷つきやすいので，ふとしたことで出血する。

性行為で流産をすることはまずないが，出血することはある。また，上の子の授乳中に妊娠した場合，授乳を止めるように指導する医療従事者は多いが，授乳の有無と流産は関係がなく[4]，授乳は出産まで継続してもかまわない。妊娠中の母乳は薄く，産後は白い初乳に変わる。また，不妊治療の末の妊娠や，高齢妊娠，合併症のある妊娠など，むしろパートナーの夫側が子どもにかける期待が大きい場合，妊娠経過を怖がって過度に行動の制限をしたり，妊娠中の一切の性行為を封印したりする場合もある。

医療従事者側でも，妊娠中の性交に関して，早産リスクなどを考慮すると，「大丈夫」と太鼓判を押すには勇気がいるが，何を心配していて，どの程度なら問題ないのかを話し合って納得してもらうことが重要である。

b）妊娠中期：妊娠14週～27週ごろ

胎盤が安定せず絨毛膜下血種があったり，内子宮口に胎盤が付着している**前置胎盤**では，性行為による子宮収縮は避けるべきであり，性行為は医学的禁忌となる。コンドームなしの腟内射精では，精液中のプロ

スタグランジンにより一時的に子宮収縮が起こるが，それで流・早産が起こることは稀である。

正期産時期より前の性行為があった方が早産率は高い．早産率は，性行為があった群で3.9％，なかった群では0.2％であったという報告もある[5]．しかし，性交があった群が，そもそも対象者の約半数の48.7％であり，早産リスクのみを理由に性交を禁止するのはQOLの点で若干無理がある．妊娠中のコンドームを使用しない性交による感染や破水が多いという報告はない．

c) 妊娠後期：妊娠28週〜40週ごろ

妊娠中の腰痛やお腹の張り，浮腫や便秘などの不快症状があり，性行為に集中しにくい可能性がある．子宮収縮も生理的な張りとして自覚しやすくなり，オルガズムでは明らかな収縮を起こすことがあり，不安になりやすいと言える．

生理的な張りと病的な張りは，区別するべきである．規則的に10分以内に痛みを伴う張りがあれば病的であるが，立ったり座ったりの動作に伴うものや，胎児の動き，母体疲労，長時間の立ち仕事などで一時的に張るのは問題ない．愛撫としての全身マッサージ，肩もみや，抱き合う，一緒にお風呂に入るなど，普段とは違うスキンシップも期間限定で楽しむことができるだろう．「性交とはこういうもの」というワンパターンに陥らないことは，年齢が上がって体のどこかに不具合が生じても愛し合える鍵となる．

d) 産後：出産から約2カ月

自宅で産まない限り，産後は病院や産院，助産所に入院となる．近年，立ち合い出産も増加し，約半数が子どもの出生を共に迎えているが，立ち合い方によっては夫側のトラウマになる可能性がある．特に，腟口の進展や，児頭の娩出，出血，会陰裂傷や切開創などを積極的に見せることは控えたい．医療者の普通とは異なる一般の人の感覚を尊重すべ

きである．見たい場合は無理に隠すことはない．逆に，いくら感動的で美しくても，本人の意思に反して見せることは暴力になりうる．

　産後は，母体にとっては傷ついた場所を癒す期間であり，母乳で性的な満足を得ていると，なかなか性交に至らない．産後1カ月健診では，ほとんどの女性の会陰は治癒しており，性交にも問題はないが，悪露が残っていたり，創部の違和感がある場合，また妊娠中から産後にかけて痔疾があると，性的な行為からは遠ざかりがちである．半年から1年も経てば，多くのカップルで元に戻るが，中には産後セックスレスから二人目不妊に至る場合がある．妊娠中や産後のライフイベントを見直し，新たな気持ちで一つひとつやり直すなど，工夫が必要である．特に妊娠先行型結婚の場合，妊娠が意図的でない分，妊娠を待った記憶がない．すぐに妊娠したという思い込みがある場合は，性交を楽しみ，回数を惜しまないことも提案として大事である．

(5) 流産，中絶後

　流産の中でも反復する**不育症**では，妊娠するのが怖くなったり，異所性妊娠や胞状奇胎などの異常妊娠後も性交に前向きになれないことがある．そのような場合は，ピルなどで確実な避妊をして妊娠しない性交を楽しみ，時間とともに，起こったことを受け入れられるようになったらピルを止めて妊娠するなどのプランが有効である．中絶の場合も，心身を休める意味で，ピルやIUS（intrauterine contraceptive system）などの方法で，妊娠したら産めるという時まで避妊することを勧める．

　流産も中絶も，出産同様，女性の体にしか起こらない．男性が思うより，はるかに心身のダメージがあることを，きちんと伝えることもパートナーシップには重要である．もちろん，パートナーがコンドームをきちんと使用して相手を労わることも役に立つ．

〔早乙女 智子〕

参考文献

1) Wallwiener S, Müller M, Doster A, et al. Sexual activity and sexual dysfunction of women in the perinatal period: a longitudinal study. Arch Gynecol Obstet. 2017; 295(4): 873-83
2) Dahl B, Malterud K. Neither father nor biological mother. A qualitative study about lesbian co-mothers' maternity care experiences. Sex Reprod Healthc. 2015; 6(3): 169-73
3) Chia M, Chia M, Abrams D, et al. 柳沢杏奈 訳. ラブメイキングのすべて タオが教える性奥義. 講談社, 東京, 2004
4) Ishii H. Does breastfeeding induce spontaneous abortion? J Obstet Gynaecol Res. 2009; 35(5): 864-8
5) Halimi Asl AA, Safari S, Parvareshi Hamrah M. Epidemiology and Related Risk Factors of Preterm Labor as an obstetrics emergency. Emerg (Tehran). 2017; 5(1): e3

❹ 母乳育児中のセックス・カウンセリング

(1) 日本の母乳育児の現状

　日本人の妊婦へのアンケートでは，93.4％の妊婦が「母乳で育てたい」と回答している[1]。厚生労働省の乳幼児栄養調査によると，2015年の1カ月健診での母乳栄養率は51.3％，混合栄養が45.2％であり，何らかの形での母乳育児をしている女性が約96％であると言える[1]。また，図28 に示すように，日本では子どもが1歳の時点で何らかの形で母乳育児がなされている割合が60％と，他の先進諸国と比較しても高くなっている[2]。このように，日本は先進国の中でも比較的，母乳育児を長く行う女性が多い。母乳育児による生理学的な変化が性機能にどのように影響しうるのかを踏まえて，母乳育児中のセックス・カウンセリングについて考えてみたい。

(2) 母乳育児に関連する生理学的変化と性機能への影響

　授乳に関連するホルモンの代表的なものに，プロラクチンとオキシトシンが挙げられる。
　プロラクチンは，妊娠中の乳房の発育と乳腺細胞の分化に重要な役

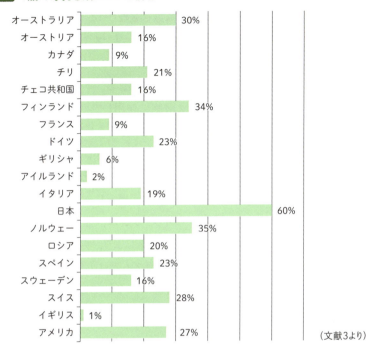

図28 1歳で母乳を飲んでいる割合

（文献3より）

割を果たす。分娩直後にピークを示し，その後，緩やかに低下する[3]。乳汁分泌の開始と維持に必須のホルモンである。授乳しないと産後2週間で正常非妊娠時のレベルに戻る[3]。授乳婦でも，基礎値は産後2〜3カ月で非授乳婦と同様に非妊娠時のレベルに低下するが[4]，授乳による乳頭の刺激の度に一過性に上昇する。授乳回数が多い方が血中プロラクチン濃度は高くなる。作用の明確なメカニズムは不明であるが，視床下部でのプロラクチンの存在により，性腺刺激ホルモン放出ホルモン（gonadotropin-releasing hormone：GnRH）の作用が低下し，卵巣からのアンドロゲンやエストロゲンの分泌が抑制される[5]。エストロゲンの低下により腟の潤滑が減少し，腟上皮が萎縮するため，性交痛の原因となる[5]。卵巣からのアンドロゲンの低下は，性欲の低下に関連すると

されるが，性欲の低下はホルモンの影響だけではなく，性交痛による二次的なものや，産後の疲労そのものも原因となりうる[6]。

授乳に関連するもう一つの重要なホルモンが，**オキシトシン**である。オキシトシンは乳汁産生の維持に主要な役割を果たすとともに，子宮の収縮を促す。児が乳頭に吸着する刺激に反応して，下垂体後葉からパルス状に放出され，乳腺房の筋上皮細胞に作用して射乳反射を起こす。児が吸着するという直接の刺激だけでなく，児のことを考えたり，泣き声を聞いたり，児の匂いを嗅いだりするだけでもオキシトシンが分泌され，射乳反射を引き起こす[7]。また，オキシトシンは神経伝達物質としても働き，鎮静作用，愛着行動を促進する作用，痛みに対する閾値を上げる作用など様々な作用を及ぼす[8]。オキシトシンは，性行動でも重要な役割を果たしている。濃厚なふれあいやキスにより，男女ともに性交中は血中のオキシトシン濃度が上昇し，オルガズムでは大量のオキシトシンが血中に放出される[8]。そのために，授乳中の女性では，性交でのオルガズムの際に母乳の漏れを経験することがある[9]。

(3) 産後のセクシュアリティに対する母乳育児の影響と対応策

a) 腟の乾き，性交痛

前述のように，授乳中の女性では低エストロゲンによる性交痛をきたしやすいとされている。日本人の報告でも，産後4～5カ月の時点でのthe female sexual function index（FSFI:女性の性機能に関する指標）での性的疼痛は人工乳に比べて母乳および混合栄養では有意に低い（＝性交痛をきたしやすい）[10]。しかし，産後3カ月では性交痛は授乳の有無と特に関連があるが，産後6カ月では関連がないとの報告もある[11]。また，Averyらによると，授乳中の女性で「腟の潤滑が減った」と感じる者が55.1％，「変わらない」が39.4％，「増加」が5.6％と報告されており[9]，ホルモンの変化による影響は個人差も大きいことを認識しておくべきである。

産褥期の性交痛に対しては，水溶性の潤滑剤を腟の入口と周囲だけでなく，男性の性器にも使用することが推奨されている[12]。潤滑剤は挿入時だけでなく，前戯でも使用するとよい。

b）乳頭と乳房の感受性の増加

授乳中の女性では，性交による乳房への刺激やオルガズムにより射乳反射が誘発され，母乳の漏れが起きることがある。対応策としては，性交の前に授乳を済ませておく，母乳が漏れそうになったら手で押さえる，胸をカバーするもの（ブラジャー，授乳用肌着など）を着用しておく，などが挙げられる[12,13]。

授乳中の乳房，特に乳頭は敏感であり，前戯での乳房への愛撫やキスを不快に感じる女性もいる[12]。女性が乳房に触れられることを好まない場合は，性交中に乳房は触らない，という約束をしたり，強く揉むのは避け，優しく手で包むだけにしたり，乳頭へは口を付けない，などをパートナーと話し合えるとよい[14]。一方で，授乳による乳房の生理的な変化を好ましく感じ，性交時にもより楽しめると感じる女性もいる[14]。

c）性欲の低下

授乳中は卵巣からのアンドロゲンの分泌が低下することにより，性欲の低下が起こるとされている。前述の通り，性欲の低下は性交痛による二次的なものや，産後の疲労そのものも原因となりうるため，他の原因も考慮する必要がある。Averyらによると[9]，授乳中に性的な関心が減少した者が42.4％，「変わりない」が48.9％，「増加した」が8.7％と報告されており，個人差も大きい。授乳中のカップルには，このようなホルモンの変化による性欲の低下が起こりうることを伝え，問題が生じた場合にカップルで話し合える関係性が大切であることを強調したい。性交以外でのふれあいを持つように提案してみるのもよい。

図29 授乳による性的な快感

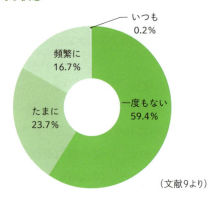

（文献9より）

d) 授乳による性的な快感

緊満した乳房から乳汁が飲みとられる際に，何ともすっきりした心地よさを感じる女性は多い。さらには，射乳反射でのオキシトシンの作用に伴って，子宮の収縮を伴う，オルガズムのような感覚を自覚する女性もいるとされている[15]。授乳による性的快感には個人差があり，一度も感じたことがない（59.4％）から，常に感じる（0.2％）まで様々である（**図29**）。授乳に性的な印象を持つと，母親は罪の意識を感じたり，混乱したりすることがある[16]。セックスと授乳で起こる身体の変化は非常に似通っているため，授乳に性的な印象を持つことは自然なことでもある。性的な快感はホルモンの反応によるものであり，生理的なものであること，性的な行為ではないので自分を責める必要はないことを伝えるとよい[14]。

e) パートナーの嫉妬

母乳育児は常に児との身体的接触があるため，「もうこれ以上，からだの接触はいらない」と感じる女性も存在し，「ふれあい過多」と言われる[17]。夫から触れられるだけで気が滅入り，うろたえる女性もいる[17]。その結果，パートナーが児に対して嫉妬したり，母乳育児を拒否したりすることがある。女性が母乳育児を開始し，継続するためには，パートナー

の理解やサポートが重要であると言われている[18]。女性のこのような反応は一般的であることを伝えることで，パートナーの嫉妬や拒絶の感情を和らげ，二人がお互いの感情やニーズについてオープンに話し合えるように促すとよい。

f）その他の問題

母乳育児を開始しない女性の中には，性的虐待や性暴力の被害の既往がある女性も存在することを心に留めておく必要がある[14,15]。その女性の内面にある，乳房に触れられることに対して抱いている心理的な葛藤やトラウマについて語られた場合に，支援者自身が慌てることなく，支持的に傾聴できるように心の準備をしておく必要があるだろう。状況によっては，心理的な問題を専門とする治療者にカウンセリングを依頼する必要がある。

おわりに

性交-妊娠-出産-授乳という一連の流れを考えると，授乳自体が女性の性的活動のしめくくりであるとも言える。授乳と性的活動には驚くほど共通点があり，両者とも女性の人生の中で喜びに満ちたものであることが理想的である。授乳中の生理的な変化により性機能に影響が出る場合もあるが，セクシュアリティの問題は，そもそも個人差が大きいことを常に念頭に置く必要がある。授乳期に起こりうる性の問題について，妊娠中からカップルに情報提供があることが望ましい。授乳期はパートナーとの関係性やセクシュアリティに大きな変化をきたしやすい時期でもある。問題が生じた時にオープンに話し合い，前向きに解決できるカップルの関係性は，子育て期には特に理想的だろう。支援者はいつでも相談に乗ることができるように，授乳期に起こりうる問題を知り，対処法を学んでおく必要がある。

この人生の大切な時期のセクシュアリティについて多くのカップルが向き合い，問題が生じた際に適切な情報が伝わることで，満足なセクシュ

アリティのあり方にたどり着けるよう願っている。

(田中 奈美)

参考文献

1) 厚生労働省. 平成27年度 乳幼児栄養調査結果の概要. 2016
   http://www.mhlw.go.jp/file/06-Seisakujouhou-11900000-Koyoukintoujidoukateikyoku/0000134460.pdf
2) Victora CG, Bahl R, Barros AJ, et al. Breastfeeding in the 21st century: epidemiology, mechanisms, and lifelong effect. Lancet. 2016; 387(10017): 475-90
3) Lawrence RA, Lawrence RM. Physiology of lactation. Breastfeeding: A guide for the medical profession, 7th ed. Mosby, 2011, pp62-97
4) 松崎利也, 清川麻知子, 尾形 理江, 他. 乳汁分泌の内分泌性調節. 産婦人科治療. 2002; 85(4): 371-6
5) La Marre AK, Paterson Q, Gorzalka BB. Breastfeeding and postpartum maternal sexual functioning: A review. Can J Hum Sex. 2003; 12(3-4): 151-68
6) DeJudicibus MA, McCabe MP. Psychological factors and the sexuality of pregnant and postpartum women. J Sex Res. 2002; 39(2): 94-103
7) Riordan J, Wambach K. Anatomy and physiology of lactation. Breastfeeding and Human Lactation, 4th ed. Sudbury MA. Jones and Bartlett Publishing, Massachusetts, 2010, pp77-116
8) シャスティン・ウヴネース・モベリ. 瀬尾智子, 谷垣暁美 訳. オキシトシン-私たちのからだがつくる安らぎの物質. 晶文社, 東京, 2008, pp151-155
9) Avery MD, Duckett L, Frantzich CR. The experience of sexuality during breastfeeding among primiparous women. J Midwifery Womens Health. 2000; 45(3): 227-37
10) 今村久美子, 茅島江子. 産後4〜5ヶ月の女性の性機能と影響要因. 日本性科学会雑誌. 2013; 31(1): 15-26
11) Connolly A, Thorp J, Pahel L. Effects of pregnancy and childbirth on postpartum sexual function: a longitudinal prospective study. Int Urogynecol J J Pelvic Floor Dysfunct. 2005; 16(4): 263-7
12) Polomeno V. Sex and breastfeeding: an educational perspective. J perinat Educ. 1999; 8(1): 29
13) Reader F. Is there sex after childbirth? Journal of the Association of Chartered Physiotherapists in Women's Health. 2005; 96: 35-40
14) Convery KM, Spatz DL. Sexuality & breastfeeding: what do you know? MCN Am J Matern Child Nurs. 2009; 34(4): 218-23
15) Lawrence RA, Lawrence RM. Physiology of lactation. Breastfeeding: A guide for the medical profession, 7th ed. Mosby, 2011, pp664-688
16) von Sydow K. Sexuality during pregnancy and after childbirth: a metacontent analysis of 59 studies. J Psychosom Res. 1999; 47(1): 27-49
17) ラ・レーチェ・リーグ・インターナショナル 編. 改訂版 だれでもできる母乳育児. メディカ出版, 大阪, 2000, pp111-116
18) Riordan J, Wambach K. The familial and social context of breastfeeding. Breastfeeding and Human Lactation, 4th ed. Sudbury MA. Jones and Bartlett Publishing, Massachusetts, 2010, pp817-836

❺ 生殖医療

(1) 生殖と性の関連

　加齢に伴い身体機能が低下し，個体はやがて死に至ることは生物の大原則であり，生殖のみが種を維持する唯一の方法である。体内受精を行う動物にとって「**性交＝生殖行為**」であることは自明の理であるが，人類は数百万年の進化の過程の中で，前頭葉の画期的膨大化を成し遂げ，快楽としての性交ならびに性的行為，セクシュアリティを手に入れた。これによりヒトは他の生物と異なる常時発情状態となり，文明・文化を発展させたと言っても過言ではない。しかしながら，つい近年に至るまで，生殖のためにはやはり性交が必須であったことに変わりはなかった。

　ところが1978年，EdwardsならびにSteptoeによる体外受精-胚移植の成功に始まる生殖補助技術の発展は，多くの不妊カップルに福音をもたらしたと同時に，生殖における性交の必然性を否定し，「**生殖**」と「**性交**」を**完全に分離できる状況**を作り出した（図30）。この視点からすれば，生殖補助医療は，生殖ならびに性の概念を完全に覆した，人類史上稀に見る改革をもたらしたことになる。

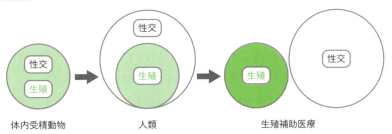

図30 ヒトにおける「生殖」と「性交」の関連

(2) 生殖医療の現況

マスターベーション等により得られた精子を、女性の腟内に注入し妊娠を試みる人工授精(artificial insemination with husband: AIH)の臨床的成功は、1799年にHunterによって尿道下裂症のため腟内射精不能の夫の精液を、妻の腟内に人工的に注入した例までさかのぼる。現在でも子宮内精子注入法(intra-uterine insemination: IUI)としてAIHが、さらにドナー精子を用いた人工授精(artificial insemination with donor:AID)が不妊治療として適応されている。これらの人工授精は性交を伴わずに妊娠を誘導することになるが、腟あるいは子宮内への精子の注入を必要とし、受精はやはり女性の体内で起こる現象であった。これに対し体外受精は、卵子を採取することにより受精自体も体外で行われることになる(図31)。すなわち精子の注入も、受精の場としての卵管も不要となり、そして性交とはまったく引

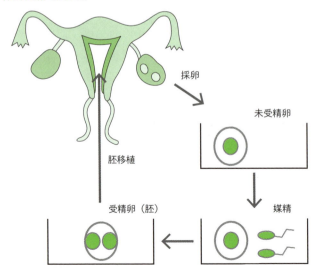

図31 体外受精-胚移植

き離された。

　生殖補助医療の内容は他の成書[1]に譲るが，現在ではすでに全世界で500万人以上の体外受精児が誕生しており，日本においても2015年には体外受精ならびに関連技術（凍結胚-融解移植，顕微授精法）により年間51,001人の児が誕生している[2]。少子少産化が進む本邦においては，年間出生児数は100万人余りであり，20人に1人は体外受精児である。すなわち，性交を経ずに妊娠し，生まれてきた子どもたちが非常に数多く存在することになる。

(3) セックス・カウンセリングならびにセックス・セラピーと生殖医療

a）生殖医療専門施設ならびに専門医への紹介

　性機能不全の内容は多岐にわたり，その治療も多様である。挙児希望のある患者においては，治療の結果として性交が可能となり，妊娠に至ることが理想であるが，生殖年齢には限界がある。特に女性の年齢が妊孕能に大きく影響することは臨床的にもよく知られており，生殖補助技術を用いても30代後半からは加速度的に成功率は減少する。妊娠を望む患者には，適切な時期に産婦人科への紹介が必要となる。しかしながら，全国のどこの産婦人科施設でも生殖補助医療を行っているわけではないと同時に，専門医が常駐するわけでもない。

　外来レベルで行い得る人工授精までの一般不妊治療と異なり，体外受精関連技術を適用するためには，それなりの施設への紹介が必要となる。日本産科婦人科学会のホームページには，最新の「学会見解に基づく諸登録施設（体外受精・胚移植の臨床実施，ヒト胚および卵子の凍結保存と移植，顕微授精，医学的適応による未受精卵子および卵巣組織の採取・凍結・保存）」[2,3]が掲載されている（2017年7月31日現在では全国で605施設）。また「提供精子を用いた人工授精に関する登録施設（12施設）」も掲載されている。

　また，日本生殖医学会は専門医制度として生殖医療専門医を認定し

ている[4]が、その数は全国で649名（2017年4月1日現在）のみである。また日本産科婦人科学会認定の産婦人科専門医が12,944名（2017年11月15日現在）に対し、生殖医療専門医はわずか5.0％にすぎない。さらにこの中で、日本性科学会会員やセックス・カウンセラー/セラピストの資格を持っている者は皆無に近い。つまり紹介先の生殖医療専門施設では、性機能不全に対する専門的知識やカウンセリング・治療を期待することは難しいと思われる。

b）紹介時の情報提供

　性機能不全患者において、生殖補助医療が必要と判断した際には、患者に以下の内容を伝える必要がある。
①生殖医療施設では性機能不全のカウンセリングやセラピーは困難であること
②「生殖」と「性」の問題は、分離して捉えること
③性機能に関しては、必要があれば自院で対応すること
　また、紹介先の施設への情報提供としては、
①マスターベーションによる精子採取の可否
②月経の状態
③内診台への搭乗、ならびに婦人科的診察の可否
④経腟超音波プローブ（直径20〜25 mmの筒状）の挿入の可否
　言い方を変えれば、これ以上の情報は生殖医療専門施設においては不要であるとも言える。採卵や胚移植に関しては麻酔法の工夫などで対応が可能であり、患者の同意さえ得られれば、施術可能である。
　一般的には通常の不妊診療を経てからの紹介になる場合が多いと推測され、産婦人科診療施設からの情報提供が主となると考えられるが、生殖補助技術に関する不十分かつ不適切な解説は、患者に不安と混乱をもたらす場合もある。専門医による早期の詳細な説明は、性機能不全にとっても良好な結果を導く事例もあり、患者-セックス・セラピスト-生殖医療専門医の継続的コミュニケーションは重要である。

(4) 生殖医療の今後

生殖補助医療は，倫理的・社会的・法的問題点を含みながら，未だに展開しつつある分野である．AIDはすでに行われており，女性から男性へと戸籍変更をした性同一性障害者においても，射精不能者においても適応可能である．さらに卵子提供が進めば，採卵の必要もなくなる．代理母による代理懐胎・代理出産が認められれば，自身が妊娠することも分娩することもなく児を得ることができる．上述したように，「性」と「生殖」は完全に分離できる時代に入ってきている．だからこそ，現代人にとって「性とは何か」を再度考える必要があるのかもしれない．

（菅沼 信彦）

参考文献
1) 一般社団法人日本生殖医学会 編. 生殖医療の必修知識. 日本生殖医学会, 東京, 2017
2) 日本産科婦人科学会. 平成28年度 倫理委員会 登録・調査小委員会報告（2015年分の体外受精・胚移植等の臨床実施成績および2017年7月における登録施設名）. 日本産科婦人科学会雑誌. 2017; 69(9): 1841-915
3) 日本産科婦人科学会HP. 平成26年度 倫理委員会 登録・調査小委員会報告（体外受精・胚移植等の臨床実施成績及び登録施設名）.
http://fa.kyorin.co.jp/jsog/readPDF.php?file=69/9/069091841.pdf（2018年2月1日現在：毎年更新されるので最新のものを参照）
4) 日本生殖医学会HP. 資格制度. 生殖医療専門医制度. 認定者一覧.
http://www.jsrm.or.jp/qualification/specialist_list.html（2018年2月1日現在）

中年期

❶ 女性

年齢的には40代から65歳くらいを想定するが，個人差は年齢とともに広がり，セクシュアリティや生殖という点でも様々な状況にあるのが，この年代である．特に女性は，生殖可能期の終盤から更年期，そして閉

経期，老年期の始まりが含まれる。一人の女性はこのすべてのプロセスをたどるが，それも一様ではない。

　―ある45歳女性は最後の妊娠に挑んでおり，他の人は結婚や性交を初めて体験する。避妊に苦慮する人がいる一方で，更年期障害に悩む人もいる。60歳のある女性は閉経後の性交痛に悩んでいる。数年以上の夫婦間セックスレスに，不満を感じる女性も満足という女性もいる。夫との離・死別後にパートナーを持つ女性もある。

　このように中高年の性は，それまでの性行動や性的関係，その時点での人間関係などによって多様である。健康状態も一様ではない。慢性疾患，悪性腫瘍なども，多くの中高年が抱える問題である。この中で，妊娠あるいは不妊，疾患とセクシュアリティは他の章で取り上げており，また関係性については老年期とも共通するので，本項では更年期・閉経を中心に解説する。

(1) 閉経期の避妊と性感染対策

　日本では40代女性の妊娠中絶率（中絶数/妊娠数）が，10代を含む他の年代より高いという事実がある。すなわち40代になると妊孕性が低下するとはいえ，閉経までは確実な避妊が必要，という認識は定着していない。性感染症も若い年代より少ないといっても，単に性活動性が低下するためであって，中高年で易感染性が下がるわけではない。避妊方法にコンドームを選びがちな日本では，避妊が不要になると性感染にも無防備となる。性交する以上は老年期まで，感染予防すなわちコンドームが必要である（性感染症についての詳細は367頁～参照）。

　「**避妊はいつまで必要か?**」という問いに対して，100％安全とする根拠は「閉経の診断基準」に準ずる。すなわち，「45歳以上で1年以上の無月経」，または「血液中のFSH（卵胞刺激ホルモン）値が30mIU/mL以上」であれば，ほぼ間違いない。

　以下にこの年代の避妊法について記す。

a）低用量経口避妊薬ピル（OC・LEP）ないし子宮内避妊具（IUD・IUS）

確実さはほぼ同程度で，最も確実な避妊法である。OC（ピル）は年齢とともに深部静脈血栓塞栓症（deep venous thrombosis：DVT）の発症頻度が高まることを念頭に置く。LEP（超低用量ピル）はその点，やや有利と言える。子宮内避妊具は，子宮筋腫などの合併症で，むしろ有効な場合と不都合な場合があるので，婦人科医と相談して適応を決める。

b）コンドーム

ピルなどに比べて避妊法としての確実性は低い。しかし性感染予防にもなり，この年代では妊孕性が低下することを考え合わせると，毎回使用するのであれば選択肢に入る。

c）他の方法

この年代では月経周期は不規則になりがちである。基礎体温法も含めて「安全日」はないと考えるべきであろう。

(2) 閉経・更年期と更年期障害

更年期は，卵巣が老化し，性ホルモン分泌機能が停止する閉経（最後の月経）周辺の期間を指す。閉経の前後1～2年，あわせて2～5年くらいの期間である。閉経の診断は，前述の「避妊はいつまで必要か？」に示したとおりで，平均年齢は51歳（45～56歳）と個人差が10年ほどある。この時期にのぼせ（hot flush）などの自律神経失調症状やいらいら，うつなどの精神症状を示す女性は多く，**更年期障害**と言われる。特に不調を感じない女性もおり，うつ病や膠原病など他の疾患との鑑別診断も必要である。更年期障害の一般的治療については他の参考書に譲るとして，本書では，セクシュアリティに関連のあるホルモン療法のみを記す。

(3) 更年期女性のホルモン療法

　女性ホルモン（補充）療法（hormone replacement therapy：HRT）は，更年期障害の症状を緩和するだけでなく，その後の健康維持，ひいては健康寿命を延ばすためにも有益であることが，最近の知見で示されてきた。『ホルモン補充療法ガイドライン』におけるHRTの有用性評価を 表30 に示す。副作用や禁忌を念頭に置きながら，健康管理をしつつ使用すれば有益性はさらに高まる。同ガイドラインでは，エストロゲン感受性悪性腫瘍との関連も含めた治療法を解説している[1]。

表30 更年期女性における以下の状態におけるHRTの有用性

血管運動神経症状（のぼせ）	A^+
更年期の抑うつ症状	A
それ以外の更年期症状	B
アルツハイマー病の予防	B
尿失禁の治療	C
萎縮性腟炎・性交痛の治療	A^+
骨粗鬆症予防	A^+
骨粗鬆症治療	A^+
脂質異常症の治療	A
動脈硬化症の予防	B
皮膚萎縮の予防	A
口腔の不快症状	B

A^+：有用性が極めて高い
A：有用性が高い
B：有用性がある
C：有用性の根拠に乏しい
D：有用ではない

（日本産科婦人科学会，日本女性医学学会 編．ホルモン補充療法ガイドライン2017年度版．日本産科婦人科学会，東京，2017, p152より）

(4) 性ホルモンとセクシュアリティ

　女性ホルモン（エストロゲン）は生殖には必須のホルモンであるが，腟粘膜の厚さ，腟分泌や性的興奮時の潤滑液漏出，腟内のpHや清浄度を保ち，性行為をスムーズに行える状態を維持する。また，外陰ほか全身の皮膚の健常な状態を保つ。骨盤底筋の組織を維持するとも言われている。HRTは閉経（両側卵巣摘出，放射線照射，抗がん剤による医原性閉経を含む）後の腟粘膜，外陰皮膚などの萎縮を改善する。

　一般に，更年期へのHRTにはエストラジオール製剤が用いられるが，腟粘膜や皮膚への効果はエストリオールが高い。この目的ではエストリオール，特に日本で多用されている腟坐剤が適切な治療法とされている[1]。

　一方，性欲や性的興奮に関与するのは，男性ホルモン（テストステロン）である。テストステロンは卵巣から分泌され，閉経によりほぼ消失するので，HRTには本来，テストステロンも必要と言われている。性毛の発育・維持，精神の活動性にも関与している。しかし，テストステロン補充の効果はエストロゲン補充の効果よりも個人差が大きく，用量効果の適切な指標，さらには適切な製剤供給がされているとは言えない。また，性欲低下や性的興奮障害に対して有効な場合がある。2017年に比較的使用しやすいボセルモンデポー®（筋注製剤で少量のエストロゲンとの合剤）の製造販売中止が決定され，容量が約2倍のプリモジアン®・デポー，ダイホルモン・デポー（いずれも商品名）が選択されると思われる。また保険薬ではないが，男性に使われるテストステロン軟膏製剤を，男性の1/10程度使用するという方法もある。副作用もあり，医師と相談のうえで慎重使用となる。

(5) 閉経後の性交痛とその対処

　閉経後まもなく，エストロゲン欠乏により腟粘膜が萎縮し，性的興奮時の腟潤滑が低下すると，性交痛が生じやすくなる。萎縮性外陰炎も性

交痛の原因となる。性交痛が繰り返されると性欲も低下し，セックスレスの原因となることも多い。夫から性交を強要される女性には大きな苦痛である。

a) ホルモン補充療法(HRT)

膣萎縮には，原因療法としてHRT，中でもエストリオールが第一選択である。エストリオールは子宮内膜増殖作用が少ないためゲスターゲン併用の必要はなく，他の副作用も少ない。前述のように，性器症状に対しては膣坐剤が推奨されている。

b) 潤滑ゼリー

膣潤滑を直接補充するゼリー剤も有効である。特にエストロゲン禁忌の女性にとっては必須のアイテムである。乾燥した皮膚や粘膜に直接使用するので，製剤はなるべく単純で刺激の少ないものが望ましい。性交時のみでなく，膣・外陰乾燥感を緩和するために，日常的膣内使用も有益である。キシロカイン®を含むゼリーは使用しない。

c) PDE5阻害薬

男性の勃起機能改善薬として知られるPDE5阻害薬は，膣周囲の海綿体の血流を増加させ，潤滑液を流出させる。ただし日本の現状では，女性に対して処方することができない。

d) エストロゲン禁忌の場合

エストロゲンは乳がん，子宮内膜がんでは通常禁忌である。したがって潤滑ゼリー等，代替療法の情報は必須である。しかし，エストリオール膣坐剤や，エストラジオールにしてもテストステロンとの併用は，乳がんの再発率に影響しないという報告もある。

一方，エストラジオールは更年期障害の治療だけでなく健康維持のために有益であることが認められ，エストロゲン感受性がんでも，治療が十

分な場合には医原性早発閉経を放置せず，HRTを行う意義があるとされるようになってきた。性交痛についてもそれに準じて判断し，本人，がん治療の主治医と相談のうえ，HRTを行うことができる[1]。

e）適切な性行為

　一方で忘れてならないのは，「腟潤滑液は性的興奮反応である」という基本である。筆者は婦人科診療で，明らかな外陰萎縮を呈するが性交痛はないという高齢女性を少なからず経験している。腟潤滑にとって粘膜萎縮はマイナス条件ではあるものの，適切な性的興奮が得られれば，腟潤滑液は流出するものと推察される。ゼリー剤は確かに一時的な効果はあるので，若い女性も含めて状況的な潤滑障害にも使用できるが，女性が楽しみ，性的興奮が得られるような性行為が第一に必要なのである。

（大川　玲子）

参考文献
1) 日本産科婦人科学会, 日本女性医学学会 編. ホルモン補充療法ガイドライン2017年度版. 日本産科婦人科学会, 東京, 2017

❷ 男性

（1）中年の位置づけ

　思春期において男性ホルモンの上昇が生じ，こころと身体のバランスが崩れるが，20歳を超えるとこのバランスがとれ，性成熟期に入る。一般的には，仕事と家庭を持ち，社会的に充実かつ安定した時期を迎える。その後，徐々に男性ホルモンが低下し，いわゆる更年期の時期を迎え，年齢的には40歳を超えた頃から中年ということを意識してよいと思われる。また，65歳以上75歳未満は前期高齢者とされており，本項では65歳くらいまでを中年期として捉えることとする。

(2) 中年期のライフステージ

中年期の前の性成熟期は，概して仕事も子育てを含めた家庭においても，上昇傾向で右肩上がりに進んでいく時期であるが，中年期には，様々な変化が生じてくる。例えば，仕事においてポジションが上がり，それなりの責任や上司・部下との間に挟まれたり，逆にリストラといったストレスもある。家庭的には，子どもの受験や就職による巣立ち，親の介護・離別といった問題点も出てくる。これまで仕事一筋で，家庭は奥さん任せといったライフスタイルに変化が起きる時期である。

(3) 中年期の問題≒更年期障害？

活性型の男性ホルモンである遊離型テストステロン（free testosterone:FT）は，思春期に急激に増加し，20歳頃から徐々に低下する。加齢による男性ホルモンの低下によって様々な症状が生じることを，late-onset hypogonadism（LOH）症候群と呼び，近年臨床の場でも多くの患者さんが診察に訪れる。LOH症候群と**男性更年期障害**とは，まったく同一というわけではないが，中年期における様々な症状の説明とその対応という点からみて，ほぼ同様に扱ってよいものと考える。

そこで，どのような症状や問題点があるか列挙してみると，①**性欲低下，勃起障害（ED），夜間睡眠時勃起の減少，②知的活動・認知力・見当識の低下，疲労感，抑うつ・短気などの気分変調，③睡眠障害，④筋容量と筋力低下，⑤内臓脂肪の増加，⑥体毛と皮膚の変化，⑦骨減少症と骨粗鬆症**[1]などが挙げられる。

このように多彩な症状があるため，内科，脳外科，耳鼻科，精神科など多くの診療科を受診し，原因がはっきりしない，治療を受けても改善しない，何か重大な疾患があるのではないか，といった悩みを抱え，インターネットなどの情報から，更年期障害に当てはまるのではないかとして，やっとの思いで受診してくる方が多い。性欲低下，勃起障害といった性機能障害は重要な症状であるが，いきなりセックス・セラピーを開始するより，

総合的に全身的な症状改善から行っていく必要がある。

(4) 男性更年期障害の診断

　男性更年期障害の診断は，自覚症状の問診票であるAMS（aging males' symptoms）スコア（229頁 表23 ）と血中FT値にて行う。AMSは，17項目の身体的，心理的，および性機能関連の質問項目からなり，「なし」〜「非常に強い」の5段階で回答し，17〜26は更年期障害はなし，27〜36は軽度，37〜49は中等度，50以上では重度と判断される。

　一方，FT値は早朝に高く，以後漸減する日内変動を認めるため，原則として午前中にRIA（radioimmunoassay）法にて測定し，本邦においてはFTが11.8pg/mL以上が正常と考えられる[2]（ 図32 ）。

　ただ，男性更年期障害の診療外来においては，85％以上の受診者が更年期障害の症状を有し，かつFT値の低下が認められるものの，FT値とAMSによる症状との間には相関関係は認められないと指摘されている[3]。

図32 LOH症候群の診断

❶自覚症状：AMS（aging males' symptoms）スコア
　AMS ≧ 27　　LOH症候群の症状あり
　　　　　　　27〜36は軽度，37〜49は中等度，50以上では重度
　AMS < 27　　LOH症候群の症状なし

❷血中遊離テストステロン（FT）値
　FTが低値　　< 8.5 pg/mL　　⇒　男性ホルモン補充療法の適応
　8.5 ≦境界閾< 11.8 pg/mL　　⇒　症状を考慮して男性ホルモン補充療法
　正常値　　≧ 11.8 pg/mL　　⇒　ホルモン療法以外の治療を考慮

(5) 男性更年期障害の治療

　男性更年期障害の治療の原則は，低下した男性ホルモンの補充であるが，男性更年期障害の背景を考慮して，他の対症療法も検討することが必要である（図33）。

a) カウンセリング

　男性更年期障害発症の背景として，加齢による男性ホルモンの低下に加え，温和，几帳面，内向的，自己犠牲的といった本人の性格，職場や家庭における環境の変化といった社会的な面も大いに影響がある。診察の際にこれらの要因を聞き出し，ストレスの原因となっているものを推測することは非常に重要である。患者の思いや悩みを傾聴し，多少なりとも原因となっているストレスの軽減にアドバイスできることがあれば，サポートしていくという姿勢が必須と考える。このような医療者側の対応

図33　LOH症候群の治療

カウンセリング
　男性ホルモンの低下に加え，本人の性格，社会的・家庭的な環境にも配慮

漢方薬・対症療法
　当帰芍薬散，加味逍遙散，桂枝茯苓丸
　補中益気湯，八味地黄丸，柴胡加竜骨牡蛎湯
　勃起障害にはPDE5阻害薬
　睡眠障害に対し睡眠導入剤

男性ホルモン補充療法
　テストステロンエナント酸エステル注射剤（エナルモンデポー®）
　男性ホルモン軟膏剤（グローミン®）

だけでも，かなりの治療効果が認められることも，しばしば経験する。

b) 漢方薬・対症療法

女性更年期障害に対しては，女性更年期障害に対する3大漢方薬として，当帰芍薬散，加味逍遥散，桂枝茯苓丸が汎用されている。当科でもこの3剤に加え，補中益気湯，八味地黄丸，柴胡加竜骨牡蛎湯などにて男性更年期障害の治療を行ったところ，約70%が著効・有効と判定され，その有効性，安全性が確認されており[4]，有力な治療法の一つである。

また，男性更年期障害に伴う勃起障害にはPDE5阻害薬，睡眠障害に対し睡眠導入剤[5]など，個々の症状に対する対症療法も検討していく必要がある。

c) 男性ホルモン補充療法

男性更年期障害の治療の原則は，低下した男性ホルモンの補充である。血中FTが低値<8.5 pg/mLなら男性ホルモン補充療法の適応，8.5≦境界閾<11.8 pg/mLでは症状を考慮して男性ホルモン補充療法，正常値≧11.8 pg/mLならホルモン療法以外の治療を考慮する，とされている[2]。副作用としては，多血症，肝機能障害などがある。さらに，男性ホルモンは前立腺癌のリスクを高める可能性があり，前立腺癌のマーカーであるPSA値（正常値<4.0 ng/mL）が2.0 ng/mL以下の場合に適応となる。海外では，テストステロン補充療法には，経口剤，長期作用型の筋肉注射，経皮剤（外用薬），経歯肉剤など様々な剤型が使用可能であるが，本邦では使用できるテストステロン製剤は限られており，しかも経口剤は吸収が不確実で肝機能障害が強いため使用されず，実際の臨床ではテストステロンエナント酸エステル注射剤（エナルモンデポー®）が使用されている。テストステロンエナント酸エステルは，2~4週毎に125~250 mgを筋肉注射する。注射後，血中の男性ホルモン値は正常値を大きく超え，以後漸減し，注射2~3週後には前値レベル以下に低下するが，その有効性は高く，比較的安価で，広く用いられて

いる。血中テストステロン値は，早朝に高く，午後以降に漸減する日内変動がある。そこで我々は，短時間作用型のOTC（over-the-counter drug：一般用医薬品）剤である軟膏（グローミン®）の使用も行っている[6]。グローミンの投与により，塗布1〜2時間後に血中の総テストステロン値および遊離型テストステロン値は正常値を逸脱することなく最高値を示し，6時間後まで正常値を維持可能であり，早朝に使用することにより日内変動に合わせた補充療法が可能である。

(6) 男性更年期障害以外の中年期男性に対するセックス・セラピー

中年期男性の大きな問題点の一つである男性更年期障害に関連したセックス・セラピーに関しては上記のごとくであるが，男性更年期障害に関連しない性機能障害に対するセックス・セラピーに関しても概説する。

DSM-ⅣからDSM-5における男性性機能障害の主な変更点は，Dyspareunia（性交疼痛症）とSexual pain（性交疼痛）が削除され，Male orgasmic disorder（男性オルガズム障害）がDelayed ejaculation（射精遅延）に変更され，Erectile disorder（勃起障害），Male hypoactive sexual desire disorder（男性の性欲低下障害），Premature ejaculation（早漏），Delayed ejaculation（射精遅延）に整理された。中年期男性において，これらの男性性機能障害は，年齢とともに上昇してくる。

a) 勃起障害

Erectile dysfunction（ED：勃起障害）の原因は，機能性（心因性，精神病性），器質性（血管性，神経性，陰茎性）などであるが，いずれのEDに対しても治療の第一選択はPDE5阻害薬である。PDE5阻害薬が硝酸剤を使用中などのため禁忌であったり，重度の器質性EDなどで無効の場合には，陰圧式勃起補助具やプロスタグランジンE_1の陰茎内注射などが行われる。

b）男性性欲低下障害

　Male hypoactive sexual desire disorder（男性性欲低下障害）には，男性ホルモンが関与していることもあり，血中テストステロン値を確認し，硝酸剤使用やPSA高値でないことを確認して使用する。しかしながら，性欲はその対象が様々であったり，個人の嗜好なども様々であったりするので，男性性欲低下障害の患者に対しては，面談により十分な情報を聞き出し，各々の原因を探求して，どのような状況なら性欲が生じるかを推定していき，それに応じたアドバイスや行動を促すことが，セラピーの成功につながる。

c）早漏

　Premature ejaculation（PE：早漏）は，2010年の国際性機能学会によると，常にまたはほとんどいつも腟内に挿入後，約1分以内に射精してしまい，射精を遅らせることができず，その結果，ストレス，悩み，欲求不満となり，性行為を避けるようになるとされている。しかしながら，PEは本人のみの問題ではなく，パートナーとのタイミングの問題もあり，さらに不妊症になることはないため，本邦では医療機関を受診することは稀である。

　PEの治療法としては，
① パートナーの性的興奮を高めるために，intra-vaginal ejaculation latency time（IELT）の延長のみならず，前戯・後戯を含めた性生活の充実をする
② 行動療法として，陰茎を刺激し，射精しそうになったら刺激を中止し，射精を我慢するstimulate penis and stop stimulation
③ 薬物療法として
　・選択的セロトニン再取り込み阻害薬（selective serotonin reuptake inhibitors：SSRIs）。海外ではダポキセチン，本邦ではパロキセチンなど
　・局所塗布軟膏

・前立腺肥大症の治療薬である α-blockers（特にシロドシン）
　　・内服鎮痛剤であるトラマドール

などが挙げられる。しかしながら本邦においては，PEによる医療機関への受診が稀であり，PEのデータ不足もあり，正確な診断法や治療方法も，本邦では使用できない薬や適応外使用であるといった様々な問題点がある。

d）射精遅延

　Delayed ejaculation（射精遅延）は，射精がなかなか生じないため，それに伴うオルガズムもない状態である。PEと異なり，中年期以前では男性不妊症の原因となるため，医療機関を受診する場合が多くみられる。不妊との関連では，腟内射精障害，逆行性射精などが問題となるが，中年期においては，射精量の減少やオルガズム低下といったことで受診することが多い。PEと同様の行動療法や，ヨヒンビン製剤，アモキサピンといった薬剤も使用され，逆行性射精には治療成績は比較的良好であるが，中年期では不妊が問題となることはあまりないので，まずEDが合併していればEDの治療を優先し，EDが改善されれば，パートナーとの関係上支障がないことを説明し，経過観察でもよいと考える。

まとめ

　いわゆる中年期にさしかかると，性のみならず，身体的，精神的に変化や衰えを感じ始める。この時期においては一般的には不妊の問題は少なく，セックス・カウンセリングという観点からは，パートナーとの「連帯の性」という観点より，EDの治療が中心になる。EDに対しては，PDE5阻害薬と男性ホルモン補充が有力な治療法であり，これらの治療法はアンチエイジングという面からも重要視されている。しかしながら，パートナーとの関連性が最も重要であることは言うまでもなく，男性側の一方的な独りよがりな治療にならないように，カップル単位でのセックス・カウンセリングが理想である。

単に年齢に抗うのみならず，中年期は，来るべき老年期への移行期と捉え，パートナーとの関係を十分に配慮して，ライフサイクルに合わせた年齢相応なセックス・カウンセリングを心がけるのが我々の責務である。

(天野　俊康)

参考文献

1) Lunenfeld B, Saad F, Hoesl CE. ISA, ISSAM and EAU recommendations for the investigation, treatment and monitoring of late-onset hypogonadism in males: scientific background and rationale. Aging Male. 2005; 8(2): 59-74
2) 日本泌尿器科学会, 日本Men's Health医学会「LOH症候群診療ガイドライン」検討ワーキング委員会 編. 加齢男性性腺機能低下症候群(LOH症候群)診療の手引き. じほう, 東京, 2007
3) 天野俊康, 関 雅也, 今尾哲也, 他. 男性更年期障害外来受診患者のaging males' symptomsスコアと遊離型テストステロン値について 加齢男性性腺機能低下症候群との相違? 日本性機能学会雑誌. 2010; 25(1): 57-60
4) Amano T, Imao T, Takemae K. Clinical efficacy of Japanese traditional herbal medicine (Kampo) in patients with late-onset hypogonadism. Aging Male. 2010; 13(3): 166-73
5) 天野俊康, 山本哲平, 福田 護, 他. 加齢男性性腺機能低下症候群患者の睡眠障害に対するラメルテオンの使用経験. 日本性機能学会雑誌. 2015; 30(1): 25-9
6) Amano T, Imao T, Takemae K, et al. Profile of serum testosterone levels after application of testosterone ointment (Glowmin) and its clinical efficacy in late-onset hypogonadism patients. J Sex Med. 2008; 5(7): 1727-36

5　老年期

❶ 女性

(1) 老年期の性行動(60歳以上)

a) 老年期の概観

　日本人の平均寿命は男性80.98歳，女性87.14歳(2016年)，健康寿命は男性71.19歳，女性74.21歳(2013年)である。20年に及ぶ老年期，健康で自立した前半期をいかに充実した人生の完成の時期にするか，健康を失った依存・老衰・死の時期をどのように受け入れ生を全うするかという課題に直面する。

ハヴィガースト(Havighurst)は老年期の具体的な発達課題として，**身体的変化への適応，退職と収入の変化への適応，満足な生活管理の形成，退職後の配偶者との生活の学習，配偶者の死への適応，高齢の仲間との親和の形成，社会的役割の柔軟な受け入れ，**を挙げている[1]。

　老年期は喪失期であるが，自由と時間を得て，より自分らしく生きることができる時期でもある。心身の健康の喪失後は，その状況とともに他者からの援助を適切に受け入れることが求められる。そして，自分の人生に意味を見出し，人生を肯定し，死を受け入れることが課題となる。

b)老年期の性行動

　筆者ら日本性科学会セクシュアリティ研究会で実施した2012年調査の結果を中心に60～70代の性行動を述べたい。2000年調査と比較すると夫婦間のセックスレス化が目立ち，婚外セックス，男性のマスターベーションは増加した(両調査とも関東圏在住の在宅男女が対象)[2-4]。

①性的欲求について

　性的欲求では男女間の差が目立つ。有配偶者で配偶者との性交を望む女性は60代12％，70代10％であるのに対し，男性は47％，38％と多い。この差は夫婦間の葛藤の種にもつながる。配偶者との性交渉を望み，実際にこの1年間に性交があった女性は82％，男性は68％で，何らかの性的欲求不満をもつ女性は1割台だが，男性は4割台と多い。

②性交について

　性交頻度は**表31**の通りだが，この1年間に性交があったのは，有配偶女性60代34％，70代19％，単身女性60～70代12％で，男性の場合は同順序で45％，31％，46％である。単身者は女性21％，男性63％に交際相手があり，性交相手は，女性は交際相手のみ，男性は売買春・その他が含まれる。単身男性は有配偶者以上に活発だが，回答者が性に関して開放的・積極的な人に偏った可能性もあることを断っておきたい。夫婦間と単身者の性交内容を比較すると，単身者の方が時間をかけ，前戯が豊かで，女性の肉体的・精神的満足度が高い。

表31 過去1年間の性交頻度(有配偶者は配偶者間性交)

	有配偶男性		単身男性	有配偶女性		単身女性
	60代	70代	60〜70代	60代	70代	60〜70代
週1回以上(%)	2	4	12	2	1	1
月2〜3回(%)	8	6	9	8	7	1
月1回(%)	9	8	6	10	1	2
年数回程度(%)	26	13	19	14	10	8
この1年まったくない(%)	53	69	44	66	76	75
無回答(%)	2	0	9	1	4	12
計(%)	100	100	100	100	100	100
計(人)	92	109	32	129	70	85

表32 過去1年間のマスターベーション頻度

	有配偶男性		単身男性	有配偶女性		単身女性
	60代	70代	60〜70代	60代	70代	60〜70代
週1回以上(%)	6	8	18	0	0	2
月2〜3回(%)	20	13	25	4	1	1
月1回(%)	14	10	9	5	6	4
年数回程度(%)	29	25	22	19	7	21
この1年まったくない(%)	22	37	13	56	60	47
無回答(%)	9	7	13	16	26	25
計(%)	100	100	100	100	100	100
計(人)	92	109	32	129	70	85

第Ⅵ章 ライフステージとセックス・カウンセリング

③マスターベーションについて

表32 の通りで，この1年間にマスターベーションをしたのは，有配偶女性60代28％，70代14％，単身女性28％，男性では同順序で69％，56％，74％だった。

④老年期の性に関連した問題

医療との関連で

前述のように老年期になっても性欲はあり，性交を維持している。しかし，医療の現場では次のような事例を散見する。「60代後半で前立腺肥大の手術をした男性は，射精不能になることは直前に渡された書面で知らされたと言い，手術を後悔している」。性の問題は未だに患者自身からは切り出しにくい。医療者側が，老年期患者にとっても性生活は大切だという認識をもち，性生活に関わる問題について丁寧に説明することが求められる。

要介護高齢者の性とケア

心身の健康を損ない，要介護状態になっても性への関心は保持する。要介護者の性に関わるトラブルを入居施設や在宅で散見する[5,6]。男性の場合は女性入居者や女性介護者の身体に触る，卑猥な発言をするなどが多く，女性の場合は特定の男性に好意をもち付きまとう，嫉妬による不穏状態などが多い。特に男性の場合が問題になる。実際に性欲の抑制が難しい事例もあるが，多くの場合は背景に疎外感や孤独感，不安感があり，**人との親密な関わりをもちたいという欲求の表出**である。したがって，厳しく自制を求めることが必要かつ有効な場合もあるが，多くは心理的欲求を満たす柔軟な受け止めで満足する。すなわち叱責より職員の個別の働きかけや活動の場を作る，家族の面会を増やす等が有効な場合が多い。性的関心は「元気印」「生きるエネルギー」という肯定的視点も持ち，ケアに生かすことも考えたい。もちろん，一方では対象となる女性入居者や女性介護者を守るための配慮が必要である。

(2) 老年期女性のセックス・カウンセリング

a) 性機能および性反応の加齢変化

　閉経後，エストロゲン減少により腟粘膜が萎縮し，性的に興奮しても腟潤滑液が減少するために性交痛が生じやすくなる（詳細は301頁～を参照）。さらに，オルガズム反射は鈍くなり，子宮収縮に痛みを伴う場合もある。規則的で心理的に満足できる性交を維持している場合は障害が少ないが，性交の間隔があき，マスターベーションの習慣もない場合は，廃用性萎縮が進み，性交が困難になることもある。

　筆者らの調査で「いつも・よく・ときどき」性交痛がある有配偶女性は60代71％，70代40％だった。70代が少ないのは，性交痛が強い人は性交を止めた等の理由によると思われる。性交痛がある人のゼリー使用は60代31％，70代63％，ホルモン補充療法は1割前後で，10年前より増えていた。性機能の加齢変化，その対応法についての知識普及は今後とも必要である。

b) セックス・セラピーのためのヒント

　老年期の女性がセックス・セラピーの場を訪れることは少ないが，筆者らの調査の自由記述欄に記載された内容からは，性に関わる様々な悩みが見て取れた。ここでは，2012年調査にあった60代以降の女性の声を中心に，老年期女性のセックス・セラピーに携わるうえで，理解しておきたい内容を取り上げる。

①愛情が感じられない性生活に悩む

・有配偶女性73歳　「日常会話はないのに，性だけ求められても困る」
・単身女性69歳　「夫と長い間うまくいかなかったのもセックスに不満があったから。そこに様々な不平不満が積もっていき，離婚に至った。彼とのセックスを物理的ではなく，精神的に受け入れられなかった。女が性的な喜びを感じるには相手の優しさが最も重要である」

　他にも「心が結び合わず，つながっていないのに，からだがつながるはずが

ない」,「愛情や思いやりがベースにないと成立しない」などの記述があった。男性は性交をもつことが愛情表現と考えているが,女性は相手の思いやりを感じ,心が動いて,受け入れる気持ちになれる。これは老年期に限らないことだが,特に生理的に不活発になった老年期はそうだと言えよう。

② パートナーとの性欲の差に悩む

・有配偶女性65歳 「私はもう性的欲求がないが,夫はまだ性欲がある。そのギャップをどのようにして埋めるのか,悩ましい問題。私自身は,ふれあいや心のつながり,温かさを感じることで十分なのだが。夫は私の不在中に,エロ本やエロ画像を観ているようで,私にとってはとても不愉快だし,夫婦の信頼感にも微妙に影響を与えている」

・有配偶女性67歳 「私からの欲求は一切なし。後始末など面倒くさい。ただ夫がいくつまで奮い立つことができるのか。年に何回かその気になった時は仕方なく協力している」

　60代は男女の性欲が最も乖離する時期と思われる。女性には「性欲がない」,「性生活がなくても何の不満もない」といった記載が多い。生活面では女性は趣味の活動や孫の世話,老親の介護などで結構忙しい。一方,男性はリタイヤして心身の余裕ができ,軸足が家庭になり,妻に求めるものが多くなる。また,性機能の低下を意識し,この時期の性生活を大切にしたいとの思いが働くだろう。夫婦のこのギャップが葛藤を生みがちである。しかし,今回調査では10年前と比較し,セックスレスが顕著に増えていた。女性が拒否を通すようになり,女性の葛藤は減少したと言えるかもしれない。単身女性の場合も同様で,性交抜きの交際を楽しみたいのに,男性に性交を求められて葛藤が生じることが多い。

③ 性交痛に悩む

・有配偶女性60歳 「**夫は60歳を超え,気持ちはあるのだが,腰痛,股関節痛などで性行為に困難をきたしている。私も60歳を過ぎ,行為して痛み,刺激による出血が時々あり,潤滑剤が必要である。気持ちと身体的老化のギャップに戸惑う年齢である**」

　中年期以降の性機能の変化,その対応法を知ることは大切である。

10年前には閉経後性交痛が生じやすくなることを知らない60〜70代の女性が3割近くおり，ゼリーやホルモン補充療法の使用は1割に満たなかった。事例のように性知識を持つ人は増えてきているとはいえ，今後も知識普及の努力は必要である。

　老年期はカップルが互いの身体の変化を共有し，互いに思いやりのある性交をもちたい。そして，性交＝挿入の意識を切り替え，「不能になったら性生活はおしまい」ではなく，**愛撫・ふれあい中心の性交渉**を大切にしたい。

④**触れ合うことで安らぎたい**

・有配偶女性76歳　「高齢化とともに精神的に不安になる。私は『頭を撫でてほしい』『抱きしめられたい』など皮膚の接触を求めている。『子どもがえり』というが，接触欲求が共通しているということではないだろうか。誰かに触れてほしい，そして安らぐ，これが性の誕生と終息時の基本的欲求なのではないかと思う」

　この女性の言葉通り，身体的ふれあいは人の精神機能に働きかける。認知症高齢者の行動上の問題緩和に「触れる」ケアが有効だが，それは触れることでオキシトシンが分泌され，安心感が得られるからだという。喪失期とも言われ，様々な不安が増す老年期には日常的なふれあいを大切にしたい。しかし，筆者らの調査では，配偶者間では身体的ふれあいが乏しく，60〜70代女性では最も多いのが「肩もみ・指圧」で，「ほとんどない」が5割近くだった。ただ，同年齢の単身女性は，交際相手との間で手をつなぐ，抱擁，キスなどふれあいが多く，「ほとんどない」は1割に過ぎない。性交は嫌な女性でも，関係性さえ良好ならふれあいは求めている。夫婦間でも「今さら」と尻込みせず，一歩踏み出すことを勧めたい。

⑤**死に臨んで性を求められて悩む**

・有配偶女性73歳　「癌末期の夫が病院から外泊を許された。最後の帰宅と思って子孫を呼び寄せ，みんなで過ごす準備をしていた。病院に迎えに行くと，夫は何が何でも二人でホテルに行くと言って聞かない。ホテルでは性交を求められ，ここで死んだら…と不安の中で応じた。その2週間後，夫

は亡くなった」

大工原は「看取りの中の性」を重視している[7]。「二人だけの性的な関わりが死と闘う人に安らぎを与える」，「夫婦でしか触れられない性器へのぬくもりは最後のセックス」という。最後のふれあいには"生きている"という生命の実感，安らぎ，夫婦の絆の確かめ，今生の思い出，など様々な意味合いが込められていよう。

死に瀕した人からの求めには，事例のように戸惑い，悩むのが通常だろう。死に臨む性の意味を伝え，死別後に後悔を残さないようにしたい。また，看取りの時は夫婦二人きりの別れの時間を大切に考えたい。

（荒木 乳根子）

参考文献
1) 大川一郎, 土田宣明, 宇都宮博 他. エピソードでつかむ老年心理学. ミネルヴァ書房, 京都, 2011, pp2-13
2) 日本性科学会セクシュアリティ研究会 編. カラダと気持ち ミドル・シニア版. 三五館, 東京, 2002
3) 荒木乳根子 他. 2012年・中高年セクシュアリティ調査特集号. 日本性科学会雑誌. 2014; 32(Suppl.)
4) 日本性科学会セクシュアリティ研究会 編. セックスレス時代の中高年「性」白書. harunosora, 神奈川, 2016
5) 荒木乳根子. Q&Aで学ぶ高齢者の性とその対応. 中央法規出版, 東京, 2008
6) 鈴木俊夫, 荒木乳根子, 遠藤英俊, 他. 高齢者の在宅・施設介護における性的トラブル対応法. 黎明書房, 名古屋, 2015
7) 大工原秀子. 性ぬきに老後は語れない. ミネルヴァ書房, 京都, 1991, pp217-221

❷ 男性

(1) 老年期男性の性

本項では泌尿器科の立場から，老年期男性における性機能障害やその対策と治療，またセクシュアリティ全般における関連を扱う。ここでは，おおよそ65歳以上を老年期として論じることとする。

最初に老年期におけるセックスについて断言しておきたいことは，**男性は死ぬまで性機能を保つことができる**ということである。パートナーと，人生の最後まで性の喜びを持ち続けることが可能である。逆に，セックスができなくなるということは，そこに必ず何らかの器質的障害が発生して

いるということである。人には必ず老化現象があり，加齢に伴う身体機能の低下が起きる。性機能を保つということは，この加齢に伴う全身の変化と闘うということである。今では生活習慣やサプリメントを含めた摂取食品の工夫，そして様々な薬剤によって，いわゆるアンチエイジングが可能となっている。これらを有効に活用することで性機能を長く保つことができる。

(2) 勃起とED

勃起のメカニズムは男性性機能不全の項目（230頁～）で詳しく述べたが，簡単にまとめると以下の原理で勃起が起きる。性的刺激により陰茎海綿体神経から一酸化窒素（NO）が放出され，陰茎海綿体平滑筋細胞内でcGMPという物質が増加し，その結果，動脈血流が陰茎海綿体洞内に大量に流入し，勃起が起きる[1]。この過程で何らかの異常があれば，良好な勃起が得られず勃起障害（erectile dysfunction：ED）となる。

(3) EDのリスクファクターと加齢

EDのリスクファクターは，①加齢，②糖尿病，③肥満と運動不足，④心血管疾患および高血圧，⑤喫煙，⑥テストステロン低下，⑦慢性腎臓病と下部尿路症状，⑧神経疾患，⑨外傷および手術，⑩心理的および精神疾患的要素，⑪薬剤，⑫睡眠時無呼吸症候群である[2]。

中でも**加齢はEDの最大の危険因子**であり，70代日本人の71％がEDであると言われている[2]。加齢に伴う陰茎海綿体の組織学的変化や流出静脈閉鎖機能の低下および高血圧，糖尿病，神経疾患などの種々のリスクファクターならびに，低テストステロンが原因であるとされる。高血圧，糖尿病などによる骨盤内血管の動脈硬化は，前立腺肥大症の発症や，排尿・蓄尿障害などの下部尿路症状とも大いに関係がある。骨盤内血管の動脈硬化は勃起に関係する動脈にも影響するので，排尿とEDの関連性も大きい。したがって，高血圧，糖尿病，肥満などのいわゆるメタボリック症候群関連疾患においては，これらを予防，排除することで，

年齢を重ねても健康体でいられ，かつEDも防ぐことができる。

(4) テストステロンとED

　テストステロンは年齢に伴って低下してくる。男性性機能の項目（227頁～）で詳しく解説したが，男性ホルモンが低下すると，筋力低下，骨粗鬆症，貧血，認知力低下，メタボリック症候群，心血管疾患，下部尿路症状，抑うつ状態，性欲低下，勃起障害などが認められる。個人差はあるが，テストステロン値が低くなると，このような症状が徐々に出現する。テストステロンを補充することによって男性性機能をも改善することができるので，男性のセクシュアリティの観点から考えると，このような症状が現れた場合は専門医と相談し，積極的にテストステロンを補充するべきである。テストステロン補充療法は，主に注射薬によるテストステロン投与を行う。適切な治療を受けることで，男性性機能の改善ばかりではなく，死亡リスクを軽減させ，寿命をも延長させることがわかっている[3]。

(5) 前立腺肥大症とED

　下部尿路症状や前立腺肥大症もEDとの有意な相関が認められており，骨盤内の動脈硬化や虚血などがその原因であると考えられている[4]。このような男性の排尿に関する異常に対して介入治療をすることでも，EDを防ぐことができるのである。

　現在，前立腺肥大症による排尿障害に対して，種々の薬剤が用いられるが，比較的最近承認されたPDE5阻害薬は，男性にとって特筆すべき薬剤である。PDE5阻害薬とは，男性性機能不全の項目（234頁）で詳しく述べたが，もともとED治療薬として開発されたものである。その後の多くの研究により，PDE5阻害薬は骨盤虚血を改善し，膀胱や前立腺の働きを良くする作用があることがわかり，前立腺肥大症治療薬として追加承認されたものである。PDE5阻害薬の前立腺肥大症に対する効果も多数の論文が発表されており，その効果が実証されている[5]。

したがって，PDE5阻害薬を内服することにより，排尿障害は改善し，さらにその副次的効果として勃起が改善するのである。さらに，PDE5阻害薬は，その血管内皮機能を改善させ，血管拡張作用を良好にする[6]ので，いわゆる血管の若返り効果が期待できる。

(6) 男のアンチエイジング

これまで述べてきたように，テストステロン補充療法やPDE5阻害薬の内服は，いわゆる男性のアンチエイジングに直結するものである。泌尿器科医などの専門医の受診が必要ではあるが，中高年期の男性にとっては積極的な受診も勧めたい。男性性機能を保つために自分でできる良い習慣を次項にまとめてみた。

(7) 老年期まで男性性機能を保つための良い習慣

a) 食事

テストステロンが低下すると男性性機能に悪いことはすでに述べたが，食物にもテストステロンを増加させる作用のあるものがある。ニンジン，山芋，玉ねぎ，ニンニクは昔から滋養強壮の食べ物と言われているが，例えばニンニクと高タンパク食を摂取したラットで実際にテストステロン増加作用が認められたという報告もある[7]。

いわゆる地中海料理のような食べ物がテストステロン増加に寄与するのではないかと考える。また，抗酸化作用のある食べ物もアンチエイジングに良く，すなわち男性性機能を維持するのに有効である。ニンジン，かぼちゃ，トマト，ブロッコリー，キャベツ，大豆，ニンニク，生姜，果物（温州みかん，ぶどう，ブルーベリー，りんご），唐辛子，わさび，スパイス，エビやカニ，ナッツ類，緑茶，はちみつ，発酵食品などが挙げられる。魚類も血圧低下作用や中性脂肪低下作用が認められ，また血小板凝集能抑制作用があるので，血液をいわゆるサラサラにする効果が期待される。魚類に多く含まれるω-3系脂肪酸が心血管疾患発症の危険率を下げると言われている[8]。

逆に，肉類やファストフードにはω-6系脂肪酸が含まれており，アレルギー促進や炎症促進，血栓促進作用があるので，ω-6過多の食生活は体に良くないということになる。

b) サプリメント

男性の性機能に良いとされるサプリメントとして比較的よく知られているものには，ナツメヤシ，ニンジン，マカ，トンカットアリ，ピクノジェノールがある[9]。その機序として，抗酸化作用やテストステロン上昇作用が挙げられている。

その他，亜鉛は消化器や耳鼻科領域では胃薬や味覚障害の薬として使われているが，サプリメントとしても市販されている。亜鉛も抗酸化作用があり，前立腺液にも含まれており，精子機能を良くする働きがある。コエンザイムQ10も抗酸化物質であり，年齢とともに減少してくるので，サプリとして摂取する人が多い。コエンザイムQ10は，血管を若返らせる効果も期待されており，血管の老化や動脈硬化に伴うEDも改善させる可能性がある。ウコンに含まれるクルクミンは動脈硬化に良いと言われている。そして，レスベラトロールは循環器，血管系に良い効果を及ぼすサプリメントとして注目されている。長寿遺伝子と言われるサーチュイン遺伝子を活性化する物質で，赤ワインに豊富に含まれるということでも有名である。抗酸化作用・アンチエイジング効果が立証されている[10]。

c) 運動と食事療法

肥満はEDのリスクファクターなので，必ず解消しなければならない。いわゆる適度な運動は大事だが，中高年になると基礎代謝量が減ってくるので，若い頃と同様の食習慣を続けていると，次第に体脂肪が多くなる。いわゆる中年太りであるが，気づけば，へその上から下腹部にかけて腹が出てくることになる。性交の時におなかが邪魔になってくるという経験がある読者も多いと思う。また，立ち小便の時に自分のペニスが見えないという状況になると，これは完全に肥満であり，ED予備軍，ひい

ては心筋梗塞・脳卒中の予備軍となる。

　一度肥満になると，中高年男性にとって運動のみで元に戻すのは難しい。基礎代謝量の減った中高年においては，カロリー摂取を減らすことが基本となる。肥満を解消するためには，たまった脂肪を燃焼させなければならないので，必要カロリー量以下で数カ月は生活しなければならない。このダイエットに有効なのが，糖質制限食である。炭水化物ダイエットとも言われるが，米やうどん，ラーメン，パスタなどをなるべく制限して，タンパク質，脂質，野菜を多く摂ることでダイエット効果が期待できるという[11]。

（永井 敦）

参考文献

1) Burnett AL. The role of nitric oxide in erectile dysfunction: implications for medical therapy. J Clin Hypertens. 2006; 8(12 Suppl 4): 53-62
2) 日本性機能学会, 日本泌尿器科学会 編. ED診療ガイドライン 第3版. リッチヒルメディカル, 東京, 2018, p10
3) Shores MM, Smith NL, Forsberg CW, et al. Testosterone treatment and mortality in men with low testosterone levels. J Clin Endocrinol Metab. 2012; 97(6): 2050-8
4) Rosen R, Altwein J, Boyle P, et al. Lower urinary tract symptoms and male sexual dysfunction: the multinational survey of the aging male (MSAM-7). Eur Urol. 2003; 44(6): 637-49
5) Gacci M, Andersson KE, Chapple C, et al. Latest Evidence on the Use of Phosphodiesterase Type 5 Inhibitors for the Treatment of Lower Urinary Tract Symptoms Secondary to Benign Prostatic Hyperplasia. Eur Urol. 2016; 70(1): 124-33
6) Foresta C, Ferlin A, De Toni L, et al. Circulating endothelial progenitor cells and endothelial function after chronic Tadalafil treatment in subjects with erectile dysfunction. Int J Impot Res. 2006; 18(5): 484-8
7) Oi Y, Imafuku M, Shishido C, et al. Garlic supplementation increases testicular testosterone and decreases plasma corticosterone in rats fed a high protein diet. J Nutr. 2001; 131(8): 2150-6
8) Yokoyama M, Origasa H, Matsuzaki M, et al. Effects of eicosapentaenoic acid on major coronary events in hypercholesterolaemic patients (JELIS): a randomised open-label, blinded endpoint analysis. Lancet. 2007; 369(9567): 1090-8
9) 井手久満, 堀江重郎. 男性医療とサプリメント. 日本抗加齢医学会 専門医・指導医認定委員会 編. アンチエイジング医学の基礎と臨床. 第3版. メジカルビュー社, 東京, 2015, pp371-372
10) Baur JA, Pearson KJ, Price NL, et al. Resveratrol improves health and survival of mice on a high-calorie diet. Nature. 2006; 444(7117): 337-42
11) 白澤卓二. アンチエイジングメニューの実際. 日本抗加齢医学会 専門医・指導医認定委員会 編. アンチエイジング医学の基礎と臨床. 第3版. メジカルビュー社, 東京, 2015, pp250-251

第 VII 章

性的少数者への セックス・セラピー

1 レズビアン，ゲイ，バイセクシュアル(LGB)

　まず最初におことわりする必要があるが，筆者はいわゆる「**セクシュアル・マイノリティ(性的少数者)**」への心理的支援を専門の一つにしているが，特に「セックス・セラピー」を専門にはしていない。筆者が心理的支援を提供してきたセクシュアル・マイノリティのクライエントからセックス・セラピーのニーズが明らかにされたことは，これまで——目の前にいるクライエントがセックス・セラピー的ニーズを持っている可能性を，セラピストである筆者がしっかりと念頭に置きつつ向き合ってきていないからという要因もはたらいていると思うが——数例しかない。したがって本項は，

筆者の臨床経験に基づいて書き進めるよりも，セクシュアル・マイノリティへのセックス・セラピーに関する海外の文献を——レズビアン，ゲイ，バイセクシュアル（LGB）へのセックス・セラピーについて日本語で書かれた学術文献は，筆者の調べた限りほぼ皆無である——参考にして書き進めることになる。そのことをご容赦いただきたい。

❶ LGBへのセックス・セラピーを行ううえでの前提

　現代の日本でレズビアン，ゲイ，バイセクシュアル（LGB）へのセックス・セラピーを行う際にまず必要なことは，LGBに対する，セラピスト自身の先入観を吟味することである。セラピーを円滑に進めるうえで妨げになるような先入観を自らが持っていないかどうかを吟味することである。その吟味をする際に，アメリカ心理学会が2009年の大会で刊行した「性指向に対する適切な心理療法的対応」という報告書が参考になるので，その内容の一部を紹介する。当報告書では，LGBへの心理的支援・心理療法を行う際に踏まえておくべき前提として，以下の4つの諸点が挙げられている[1]。

1. 同性に性的に惹かれること，同性間の性行動，同性に性指向が向くことそれ自体は，人間の正常かつ肯定的なセクシュアリティの表現形態である。換言すれば，それらは精神障害や発達上の障害を示すものではない。
2. 同性に性的に惹かれることや同性間の性行動は，異性愛指向や異性愛アイデンティティを持つ人々にも起こり得る。
3. LGBの人々は充実した人生を送ることができ，安定した強い絆で結ばれた人間関係や家族を築くことができる。LGBの人々が築く人間関係や家族は，その本質において，異性愛の人々が築く人間関係や家族と何ら変わらない。
4. 同性への性指向が家族の機能不全やトラウマによって生じるとする理論を支持する実証的研究や査読付論文は存在しない。

これらの諸点は，日本でLGBへのセックス・セラピーを行う者達も踏まえておく必要のある前提である。これまで，医学や心理学の分野において，同性愛に関する言説は錯綜した様相を呈してきた。近代以降，医学や心理学に携わる者達も，LGBに対するスティグマ（社会的烙印）化を行い，結果的にLGBのメンタルヘルスを損ねてきたという側面がある[2,3]。現代に至っても，医学や心理学に携わる者達はLGBに対する偏見から完全に自由になっていないことが指摘されている[4]。

　LGBへのセックス・セラピーを行ううえで，上記の4つの諸点を踏まえることが必須である。

❷ 女性と結婚しているバイセクシュアル男性の事例

　本項では，セックスに関する訴えを呈してセラピーを求めてきたLGBの事例を，いくつか提示しつつ論を進めることにする（注1）。

　最初に，**勃起障害**を主訴にセラピーを求めてきた，女性と結婚しているバイセクシュアル男性の事例を提示する[5]。

事例1　概要

　Aさんは，30代前半のバイセクシュアル男性である。4年前に女性と結婚している。1年前から，妻との性行為の際に勃起がうまく起きなくなった。これまでに2つのクリニックでセラピーを受けたことがある。最初のセラピストは，Aさんの勃起障害の訴えに対して行動療法のみを行い，症状の改善はみられなかった。2人目のセラピストは，Aさんがバイセクシュアルであるのは，女性との親密な関係性を築くことに対する恐れがAさんにあるからだと捉えて，精神分析的心理療法を行っ

たが,やはりAさんの主訴の改善はみられなかった。3つ目の相談先として,Aさんはセクシュアル・マイノリティに理解のあることを謳っているクリニック(Bクリニック)を受診した。Bクリニックのセラピストは,Aさんの勃起障害は,自らがバイセクシュアルであることをAさんが受け止めきれていないことと関係しているという見立てを立てた。実際,男性への性欲がコントロールできなくなり妻との関係性がうまくいかなくなるのではないかという恐れをAさんは抱いていた。

　性生活に関する詳細なヒストリーをAさんから聴取し,セラピストは,Aさんが「内在化されたホモフォビア」のために女性と結婚することを選択したのではなく,「正真正銘のバイセクシュアルである」という理解を得た。Aさんの性指向は,実際に女性にも男性にも向いていた。Aさんは,中学生時は女性に恋愛感情を抱き,高校生時には女性と性的な関係を持っていたが,大学生になる頃には男性にも惹かれる自分を自覚するようになっていた。Aさんにとって,男性に惹かれるという自らの同性愛の部分は受け入れ難いものであった。妻は,Aさんが男性にも惹かれ男性との性体験もあることを承知のうえで結婚している。Aさんは妻に対する愛情を抱いており,性的欲求も妻に感じていた。自らの同性愛の部分をAさんは抑え込もうとしていたが,勃起障害が生じる1年ぐらい前から,マスターベーションの最中や妻との性行為の最中に,しばしば同性愛的なファンタジーがAさんの脳裏に浮かぶようになり,Aさんは,妻には知られないようにしながら,ゲイのポルノ動画を視聴しマスターベーションをするようになっていた。

　セラピーは計8セッション行われた。そのうち6回はAさん単独で,残りの2回は夫婦合同で行われた。行動療法的アプローチは用いられず,Aさんが自らの同性愛の部分を受け入れることに主眼が置かれた。セラピストは,Aさんが自らの内のホモフォビアに向き合うことを促し,Aさんは,「男性への性的欲求を受け入れることが,イコールその欲

求を行動に移すことではない」という認識を持つに至った。それとともに、Aさんは妻との性行為の最中に、勃起を持続することができるようになっていった。6回のセッションを終えた後、Aさんの妻も含めての合同セッションが2回設けられた。Aさんがバイセクシュアルであることを、妻がどう思いどう感じているかが表出され取り上げられる必要があった。Aさんがバイセクシュアルであることは妻にとってかなり受け止め難いことであり、妻は、Aさんが男性と性的関係を持ったり特定の男性と付き合い始めるのではないかと恐れていた。セラピストから妻に以下のことが伝えられた。すなわち、Aさんは妻に対する深い愛情を抱いており妻との関係を壊したくないと真剣に思っていること、男性に惹かれることへのAさんの罪悪感は症状レベルに達しており、今後、二人の結婚生活が破綻するとしたら、それは、Aさんがバイセクシュアルであること自体によってだめになるのではなく、Aさんの罪悪感とそれによって生じている勃起障害によってだめになる可能性が高いと思われること、が伝えられた。セラピストからの言葉（リフレーミング）を妻は受け入れ、それによってAさんの感じていたプレッシャーは大幅に減じた。これ以降、Aさんに勃起障害が起きることはなくなり、セラピーは計8セッションで終了した。

考察

　1人目のセラピストと2人目のセラピストのアプローチについて、最初に述べておく。

　本事例のように複雑な心理的要因が勃起障害の背景に存在している事例において、1人目のセラピストが行ったような行動療法のみのアプローチで、状況が改善することは考えにくい。

　2人目のセラピストは、同性愛の性指向を病理的だと捉える、旧来の精神分析家達が提唱していたような「偏見」を持っており、その偏見がセラピーの進展を妨げていた。

自らの同性愛の部分を抑え込もうとしていたAさんは，かえってそのためにその同性愛の部分に足を取られていた。バイセクシュアルのクライエントに相対する際，クライエントが自らの異性愛の性指向と同性愛の性指向との両方を受容できるよう援助することが有用になり得る。片方の性指向のみに基づいた人生設計を描いているときにも，もう一方の性指向を押し殺すことなく認めていけた方が，本人の精神的健康度が高まる場合がある。Aさんの事例は，そのことを示している。

　LGBのクライエントと接する際，セラピストは自らが「同性愛の性指向よりも異性愛の性指向の方が望ましい」という価値観を持っていないかどうか，吟味する必要がある。そして，そのような価値観を持っている場合には，そのことがセラピーの進展を妨げないように（自らがそのような価値観を持っていることに対して）十分に自覚的であるべきだろう。

❸ セックスレスのレズビアンカップルの事例

次に，**セックスレス**のレズビアンカップルの事例を提示する[6]。

事例2　概要

　CさんとDさんは付き合い始めて15年になるレズビアンのカップルである。年齢は，Cさんが40代前半，Dさんが40代半ばである。
　セラピー開始の1年前から，二人の間には性的接触がなくなっていた。さらには，その4年前から，親密さの表現として互いの身体に触れ合うこともほぼなくなっていた。最初の2回のセッションでは，見立てを立てるための情報聴取が行われた。1回目のセッションでは二人一緒

に，2回目のセッションでは一人ひとり個別に話を聞いた。さらに，治療のためのセッションが3回行われた後，3カ月間の電話でのフォローアップを経て，セラピーは終結となった。

　情報聴取の結果，CさんとDさんとの間には，セックスがどのようなものであるかについて，考え方の相違のあることが明らかになった。Cさんは，オルガズムに達することがセックスの目的であると考えていた。一方，Dさんは性的に興奮することを楽しんでもいたが，抱き合ったりただ寄り添って寝ていることも楽しんでいた。Dさんにとってオルガズムはなくてもよいものだった。かえってオルガズムに達するために性器を刺激し続けることを面倒なことだと感じていた。Cさんは，双方がオルガズムに達しないとそれは「本当のセックス」ではないと思っていた。Dさんは，Cさんの期待に応えなければならないというプレッシャーを感じていた。両者間のずれが解消されぬまま年月が経ち，セックスをすることがかえって厄介なことだと二人は感じるようになり，二人はセックスを避けるようになっていた。

　2回目のセッション時にセラピストは，CさんとDさんとに別々に，「もし自分の思い通りのやり方でセックスができるとしたら，どれぐらいの頻度でセックスをしたいと思いますか」という質問をした。興味深いことに，二人の回答はそれほど大きくは異なっていなかった。Dさんは「週1回ぐらい」と答え，Cさんの答えは「週2，3回ぐらい」であった。

　3回目のセッション時に，セラピストは，「二人の問題は主に，セックスがどのようなものであるかについての二人の考え方の相違にあると思います」と伝え，セラピストが捉えた両者間の相違について説明を行った。説明をする際に，セラピストは，どちらの考え方をも対等に尊重するように心がけた。そして，二人には**感覚焦点法（センセート・フォーカス）**を行う課題が宿題として出された。

　この宿題はうまくいき，さらに4回目のセッションで，セラピストは，性器に触れることを含んだ感覚焦点法を宿題として課した。

5回目のセッションに現れた二人は，気まずそうな笑顔を浮かべつつ，セラピストの「指示に従わず」，性器に触れるだけにとどまらず（約1年ぶりに）セックスをするに及んだことを報告した。このセッションの後まもなく二人は「帰ってきたら電話連絡をします」とセラピストに告げ，休暇を取って一緒に旅行に出かけた。旅行中も「満足のいくセックス」がなされたことが電話で報告され，さらにその3カ月後にも性生活がうまくいっている旨の電話連絡があった。セックスの頻度は二人が望んだほど頻回ではなかったが，二人ともに忙しいライフスタイルを選んでおり，現実的な性生活を送っているとセラピストには感じられた。

考察

　この事例においてセラピーがうまく進展した大きな要因の一つは，「セックスをする際にオルガズムはなくてもいい」というDさんの考えを，Cさんが受容できたということである。Cさんの価値観は，「レズビアン・フェミニスト」と呼ばれる考え方の影響を受けていた。「レズビアン・フェミニスト」の考え方をCさんは独自に解釈しており，「カップルの片方だけがオルガズムに達するセックスは『不公平』であり『二人の間に上下関係がある』ことを示している」と考えていた。セラピストは，Cさんの考え方を尊重する態度を示しながら，同時に，注意深く，Dさんの考え方も尊重するという態度を示すように心がけた。

　Dさんはオルガズムに達しにくく，実際「オルガズム障害」と診断され得る状態であった。セラピストによっては，Dさんがよりスムーズにオルガズムに達せられるような治療を試みようとする者もいるだろう。しかし本事例のセラピストは，Dさんの言葉を額面通りに受け止めることが重要だと考え，実際そのように対応した。そのこともセラピーの進展を助ける要因になっていたと思われる。

④ リスキーなセックスを繰り返していた ゲイ男性の事例

次の事例は，コンドームを使わないセックスを繰り返し，HIVに感染することの不安を訴え，セラピーを受けに来たゲイ男性である[7]。

事例3　概要

Eさんは30歳のゲイ男性である。初回面接の3カ月前に，HIV抗体検査を受け陰性の結果を得ている。Eさんの主訴は，インターネットを介して知り合った男性達とコンドームなしでセックスしていることに不安を感じている，というものだった。Eさんの親しい友人で，最近HIV感染が判明した人がいて，そのことがEさんの不安を増大させ，セラピーに受けに来ることになった。動機づけ面接の技法を用いて，セラピストは，Eさんが自らの行動に関して抱いているアンビバレンスに焦点を当てていった[8]。コンドームなしでセックスすることのメリットについて尋ねると，「コンドームを使わない方が，望む相手とセックスできる可能性が高くなるように思うんです」とEさんは答えた。Eさんは，「セーファーセックスを徹底しようとすると，自分よりも魅力的な男性とセックスすることができなくなる」「コンドームを使いたいと言ったら，そのような魅力的な男性は自分に興味を持たなくなる」という認識を持っていた。

Eさんが，自らの身体イメージや自尊感情に関する問題を抱えているのは明らかであった。しかし，そのような諸問題を探索的・内省的に取り扱うセラピーは，長い期間を必要とするだろう。そしてその間にも，Eさんはリスキーなセックスを行う可能性が高い。

「コンドームを毎回使うことは自分にはできそうにない」，「自分は意

志が弱い人間なので」などと繰り返し述べるEさんに, セラピストは, "serosorting"と呼ばれる, **ハーム・リダクション**（注2）の一つの方法を試してみることを提案した。"serosorting"とは, 「HIV陰性の男性が, HIVに感染しないことを目的として, 同じくHIV陰性であるほかの男性とコンドームなしのセックスをする」ということを指す。それはまさに, Eさんの望んでいることでもあった。

セラピーにおいて, 最初にセラピストとEさんとが目標としたことは, 性的な関係に入る前にEさんが相手にHIVステータス（注3）を尋ね, HIV陰性だと答えた男性とだけ性的な関係を結ぶようにする, ということであった。セラピー以前には, Eさんはそのようなことはしていなかった。

しかしEさんにとって, ネット上で知り合った, 自分が惹かれる男性に対して, HIVステータスに関する話題を持ち出すことは至難の業であった。結局, Eさんは誰にもHIVステータスを尋ねることはできなかったのである。HIVステータスの話題を持ち出すと「相手にされなくなる」のではないかと, 相手から拒絶されるのではないかと, Eさんは恐れていた。それを聞いたセラピストは, 「HIVステータスに関して相手に質問する」行動に慣れてもらう目的で, まずは自分が「あまり惹かれない」男性に対して質問をしてみるようにEさんに勧めた。Eさんはこの課題をこなすことができた。続いてセラピストは, 「多少は魅力を感じるぐらいの」男性に対して, 同じように質問してみるよう教示した。この課題も, Eさんは達成することができた。そして3カ月後には, Eさんは, ネット上で知り合った男性とチャットがある程度続くようになると, 必ずその相手にHIVステータスを尋ねることができるようになり, 自らがHIV陰性だと述べる相手とだけセックスをするようになっていた。

もちろんこれだけで, HIV陰性のステータスを維持するために十分な方法をEさんが獲得できたとは言えないが, Eさんは, 感染リスクを減らす方向へと, 確実に一歩歩みを進めたとは言えるだろう。

> **考察**
>
> 　ゲイ男性のセックス・セラピーにおいて，セーファーセックスに関する話題は，頻繁に浮上し得る。クライエントがリスキーなセックスをし続けることをコントロールできない場合，そこには様々な背景要因が存在し得る。
>
> 　セックスは，ある人にとっては不安や緊張からの解放の手段であったり，自己の存在確認の試みであったりする。別の人には怒りや敵意の表現でもあり，あるいは自我を圧倒するほどの孤独感や空虚感の防衛の意味をもつこともある[9]。状況によっては，無意識的な葛藤や過去のトラウマを探索するような，内省的なセラピーが有用であり必要となる場合がある。
>
> 　しかし同時に，もっぱら感染リスクを低減するための行動変容を目的とする，行動療法的アプローチが必要であり有用となる場合もある。本事例では，リスキーな性行動を短期間で減じることを目的として，行動変容型のアプローチが用いられ，それが（ある程度）功を奏した。
>
> 　内省的・探索的なアプローチをとるのか，行動変容に主眼を置く行動療法的アプローチをとるのか，クライエントを取り巻く状況に応じて使い分けられるだけの引き出しのレパートリーを持つことが，セラピストには必要とされる。

❺ 異性愛主義

　人口に占めるLGBの割合が約5.4％であるという結果が，2016年に広告代理店の博報堂が実施した調査で報告された[10]。20人に1人以上の割合である。セックス・セラピーへのニーズを持っているLGBも相当数いると思われる。セラピストは，今，目の前に座っているクライエントが異性愛者ではない可能性を常に念頭に置いておく必要がある。

女性のセックスの相手が男性ではない場合があり，男性のセックスの相手が女性ではない場合もあり得る，そのような観点を常に忘れずに持っておくことが必要である。

　性行為のあり方に関しても，「腟にペニスが挿入される」だけではない多彩な性行為があり得るという観点を，LGBは（さらに）提供してくれる。

　「すべての人々が異性愛者であるという前提に立ち，その前提に基づいた言動をとる」ことを「**異性愛主義**」と呼ぶ。自らの言動が「異性愛主義」に陥っていないかどうか，読者には改めてセラピー時の自らの言動を点検していただけるとありがたい。

（平田 俊明）

注1　本項で提示する事例はいずれも，海外の文献に掲載されていた事例を，日本の現状に合うように，筆者が若干の改変を加えて書き直した事例である。
注2　ハーム・リダクションとは，個人が，健康被害や危険をもたらす行動習慣を直ちにやめることができないとき，その行動に伴う害や危険をできる限り少なくすることを目的として実施される，公衆衛生上の実践，方略，指針，政策のことを指す。
注3　HIVステータスとは，HIVに感染しているか（HIV陽性であるか），感染していないか（HIV陰性であるか）という状態のことを指す。

参考文献
1) 佐々木掌子, 平田俊明, 金城理枝, 他. アメリカ心理学会（APA）公式発表における「性指向に関する適切な心理療法的対応」. 心理臨床学研究. 2012; 30(5): 763-73
2) 平田俊明. 精神医学と同性愛. 針間克己, 平田俊明 編著. セクシュアル・マイノリティへの心理的支援. 岩崎学術出版社, 東京, 2014, pp60-72
3) 平田俊明. 日本における「同性愛」の歴史. 針間克己, 平田俊明 編著. セクシュアル・マイノリティへの心理的支援. 岩崎学術出版社, 東京, 2014, pp73-82
4) 松島由佳. 心理職のセクシュアリティについての価値観がセラピーに及ぼす影響. 針間克己, 平田俊明 編著. セクシュアル・マイノリティへの心理的支援. 岩崎学術出版社, 東京, 2014, pp229-237
5) Nichols M. Sex therapy with lesbians, gay men, and bisexuals. In S. R. Leiblum and R. C. Rosen (eds.), Principles and practice of sex therapy: Update for the 1990s (2nd ed., pp269-297). Guilford Press, New York, 1989
6) Nichols M. "Low Sexual Desire in Lesbian Couples". In Leiblum and Rosen (eds.), Sexual Desire Disorders. Guilford Press, New York, 1988, pp387-412
7) Nichols M, Shernoff M. "Therapy with sexual minorities: Queering practice". In Leiblum and Rosen (eds.), Principles and Practice of Sex Therapy, Fourth Edition. Guilford Press, New York, 2006
8) Miller WR, Rollnick S. Motivational Interviewing: Preparing people for change (2nd ed.). Guilford

9) 古谷野淳子. HIVとセクシュアリティ. 野島一彦, 矢永由里子 編著. HIVと心理臨床. ナカニシヤ出版, 京都, 2002, pp57-64
10) 株式会社LGBT総合研究所.「博報堂DYグループの株式会社LGBT総合研究所, 6月1日からのサービス開始にあたりLGBTをはじめとするセクシャルマイノリティの意識調査を実施」. 2016年6月1日.
http://www.hakuhodo.co.jp/archives/newsrelease/27983

2 トランスジェンダー

❶ トランスジェンダーの性行動の実際

(1) トランスジェンダーとは

トランスジェンダー(transgender)とは, 身体的性別と, 心の性別とも言うべき**性自認**(ジェンダー・アイデンティティ)が一致しない者を指す。トランスジェンダーの中で, 苦悩が強く, 精神科的支援や身体的治療を求める者は, 医学疾患概念として, **性別違和**(**性同一性障害**)を有するものとみなされる。

身体的には男性で性自認が女性の者をMTF(male to female), 身体的には女性で性自認が男性の者をFTM(female to male)と呼ぶ。

本書では, まずトランスジェンダーの性行動の実際を, 筆者のクリニックのデータより示すことにする。医療機関への受診者なので, 性別違和と診断された者のデータである。2008年4月の開業時から2016年7月末までに受診した3,515名(FTM2,214名, MTF1,301名)が対象である(なお, 少数1桁を四捨五入して%を出しているため, 合計が100%にならないことあり)。

(2) 性指向

性指向, つまり「**性的に魅力を感じる対象は誰か**」のデータである。
FTMでは, 女性87%, 男性3%, 両性5%, なし1%, 不明3%である。

MTFでは,女性25%,男性44%,両性18%,なし5%,不明9%である。

データの示す通り,FTMでは性自認的に異性である女性に性的魅力を感じる者が多いのに対し,MTFでは,男性に性的魅力を感じる者も多いが,その対象は比較的多様である。質問に対しても,FTMでは即答することが多いが,MTFでは,回答に時間がかかったり,「どちらかと言えば」,「以前は女性だったが最近は男性に惹かれるようになって」など,曖昧であったり,流動的である者も多いのが特徴的である。

(3) 性体験

キスをした経験は,FTMでは,女性のみ56%,男性のみ3%,両性27%,なし14%である。MTFでは,女性のみ24%,男性のみ22%,両性30%,なし24%である。

FTMでは,性指向は女性に向く者が多数であるが,男性とキスした経験がある者は30%(男性のみ3%+両性27%)いる。これは,「男性と交際すれば,自分の性自認は女性になれるのでは」といった考えから,男性と交際を試した場合の者であることが多い。

愛撫をした経験は,FTMでは,女性のみ60%,男性のみ4%,両性18%,なし18%である。MTFでは,女性のみ26%,男性のみ22%,両性22%,なし30%である。愛撫経験のデータはFTM,MTFともにキス経験と類似の傾向である。

性交(腟ペニスの結合)経験は,FTMでは,女性のみ0%,男性のみ16%,両性0%,なし84%である。MTFでは,女性のみ30%,男性のみ6%,両性3%,なし61%である。MTFで男性と性交経験がある者は,性別適合手術後の性交経験である。両性と経験がある者は,ペニスのある術前に女性と性交を行い,性別適合手術後に形成された腟で,男性と性交をした者である。

肛門性交経験は,MTFで28%の者が男性と行っている。腟がないために,代替的に行う者が多い。稀ではあるが,自らのペニスを用いて,相手(多くの場合は男性)の肛門に挿入する者もいる。

(4) パートナーの有無

受診時にパートナーを有していた者は，FTMでは，女性50%，男性2%，トランスジェンダー1%，なし47%である。MTFでは，女性19%，男性13%，トランスジェンダー2%，なし65%である。

データの示す通り，FTMの方がパートナーを有することが多い。

(5) 婚姻歴

FTMでは，既婚1%，離婚歴あり1%，未婚97%である。MTFでは，既婚9%，離婚歴あり7%，未婚83%である。

データの示す通り，MTFの方が婚姻歴を有することが多く，FTMでは婚姻歴のある者は稀である。

❷ トランスジェンダーへのセックス・セラピーの基本的態度

(1) 診察にあたっては受診目的にまず留意する

まず留意すべきことは，受診目的が何かということである。セックス・セラピーを目的に受診する場合であれば，問診はある程度スムーズに行われるし，本人の語る言葉も信頼できる。しかし，性別違和の診断を目的に来院している場合には，性行動や性機能に関する診察は十分な配慮が必要であるし，語られる言葉の真偽の評価も慎重であるべきである。

例えば，データが示す通りMTFの性指向は，実際には様々である。しかし「性自認が女性であれば恋愛対象は男性であろう」という考えを治療者が有していた場合には，「恋愛の対象は」という質問は，診断の判断材料となる。ホルモン療法や性別適合手術といった身体治療を欲し，そのために精神科医から性別違和という診断を得たいと望んでいるMTF

にとって，性指向を聞かれた場合には，「男性です」と答えることが，性別違和の診断を得るための「模範解答」になる。こうした想定問題集のようなやり取りは，真実から遠ざかるだけでなく，医師患者間の深い信頼関係の構築も困難にする。

また，トランスジェンダーの性行動は，男性女性間の腟ペニス性交とは異なる様々なバリエーションがある。その具体的内容を聞くことは，治療者側の興味を引くことが多い。信頼関係のうえでの質問であれば，トランスジェンダーの人に不快な思いをさせることはないが，単なる好奇心からの質問と思われると，性的なプライバシーを侵害されたと感じる可能性もある。

(2) 診察時は受容的態度と価値中立性を守る

トランスジェンダーの性行動は，様々なバリエーションがある。治療者が，男女間の腟ペニス性交のみを正常な性行動と捉えていれば，トランスジェンダーの行うその他の性行動はすべて「異常」となる。自分の性行動を「異常」とみなす治療者に対して，心を開いて，詳細に自分の性行動を語るトランスジェンダーは多くはないだろう。

また，トランスジェンダーであっても，自分の性器を用い，腟ペニス性交を行う者もいる。例えば，FTMであっても，男性と性交をし，自分の腟に相手のペニスを挿入させる者もいる。MTFであっても，女性と性交をし，自分のペニスを相手の腟に挿入する者もいる。こういった性行動に対し，「自分の性器で，(身体上の)異性と性交するのは，性別違和としてはおかしい。性別違和と診断できない」というような決めつけを行えば，トランスジェンダーは「この治療者は，すぐに決めつけてくるので，典型的でないことは言わないようにしよう」と心を閉ざすであろう。

こうした事態を避け，詳細で正確な性行動の実際を把握し，その相談に乗っていくためには，そういった偏狭的な価値観を持つべきではないだろう。様々な性行動に対して，正常異常の安易なレッテル張りは避け，中立的な価値観を維持し，トランスジェンダーの訴えを受容的に丹念に

聞いていく態度が必要である。

(3) 知ったかぶりはせず，共に調べ考えていく

　トランスジェンダーは多様な性行動をとるし，その身体的状況も様々である。そのため，彼らからの性の相談は，実に多様であると同時に，初めて聞くようなことも多い。例えば，こういった相談である。
- 精巣のみ切除し，ペニスは残っているMTFが，性行為時に勃起をさせたい。
- テストステロン製剤投与で肥大した陰核を持つFTMが，その陰核を用いて，性行為時に彼女を気持ち良くさせたい。
- テストステロン製剤投与で肥大した陰核は，朝立ちをするのか？

　このような質問は，当然のことながら，医学教育で習ったことなどはない。論文にもほとんど書かれていないだろう。医師であったとしても，ほとんど何もわからないといった例は稀ではない。当事者であるトランスジェンダー本人の方が，自己の経験からの知識を持っていることも多い。

　このような状況なので，質問や相談に直ちに，的確なアドバイスができるなどとは考えない方がよい。知ったかぶりで，間違ったことを言うよりも，正直にわからないことはわからないと述べた方がよい。そのうえで，治療者の既存の知識と，当事者の経験を組み合わせ，共に考えていくという態度がよい。一度に答えを出すのではなく，形成外科医や婦人科医や泌尿器科医など他の専門領域の医師や，他のトランスジェンダーの当事者からも意見や助言を求め，時間をかけ，答えを探っていくという態度でよいだろう。

❸ 実際の相談内容とその対応

　よくある相談内容と，筆者の考えるその対応について記す。

(1) 自分の恋愛対象の性別がわからない

　中心的な訴えではないが，よくある訴えが「自分の恋愛対象の性別がわからない」である。これは実際に，男性や女性といった特定の性別にとらわれず，両性が恋愛対象である人の場合もあるし，自分自身が性自認に混乱していて恋愛どころではない，という場合もある。後者のタイプは「自分の性自認が男か女かわからないので，誰を好きになるかという感情もよくわからない」といったものである。

　彼らに対しては，恋愛の対象の性別を急いで特定化する必要はないことを伝える。人生を過ごしていく中で，男性を好きになることもあれば女性を好きになることもあれば，男女にかかわらず好きになることもありうることを伝え，まあのんびりやりましょう，というスタイルになる。性自認の混乱が強いタイプは，性自認を探る方を優先する。性自認が落ち着くにつれ，心理的に余裕が生まれ，恋愛感情を抱くようになる，というケースは臨床上，時々経験するところである。

(2) 性行為時の自己の身体に強い嫌悪感を持つ

　トランスジェンダーは自己の身体的性別に違和感を持つことが多いので，当然のことながら，性行為時に自己の身体的性別に強く嫌悪感を持つことが多い。

　例えば，FTMが性行為時に，自己の乳房や膣，陰核に強く違和感を持ち，触られるのを強く嫌悪する。あるいはMTFが自己のペニスが勃起，射精という反応をすることに強く嫌悪する。

　これは，本質的な特徴であることも多いので，手術などの身体的治療に解決を求める場合もある。しかし，自分は服を脱がずに，相手への愛撫のみによって性行為を楽しむといった解決策があることもある。

　また，本質的な嫌悪感というより，「トランスジェンダーの自分なのに，セックスするときはペニスを使う。それでいいのだろうか」といった，思い込みから二次的に嫌悪感を抱いている場合もある。彼らに対しては，

その性行動を,「まあ,そういう性行為をすることもありますよねえ」と受容的に話を聞いていくと,「自分の性行為は間違っている!」という思い込みが緩和され,嫌悪感が和らぐこともある。

(3) 自己破壊的な性行為を繰り返す

トランスジェンダーの中には,自己破壊的な性行為を繰り返すも者もいる。「どうせこの体は自分の本当の体ではないのだから」といった理由から,自分の体を敢えて性行為の対象として他者にさらすのである。例えば,本来恋愛の対象が女性であるFTMの者で,自己の女性の体を痛めつけたいと,不特定多数の男性と性交する者がいる。あるいは,こういった目的から性風俗産業に従事する場合もある。

また,自己破壊的な目的というよりも,自己の性自認を他者から承認されたいという願望から,適切でない性行為をとる者もいる。例えば,MTFで女性としての容貌に自信のない者が,女性扱いされることに喜び,女性扱いされさえすれば,性行為目的の男性の求めに応じて,結果的にその場限りの不特定多数の男性との性行為に応じる場合がある。あるいは,FTMが自己を男性として接してくれる性風俗で働く女性に入れ込み,多額の金を貢いでしまうというケースもある。

彼らに対して倫理的観点からお説教をすることが,行動変容に効果的であるとは思えないが,そのリスクやデメリットを一緒に検討する必要は,やはりある。さらに,今後の生活を検討していき,性別移行を具体的に考えていくことや,カミングアウトを通じて,安定した人間関係の中で理解者を増やしていくことが,結果的には上述した性行為の軽減につながる。

(4) ホルモン療法の影響を心配する

ホルモン療法は,性機能や性行動に影響を与えうる。そのため,ホルモン療法を受けているトランスジェンダーは,その効果や副作用について相談することがある。

FTMに対してはテストステロン製剤が投与される。陰核は肥大化し,

勃起（性的興奮時の腫脹）しやすくなり，性欲は強まることが多い。これらの変化は多くの場合，FTMが望むところであり，ホルモン療法の影響であることがわかっていれば，それほどの問題にはならない。ただ，性欲の増大は，本人も戸惑うこともある。ときには，理性的には望んでいないにもかかわらず，性欲が抑えきれずに，不特定多数やタイプでもない相手と性行為をもつようになり，本人も困っている場合もある。こういった場合には，適宜，テストステロン製剤の投与量や頻度の調整が必要となる。

　MTFには，主として卵胞ホルモン系の薬剤が投与される。投与の結果，テストステロン分泌の低下も起こり，性欲の低下，勃起や射精がしにくくなるといった効果をもたらす。性欲や，その後に引き続く勃起，射精は，多くのMTFにとっては嫌悪の対象である。そのため，ホルモン療法によるこれらの機能低下は望むところであり，通常はあまり問題とならない。ただし，性機能の維持を望むタイプのMTFもいる。こういった者では，ホルモン療法の投与量の調整や，投与のタイミングの検討が必要となる。

(5) 無理な肛門性交をする

　MTFで，男性に性指向がある者は，「女性として男性のペニスの挿入を受け入れないといけない」という思いを持ち，腟がないため，肛門でペニスの挿入を受け入れる者もいる。話を聞くと，ほかのMTFやパートナー男性から肛門性交のノウハウを詳しく学んで，性行為を楽しんでいる場合も多い。ただその場合も，**セーファーセックス**の観点から，コンドームは使用するように助言している。「妊娠しないのだから」といった理由で，コンドームが使用されにくいといった現状があるためである。また，肛門性交は本当はしたくないが，仕方なく無理にしようとするタイプの者もいる。そういった場合，口唇性交や手指による刺激など，お互いが楽しめる他の行為を検討していく。

(6) 性別適合手術後の性交について相談する

　FTMでは，陰茎形成まで行わずに，戸籍の性別変更をする者が大多数である。そのため，形成されたペニスを実際に性交に用いることの相談を受けることは稀である。

　MTFでは，性別適合手術を受ける者は，多くの場合に**造腟術**も行う。この形成された腟は，ダイレーションと呼ばれる拡張維持作業を行わないと，狭窄化していく。そのため，ダイレーションが不十分な場合に性交を試み，ペニスがうまく挿入されないという事態も起こりうる。ダイレーションの再開で，狭窄が改善される場合もあれば，腟形成の再手術が必要になる場合もあるようである。狭窄以外にも，性交時に痛みや違和感をもつ者もいる。術後の合併症や，何らかの外科的問題の可能性もあるため，執刀医に相談することを勧めている。ただ，そういった外科的問題だけでなく，「これは本物の腟ではないから」，「見た目が本物より美しくないから」といった，本人の思いからくる問題のこともある。形成された腟で何とか折り合いをつけていく，といった現実的着地点の模索が必要となる。

おわりに

　トランスジェンダーへのセックス・セラピーについて述べた。彼らのセクシュアリティのありようや，外性器解剖，外性器機能の状態は様々である。信頼関係のうえに詳細な情報を聞き，関連専門医の意見も求めながら，一つひとつ解決策を検討していく必要があるだろう。

（針間 克己）

第 VIII 章 パラフィリアをもつ人へのセックス・セラピー

パラフィリア障害とは

　『エミール』や『社会契約論』を著した哲学者であるジャン＝ジャック・ルソー（J. Rousseau, 1712-1778）の晩年の作品である『告白録』[1)]では，ルソーが持っていた変わった性的関心や性加害傾向について書かれている。具体的には，放置プレイを中心とした性的マゾヒズム傾向と，女性たちに対して男性器の露出による加害を行っては逃走することを繰り返していたことが，包み隠さず披瀝されている。

　覗き，露出行為，痴漢など，典型的でないとされているタイプの性的関心を，強く持続的に持っている状態を「**パラフィリア**」と呼ぶ。アメリカ

精神医学会による精神科診断基準の，現行よりも1つ前の版であるDSM-Ⅳ-TR[2]では，**性嗜好異常Paraphilia**という名前で記載されていた。Paraphiliaという言葉は，愛が偏っているという意味であり，英単語としては異常という意味が含まれていないが，公式の日本語訳は性嗜好異常とされていた。その後，2013年に発行された最新版のDSM-5[3]では，**パラフィリア障害（Paraphilic disorder）**という名前に変更となった。この大きな変更の理由は，パラフィリア自体が問題であり治療が必要であるとの誤解を避けるためである。パラフィリアとされる非典型的な性的嗜好を持っていても，犯罪や暴力にならない形で楽しむことができたり，本人や周囲が苦痛や問題を感じなかったりする場合には，それは豊かなセクシュアリティのあり方の一つであり，治療対象とはみなされない。前の版でも，診断基準としてはそのような考え方になっていたが，DSM-5では，パラフィリアとパラフィリア障害とを区別することによって，このことを明確化したのである。「**パラフィリア単独に対する臨床介入は必ずしも妥当または必要ではない**」と明記されている。

DSM-5のパラフィリア障害とICD-10

　DSM-5のパラフィリア障害は，変則的な性行動（第1群）と，変則的な性対象（第2群）に分けられており，さらに前者は**求愛障害**と**苦痛性愛障害**に分けられている。第1群の求愛障害には，**窃視障害**，**露出障害**，**窃触障害**が含まれ，苦痛性愛障害には**性的マゾヒズム障害**，**性的サディズム障害**が含まれ，第2群には**小児性愛障害**，**フェティシズム障害**，**異性装障害**が含まれている。DSMの中で具体的に挙げられているのは以上の8つであるが，これは比較的よく見られたり，犯罪との関わりで重要であったりするためである。この8つ以外にも多くのパラフィリアが存在する。例えば，わいせつ電話，死体性愛，動物性愛，排泄物性愛，浣腸性愛，尿性愛などである。そのため，「**他の特定されるパラフィリア障害**」という診断名も重要である。

　具体的に挙げられている8つのパラフィリア障害の定義は，それぞれA

基準とB基準から成っている。A基準では，パラフィリアの特質を規定し，B基準では，パラフィリアがもたらす悪影響（苦痛，支障，危害）を規定している。AとBの両方を満たすのがパラフィリア障害であり，Aのみを満たす場合については，「**良性のパラフィリア**」という表現もDSM-5の中では使われている。

　すべてのパラフィリア障害のA基準では，反復する強烈な性的興奮，空想，衝動，行動が6カ月以上持続していることが必要とされている。B基準では「その性的衝動や空想のために臨床的に意味のある苦痛，または社会的，職業的，または他の重要な領域における機能の障害を引き起こしている」ことが必要とされている。また，性的マゾヒズム障害，フェティシズム障害，異性装障害については，その行為そのものは犯罪ではないが，窃視障害，露出障害，窃触障害，性的サディズム障害，小児性愛障害については，同意のない相手に対して実行に移した時には，犯罪や暴力となる。そのため，後者のB基準においては，同意していない人に対して性的衝動を実行に移したことがある場合は基準を満たすこととされている。

　一方，世界保健機関（WHO）が発行している診断基準であるICD-10[4)]では，ほぼ同様の状態を**性嗜好障害**としてまとめている。ICD-10では，具体的には，フェティシズム，フェティシズム的服装倒錯症，露出症，窃視症，小児性愛，サドマゾヒズムの6つが挙げられている。

　以下では，DSM-5の分類にしたがって，詳しく見ていく。

2　パラフィリア障害の種類

❶ 窃視障害

　窃視に関するパラフィリアは，警戒していない人が裸になっている，衣服を脱いでいる，性行為を行っているのを見ることから得られる性的興

奮に関するものである。本人がそのことで悩んでおらず，仕事や人間関係上の問題も発生していなければ，窃視障害と診断すべきではない。同意していない人に対して実行に移していたり，本人が苦悩していたり，仕事や対人関係などで支障が発生している場合には窃視障害となる。本人がそのような性的関心や興奮を否定していたとしても，客観的証拠から十分に裏付けられる場合は，診断してよいとされている。思春期青年期の性的好奇心の亢進による過剰診断を防ぐために，**本人が18歳以上であること**が必要とされている。窃視障害として診断されるのは，ほとんど男性である。しかし，覗き行為に関する性的興奮を持つ人の男女比は3:1程度である可能性があるとされている。

　臨床の中で現れてくるケースとしては，例えば公衆トイレ覗きや，公衆浴場覗きがある。しかし，トイレ覗きは，和式トイレの減少により物理的に難しくなっているようである。近年は，スマートフォンによる盗撮が目立つ。カメラ付きスマートフォンの普及によって，手軽に高画質の写真を撮影することができるようになった。公共の場で女性の下着を盗撮することは，「裸になっている，衣服を脱いでいる，または性行為を行っているのを見る」という診断基準に照らすと微妙なところではある。しかし，スカートの中や胸元から，見せる意図のない下着が見えることに対する性的興奮は，裸になっているところを見ることに準じると考えてよいだろう。さらに，スカートの中の盗撮の場合は女性用下着への執着，または太ももへの執着といったフェティシズムの要素が強い場合もあるので，**フェティシズム障害の合併**について詳細にアセスメントすべきである。

　覗きや盗撮は，最後まで相手に気づかれずに終わることも多い。そのため本人は「自分は相手に危害を加えたり脅かしたりはしておらず，そういう意味で痴漢や露出のような重大な性犯罪とは違うのだ」といった，自分に都合のよい認知の偏りを持っているケースも見受けられる。スマートフォンによる盗撮によって複数回逮捕されるなど大きな問題となっているケースでは，スマートフォンを持つのをやめて旧型の携帯電話を使ったり，盗撮のしやすい駅の階段やエスカレーターを避けたりするために，電車

を使わず，自転車やバイクの利用を検討するなどの方法はある。

❷ 露出障害

　露出に関するパラフィリアは，警戒していない人に自分の性器を露出することから得られる性的興奮に関するものである。これについても，B基準を満たさない場合は，露出障害と診断すべきではない。一方，本人が実行に移しており，その客観的な証拠から，反復的な性的興奮が明らかな場合は，本人がそのような嗜好を否定していても診断することができる。露出障害では，**露出行為をした相手の年代が，思春期前であるか，性成熟した人であるかを特定する**こととなっている。これは**小児性愛障害**の見落としを防ぐ目的もあるとのことである。

　臨床場面には，様々なパターンでの露出行為によって問題となった人が訪れる。ひとけのない屋外で女性に対して性器を露出しその後素早く逃走したり，コンビニなどの店でのレジ支払い時に店員に対して露出したり，家のベランダで道行く人に対して露出したりなどである。相手を驚かせたり困惑させたりしたいという欲求を持っている者もいれば，逆に露出している自分を嘲り笑ってほしい，叱責してほしいというマゾヒズム的な欲求を持つ者もいる。また**CFNM（Clothed Female, Naked Male）**と呼ばれている，女性が服を着ていて男性が裸である状況に性的興奮を覚える嗜好とも関連が深いと考えられる。

　露出は，相手に直接触れる行為ではないため，「痴漢のようなひどい性犯罪とは違って，露出は軽い行為だ」などの認知の偏りを持っている例も見受けられる。実行に移している露出障害への対応としては，自転車やバイクなどの逃走手段を手放すこと，逮捕リスクを高めるような目立つ服装を普段からすること，露出に時間がかかるような脱ぎにくいズボンをはくことなどが考えられる。

❸ 窃触障害

　窃触に関するパラフィリアは，同意していない人に触ったり，身体をこすり付けたりすることから得られる性的興奮に関するものである。やはりB基準を満たさない場合は，窃触障害と診断すべきではない。これも同意のない相手に対して実行に移せば，犯罪・暴力になるので，その時点でB基準を満たしたことになる。窃触行為の傾向を持つ者はほぼ男性で，女性にはかなり少ないとされている。

　窃触障害として問題になる例の多くは，電車内での**痴漢**である。大都市圏では満員電車での通勤通学が珍しくないという地域的な環境の要因も大きい。その一方で，それほど混雑していない電車・バスや，街中・商業施設内などで窃触行為に及ぶ者もいる。窃触行為によく見られる認知の偏りは，「相手も楽しんでいる」，「相手が抵抗しないということは嫌がっていない」などである。生脚に対する，またストッキングに対するフェティシズム的な嗜好との関連がみられることもあるので，アセスメントしておくべきだろう。

❹ 性的マゾヒズム障害

　性的マゾヒズムに関するパラフィリアは，辱められる，打たれる，縛られる，またはそれ以外の苦痛を受ける行為から得られる性的興奮に関するものである。このパラフィリアは，実行しても犯罪や暴力にはつながらない。このような性的嗜好を持っていることを否認していたり，性的嗜好に関連する本人の苦痛がなかったりする場合には，診断すべきでない。

　このような性的嗜好は，犯罪にはならず，生活上問題になることも少ないため，臨床現場に現れることは少ないだろう。しかし，性的マゾヒズムによる嗜好を実践中に，事故を引き起こすことはありうる。十分なスキルのない者による危険な緊縛やろうそく使用などによる負傷や，呼吸を

止めることによって性的興奮を得る低酸素性愛のために首をしめることで死亡事故が起きることがある。

❺ 性的サディズム障害

　性的サディズムに関するパラフィリアは，他者に身体的または心理的苦痛を与えることから得られる性的興奮に関するものである。行為の内容は性的マゾヒズムと同じであるが，主客が逆転している。相手の同意を取ったうえでSMプレイを楽しむことは問題ないが，同意のない相手に対して，この性的嗜好を実行に移した場合には，それだけでB基準を満たし，診断がつくこととなる。

　このような性的嗜好と関連して**レイプ**が行われることもあるが，性的サディズムと関係のないレイプもある。親密なパートナーへの暴力が，性的サディズムと関連していることもありうる。性的サディズムを持つ者は，性的マゾヒズムを持つ者と利害が一致しており，適切なパートナーを見つけることで，性的に満足することができる。またSMを特色とした風俗店等で性的嗜好を満たすことも可能である。

❻ 小児性愛障害

　小児性愛に関するパラフィリアは，**思春期前の子ども（通常13歳以下）**との性的行為から得られる性的興奮に関するものである。子どもは同意能力がないとみなされるため，**相手の同意の有無にかかわらず**，この性的嗜好を子どもに対して実行に移した時点で診断がつくこととなる。DSM-5では，**本人が少なくとも16歳以上で，相手の子どもよりも少なくとも5歳以上年長であること**を条件とし，また青年期後期の人が12～13歳の子どもと性的関係を持っている場合は除外するとしている。

サブタイプとしては，子どものみにしか性的関心を持たない専従型と，大人に対しても性的に興奮しうる非専従型がある。また，男児に性的に惹かれる者，女児に性的に惹かれる者，両性ともに惹かれる者がいる。さらに，近親姦に限定されるタイプもいる。発覚を防ぐために，相手の子どもに対し「誰かにこのことを話したら両親がひどい目に遭う」などと言って脅すことがある。このような性的嗜好を持つ人たちが，暴力や犯罪をすることなく性的に満たされるために，子どものように見えるイラスト，マンガ，アニメを用いることがあるが，このような表現を規制すべきかどうかについては議論がある。

❼ フェティシズム障害

　フェティシズムに関するパラフィリアは，生命のない対象物の使用または生殖器以外の身体部位への著しい特異な性的関心に関するものである。身体部位への性的関心は，DSM-Ⅳ-TRまでは**部分性愛**として区別されてきたが，DSM-5ではフェティシズムの中に再び組み入れられた。よくある対象物としては，女性下着，靴，ゴム製品，皮革製品，脚，髪，生理用品・経血などがある。このような性的嗜好によって苦痛を感じたり機能障害が生じていたりする場合に診断がつく。フェティシズムの実践自体は犯罪や暴力とはならない。しかし，**下着泥棒**といった形で犯罪行為となり，逮捕されて臨床現場に現れるケースは少なくない。

❽ 異性装障害

　異性装に関するパラフィリアは，異性の服装をすることから得られる性的興奮に関するものである。これは，異性装をしているだけでなく，異性装に性的興奮が伴う（多くは異性装をしながらマスターベーションを行

う)ものである。さらに、そのことについて苦痛を感じていたり、機能障害を生じていれば、B基準も満たし、診断がつくことになる。異性装のパラフィリアは、その実践が暴力につながることはない。異性装は、服だけでなく、ウィッグや化粧を伴うことも多い。異性の格好だけでなく、自分の体が女性になることを空想して性的興奮を得る**自己女性化性愛**（auto-gynephilia）を伴うこともある。

　異性装は多くの国で犯罪ではないし、暴力にもならないが、本人がそのことを気に病んで苦痛を感じていたり、異性装のために夫婦関係に問題が生じていたりして相談に訪れるケースはある。また、異性装のパラフィリアであったものが、年月を経て性別違和（性同一性障害）に移行し、服装だけでなく生活全体を、身体とは違った性別にしたいと望んで治療を求めてくる者も少なくない。

パラフィリア障害とセックス・セラピー

　上述したように、パラフィリア障害は犯罪行為となることで治療の現場につながってくることが多い。一方、再犯防止ということではなく、パートナー関係の問題として臨床現場に現れることもある。夫が何らかのパラフィリアを持っていることで、それは犯罪につながっている場合もあるし、そうでない場合もあるが、妻がそれを受容することができず、深刻な夫婦間の不和が起き、相談に訪れるカップルは少なくない。さらに、妻が夫に嫌悪感を持ちセックスをすることができなくなってしまっていたり、夫のパラフィリア傾向が強まるにつれ、妻との「一般的な」セックスでは飽き足らなくなってセックスレスになるカップルもある。片方のみが来談し、片方のみに治療意欲があるケースもあるし、カップルで訪れるケースもある。

　深刻な犯罪行為につながっており、心理社会的介入が奏効する見込

みがない場合は，**抗アンドロゲン剤**の投与で全体的な性欲を下げる治療を行うこともある。しかしこの治療は，特殊でない部分の性欲まで下げることになるし，副作用もある。倫理的な観点からの精査が必要であろう。犯罪や暴力につながっていないパラフィリア障害の場合には，セラピストの側で，価値判断の中立性に十分注意しておくことが大事である。つまり，犯罪や暴力につながらない性的関心は，どんなに特殊なものに見えたとしても，尊重され保護されるべきものである。家族や本人が「治療したい」と述べたとしても，その必要性についてよく話し合い，方向性の合意を丁寧に行うのがよい。

（石丸 径一郎）

参考文献
1) ジャン=ジャック・ルソー. 井上究一郎 訳. 告白録. 河出書房新社, 東京, 1964
2) American Psychiatric Association. Diagnostic and Statistical Manual of Mental Disorders: DSM-IV-TR. American Psychiatric Association, Washington DC, 2000
3) American Psychiatric Association. Diagnostic and Statistical Manual of Mental Disorders: DSM-5. American Psychiatric Publishing, Washington DC, 2013
4) World Health Organization. The ICD-10 Classification of Mental and Behavioural Disorders: Clinical Descriptions and Diagnostic Guidelines. World Health Organization, Geneva, 1992

第 IX 章

疾患と
セックス・セラピー

1 疾患をもつ人のセクシュアリティ

① 一般医療現場における患者のセクシュアリティ

　一般医療現場は，性機能障害の診療の窓口であると同時に，性機能障害周辺ともいえる種々の性問題を拾い上げる場でもある。したがって，性カウンセラーやセラピストといわれる専門家ではない一般医療者の果たす役割は大きい。
　一方，我々は性に関して，男性観・女性観などの価値観をもっており，

表33 一般医療従事者による性相談の3原則

1. 答えを与えるのではなく，当事者が答えを見つけることを支援する
2. 安易な一般化を避ける（性のあり方はカップルによって異なる）
3. 専門家の立場で個人的意見を押し付けない

(高橋 都. 疾患をもつ人のセクシュアリティ. 日本性科学会 監修. セックス・カウンセリング入門 改訂第2版. 金原出版, 東京, 2005, p215より)

知らず知らずのうちに患者を自分の価値観で裁いたり，説得しようとすることに陥りやすい。先入観をもたないで患者の話に耳を傾けるためには，医療者自身が自分の偏り（特徴）を把握しておく必要がある。

また，高橋[1]は**一般医療従事者による性相談の3原則**（表33）を挙げ，重要なのは患者を「指導」するのではなく，それぞれのカップルが答えを見つけるのを手助けすると考えること，当事者の個別性を最大限尊重すること，医療者が専門家の立場から個人的意見を患者に押し付けないことであると述べている。

(1) 性機能障害・性問題の背景・原因

図34に示すように，性機能障害や性問題には疾患・治療の影響のほか，ライフステージの要因，パートナーの性的問題・健康状態やパートナーとの関係性，二人にとっての性的活動の重要性，身体イメージや性的虐待歴などの個人の問題といった様々な要因が関与し，個々のセクシュアリティは多様である[2]。医療者の態度として重要なことは，個々の多様なセクシュアリティを理解し，受け入れることである。

(2) 疾患や治療が引き起こす性的合併症

表34に示すように，多くの全身疾患や骨盤内疾患とその治療が，男性では性欲低下，勃起障害，射精障害，女性では性的関心・興奮の障害やオルガズム障害，骨盤・性器の疼痛と挿入の障害を引き起こす可能

図34 性機能障害および性的問題の背景・原因

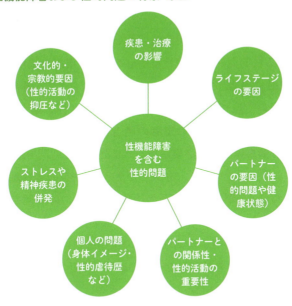

表34 性機能に影響を及ぼす主な疾患や治療

心血管系疾患	高血圧, 冠動脈疾患 (特に最近の心筋梗塞), 動脈硬化症, 血栓症など
神経系疾患	脳卒中後, 脊髄損傷, 多発性硬化症, 末梢神経
内分泌・代謝疾患	糖尿病, 甲状腺疾患, 副腎疾患, 肝硬変, 高プロラクチン血症
その他	腎疾患 (血液透析), 自己免疫疾患, 関節リウマチ, 火傷瘢痕, 皮膚疾患, 悪性新生物
手術療法他治療	泌尿器系・骨盤内臓器の手術療法, 乳房切除術, 人工肛門造設術, 尿路変更術, 頭頸部手術療法 放射線療法

＊精神疾患, 薬物の副作用により生じる性機能障害については407頁〜を参照

性がある。なお，主な疾患・薬物による性機能への影響については，次項に譲る。

図35は，直腸がんにより人工肛門（ストーマ）造設を行った患者を例に，起こりうる性的問題の関連性を示している。疾患や治療は男性では勃起障害や射精障害，女性ではオルガズム障害を生じる場合があり，さらに局所の痛みや違和感は性感を損ない，特に女性の場合は性交疼痛を生じることもある。中高年の患者の場合は，加齢によるホルモン分泌低下などの影響も考慮する必要がある。また，人工肛門を造設した場合は，それによる生活上の制約に加え，ボディイメージの変容もあり，自尊感情も損なわれる。がん，およびその治療による体力の消耗や予後不安，就業や家庭・社会生活上の不安は，患者本人のみならずパートナーにとっても性的関心を低下させ，性的快感への集中を妨げることになる。また，性行為が疾患や治療の妨げになるのではないかと考え，性生活の再開

図35 人工肛門造設後の性機能障害とその影響例

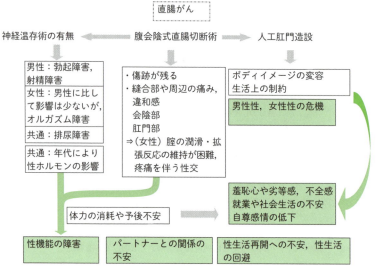

（大谷眞千子. 事例で学ぶ成人看護学5. メヂカルフレンド社, 2004, p127より作成）

に不安を抱いたり，回避することにもつながる。疾患・治療により予測される性的合併症について，対象に合わせて基本的な情報を提供するとともに患者の不安や悩みに傾聴し，患者自身が問題に取り組めるように支援することが重要である[3]）。

さらに医療者は，患者の疾患およびその治療のみでなく，パートナーとの関係性や生活上の様々な不安・起こりうる問題について個別的な対応が求められる場合もある。

❷ 性相談への段階的支援

疾患や治療によって患者のセクシュアリティが影響を受けることは明らかであるが，医療現場で積極的な支援が行われることは少なかった。医療者側の反応には，「患者からの相談がない」，「個人的な問題にどこまで踏み込むか迷う」，「疾患とセクシュアリティの関連について情報が少ない」，「泌尿器疾患やその術後で勃起障害を合併しやすいという患者は，医療者の暗黙の了解があるので話題にしやすいが，内科ではそもそも話題になりにくい」，「在院日数が短いので，例えば糖尿病の場合，血糖管理に直接関係する薬物療法や食事，運動療法に関する相談・指導で手いっぱいで，セクシュアリティまで踏み込む時間がない」などが挙げられた。診療科によっては，医療者が対応すべき領域という認識が低い，あるいはその存在に気づきながらも，積極的な取り組みにつながっていない。共通する理由としては，信頼できる情報が不十分であることが挙げられており，基礎的研究の発展が望まれる[4]）。

患者の性的問題への一般医療者の支援について，Annonは「PLISSITモデル」（124頁 表14）を提唱した。このモデルは，医療者による患者の性的問題への介入を段階的に捉えており，苦手意識の強い医療者にとっても，具体的に何ができるかをチームで共有し，取り組むことができる。

P（Permission:許可，性の相談を受け付けるというメッセージを出す），

LI(Limited Information:基本的情報の提供)は，予防的なアプローチといえる。患者にとっては，通常極めて話しにくい性の問題であり，また気になり始めるタイミングは，入院治療中よりも，退院を間近に控えた時や退院後であることも多く，患者によってまちまちである。また，治療によって起こりうる性的合併症について，治療前や早い段階に情報を提供することで，患者やパートナーは自ら予防的な対処を試みることも可能になる。この2つの取り組みは，そういった患者に対して効果が期待できる。具体的な実践例を下記に示す。

- 性的合併症が予測される疾患や治療前の問診に，性に関する項目を加える
- 治療中の種々の症状に関する問診や身体観察の一つとして，性に関する内容を当たり前に取り扱う
- 上記について，患者の反応が乏しくても無理に掘り下げる必要はない
- 骨盤内手術や全身の放射線療法などでは，事前の説明書に，性的合併症の可能性や相談を受け付ける用意があることを記載する
  (例)「この治療を受けると，性行為の際，違和感や痛みを伴うことがあります。○○を防ぐために以下のことをお勧めします。…お困りのことがありましたら，遠慮なくご相談ください」
- パンフレットや関連書籍を，手に取りやすい場所に設置する
- 膣潤滑ゼリーなど関連用品のパンフレットや試供品を提供する(人目につきにくいトイレなどの方がよいという意見もある)[5]
- 上記関連用品を院内の売店等で購入できるようにする

次の段階のSS(Specific Suggestion:個別的アドバイスの提供)，IT(Intensive Therapy:集中的治療)は，個別的な問題への対応である。個別的アドバイスを提供するためには，まずセックスヒストリーの問診が必要であり，性的問題の原因(疾患・治療の影響，ライフステージの要因，パートナーの要因や関係性，身体イメージ・性的虐待歴など)を特定する必要があり，本人およびパートナーを対象に行う必要もでてくる。

これに対応する医療者はセラピストとしての訓練を受ける必要があり，より専門的・集中的治療が必要な場合には，必要に応じて泌尿器科，婦人科，精神科など性機能障害に精通した専門領域の医師ほかセックス・セラピーに精通した臨床心理士と連携し，橋渡しの役割を担うことも重要である。これらの具体的対応は，「第Ⅳ章 セックス・セラピー総論」に譲る。

❸ 患者とパートナーへのセックス・カウンセリング

(1) 予測される性問題の説明と問題発見

　一般に，患者自身が性問題について相談したくなるのは，急性期の症状が治まり，治療方針も決定した時期や手術後の回復期など，退院後の生活を意識し始めた時期である。医療者は，相談があるのを待つのではなく，治療開始の早い時期から，性的な問題が生じる可能性やそのメカニズム，術後の外見の変化等について標準のこととして説明しておく必要がある。意識して手早く済まそうとするのではなく，他のことと同様に，一般的な言葉でわかりやすく説明する。

　特に手術前の説明は，患者自身が性的な損傷についても十分に説明され，熟考したうえで決定したと思えるように説明することが重要である。術後の生活についても，健康を回復し，性を含めた生活を再構築していくうえで，どのような問題が生じるか，どのような解決方法があるか，あらかじめ示しておくことが効果的である。

　また，患者の性的損失はパートナーにとっても損失であり，また，パートナーが患者の性的損傷をどのように感じ，理解しているかは，患者にとって重大な心配事になりうるので，術前の説明はパートナーの同席が望ましい。

　さらに，治療の経過によって，勃起障害や性交疼痛など性機能障害や外見の変化などに対する感じ方や受け止めが変化してくるので，変化

に応じて繰り返し説明するとともに，その都度，患者やパートナーの理解を確認する。患者の不安を受け止め，情報を伝え，事実の正確な理解を促すとともに，患者の知りたいことに答えていくことが重要である。

　また，患者は自分の性や性問題について医療者に表現することを躊躇することが多く，訴えることなく潜在化しやすい。さらに，患者自身も無意識の性の悩みが不安をもたらし，心身の種々の症状として現れることもある。このように特徴ある性問題の表出を察知し，ニーズを発見することが重要である。医師や看護師は日常生活の診療やケアに関わる際，何気なく交わす会話や日頃の生活態度や行動の変化を観察できる。そのようなときに，「病気のこと以外でも生活のこと，薬のこと，…ご主人とのことや性生活ことなど，何でも結構ですよ」というように声をかけることで，潜在する性の問題を発見できるチャンスがあり，相談や指導につなげていくことができる。

(2) 性的な存在としての自尊心の回復

　直接的な性機能への関与が少ない場合も，完治しない慢性疾患や侵襲の大きい治療を受けた患者は，自分に対する不全感をもち，自信を失いやすい。そのうえに疾患や治療が性機能障害を生じたり，外見の変化をもたらす場合には，障害や影響を受けた部分をパートナーがどう見るかに関心を集中し，自分自身の性的な魅力を過小評価して，相手に対して負い目を感じやすい。あらゆる行動が消極的になり，性行為についても抑制や回避，性的欲求の低下につながりやすい。

　このような場合，性問題に関して疾患や治療が与える影響などの情報をすべて患者に知らせ，問題の背景にある事実を整理し，誤解や偏見を解き，自分に起きていることを客観的に理解して受け入れていくことを支援する必要がある。

　また，パートナーには，疾病や手術などの治療に加えて，性的な魅力に対する自信の喪失や性的自尊心を損なうことは，パートナーが考える以上に患者本人にとって大きな意味をもつことがあり，それを支えられる

のはパートナーであることを伝え，理解を促す．

レズリー・R・ショーバー[6]は手術痕や脱毛，人工肛門などの外見の変化に対処する方法として，ヘルシー・イリュージョンや鏡のエクササイズを紹介している．

a）ヘルシー・イリュージョン

がんの治療中，がんによって変化した部分を隠し，健康的な部分に注意をひきつけるやり方で，より自分は魅力的だと感じることで，がんによる外見や健康な気分に与えるダメージを少なくする方法である．

b）鏡のエクササイズ

およそ以下のような方法で，身体のどの部分の変化への適応にも利用できる．
・自分一人になって，自分の外見について真剣に考える時間を少なくとも15分間とる．
・大きな鏡を用意し，自分の身体の全体を，時間をかけて見て，自分が見ようとしない部分はどこか，そこにばかり固執していないか，自分の魅力的な部分はどこかを考え，さらに魅力的と思える部分が3つ以上見つかるまでこれを続ける．自分を見ることにマイナス思考になっている自分に気づき，もっと魅力的な自分の特徴を見つける．
・他人が見るであろう自分の姿を見ることに抵抗がなくなれば，寝室でパートナーに見せたい格好をする．手術痕を隠す素敵な下着をつけたり，ウィッグをかぶったり，スカーフを巻いたり，人工肛門を隠すパッチを貼ったり，化粧をするなど，**ヘルシー・イリュージョン**をしてパートナーに見せたいポーズをして自分自身を見つめ，魅力的な部分を見つけ，自分の外見について3カ所以上ほめる．
・最後に，全裸になって，身体の変化を包み隠さずさらけ出し，この一連の動きをする．手術痕や人工肛門を見ることに抵抗があれば，時間をかけて慣れていく．身体の変化が最初ほど醜いものではないと思えるよ

うになり，パートナーに身体を見られるときの緊張を解き，リラックスできるようになる。また，パートナーの前向きの評価は，患者の自己評価の向上につながることをパートナーに説明し，見た目や触れたときの感じについて心地良いことをいくつか言ってもらう。

このような方法によって，性的な損失は自己の一部の損失に過ぎず，それも自分の考え方で変化すること，さらに自分の性的な魅力に限らず，全人格的な魅力について，自分自身が自覚することが，パートナーとの関係にもプラスの変化をもたらすことになる。

(3) パートナーとの十分なコミュニケーションを支援する

患者とパートナーが互いに不安がなく，愛情に基づいた自由なコミュニケーションがある場合には，セックスについても互いの気持ちを伝えやすい。しかし，セックスについて話したがらないカップルも多く，このようなカップルでは，どちらかの罹患や治療後には，不安が増す分ますます話しにくくなる。多くの場合，性問題は二人の問題であり，解決するには二人のコミュニケーションを欠くことはできない。病気になった悲しみや悔しさ，不安など率直な気持ちを互いに伝え合うことから始め，二人で病気や治療を乗り越えていくという連帯感がもてることが重要である。

患者の側は，病気になったことだけでもパートナーに心配をかけているのに，このうえ性生活のことまで不安やつらい気持ちを伝えることは，相手に申し訳ないと思いがちである。また，パートナーの側は，病気を悪化させたり，患者に苦痛をもたらすのではないかと性交を避けたり，セックスのことに触れないのが相手に対する思いやり等と思い込んでいる場合がある。まずは，そうした気持ちを互いに伝え合い，確かめ合うことから始める。そして，患者とパートナーの双方が，セックスに対する具体的な不安や要望を表現し，さらに解決すべき問題の共通理解ができれば，カップルでカウンセリングを受けることができ，前向きな問題解決につながりやすい。

しかし，患者とパートナーとの関係性や性問題の性質によっては，一

人ずつのカウンセリングが必要なケースもあるので，他の診療科の専門家からアドバイスを得たい。

(4) 愛情表現を含め性行為の多様性を具体的に示す

カップルによっては，以前と同様の性生活に戻れないことで性生活の終わりと考える場合がある。しかし，疾患や治療に伴う性機能障害をはじめとした性問題は不変でないものも多く，性機能障害への治療効果や体力の回復，生活上のストレスの解消，パートナーとの関係性の好転などによって回復する可能性が高まる。

愛情を表現する行為は多様にあり，それを続けることの重要性を説明する必要がある。例えば二人で散歩をするなど，日頃のふれあいや会話を大切にすることから始め，気持ちの高まりとともに，疾患や治療の影響を考慮した愛撫や体位工夫など具体的に示していく。これには患者とパートナー相互の理解と協力が必要なので，二人一緒の面接が適している場合が多い。その際，カウンセラー個人の意見を押し付けないように，二人が受け入れやすい方法を見つけていくのがよい。

(5) プライバシーの尊重

セクシュアリティに関わる経験は極めて個人的で，個人にとっては最大の秘事である。したがって，秘密保持については十分な注意を払う必要がある。患者や家族から知り得た情報，相談内容については，第三者に対する秘密保持は当然であるが，医療チームでの取り扱いについても十分に考慮されなければならない。

セクシュアリティに関わる面接や相談は，個室あるいは第三者の出入りの少ない場所で行うのが望ましい。患者本人でなくパートナーや配偶者の場合も同様である。

患者の配偶者やパートナーに情報を提供したり，援助の協力を求める場合にも，原則としてそれに関する患者の意見を確認する必要がある。そのうえで，必要性と内容について率直に話し合い，患者の同意を得る

のが望ましい．対象が未成年者の場合も，本人の意思を無視して両親に話すことは，信頼を裏切る行為として受け取られ，その後の援助の可能性を阻害することになる．本人と十分に話し合ったうえ，自分の口から両親に話をさせるようにすることで，問題を自分のこととして考える動機づけにもなる．

(6) 継続的かつ連携性のある支援

　疾患や治療の性心理，性機能への影響が予測できても，患者自身には，治療が一段落して病状が落ち着いたとき，あるいは退院後，日常生活に復帰したときに問題として意識される場合もある．したがって，患者が相談したくなったときに相談でき，入院から外来まで継続的に支援できる体制，特に外来部門の支援体制を整えることが重要である．

　また，性に関する相談や性問題への支援は医療チームの役割であるという共通理解や，他の診療科との連携も含めたチーム内での連携も大切である．

（大谷　眞千子）

参考文献

1) 髙橋 都. 疾患をもつ人のセクシュアリティ. 日本性科学会 監修. セックス・カウンセリング入門 改訂第2版. 金原出版, 東京, 2005, pp213-216
2) 大川玲子. プライマリ・ケアにおけるセックス・カウンセリング. 日本性科学会 監修. セックス・カウンセリング入門 改訂第2版. 金原出版, 東京, 2005, pp51-54
3) 大谷眞千子. 野口美和子 監修. 事例で学ぶ成人看護学5. メヂカルフレンド社, 東京, 2004
4) 大谷眞千子. 看護とセクシュアリティ―その現状と課題. 日本臨床心理士会 監修. 臨床心理士のための医療保健領域における心理臨床. 遠見書房, 東京, 2012, pp104-105
5) 小野菊世. 医療従事者による性相談・情報提供. 日本性科学会雑誌. 2011; 29(1): 81-4
6) アメリカがん協会 編. 髙橋 都, 針間克己 訳. がん患者の＜幸せな性＞. 春秋社, 東京, 2007, pp108-112

2 疾患別のセックス・セラピー

❶ 性感染症

（1）性感染症罹患時のセックス・セラピー

　性感染症を疑って受診した場合，不安や不必要な気まずさを取り除く配慮が必要である。「かかりたくない病気」などと言われることもあるが，「かかりたい病気」がないように，性感染症に対する偏見を医療者が助長しないことも重要である。性感染症は，
①**性行為があれば誰でもかかる可能性があること**
②**罹患したからといって，いけない性行為をしたと思う必要はないこと**
③**これから具体的に行うべき治療や今後のパートナーとの関係，他人にうつさない工夫**

などを具体的に伝える。検査やカウンセリングに来たことを，前向きな態度として評価する。また，性交再開はいつなのか，聞けずにいるクライエントも多いので，その後の性生活についても前向きに話し合う。
　性感染症の基本は，性的行為によって皮膚や粘膜から病原体が感染することで，どのような行為で感染したかを振り返る意味で，具体的な行為を聞き取ることは重要である。口腔感染も，口同士のキスでは感染は起こりにくいが，口と性器や肛門の場合は感染しやすい。
　日本では，避妊目的にコンドームを使用することが一般的だが，コンドームは性感染症予防にこそ重要である。そういう意味では，ヘテロセクシュアルの避妊だけではなく，性的行為を行う人すべてに性感染症予防具としてコンドームが必要であることを，折に触れて伝えることが重要である。
　しかし，性感染症予防の第一歩は，パートナーが変わる限り，定期的に性感染症の検査を受けることであり，コンドームですべての性感染症が予防できると過信してはいけない。特にヘルペス，コンジローマ，梅

毒などは，男性用コンドームでは，自覚のない陰部の感染部位との接触は防ぎきれない。また，ヘテロセクシュアルだけではなく，男性同性愛者やバイセクシュアル男性には，避妊ではなく性感染症予防としてのコンドーム使用を強く勧めるべきである。

また治療中の性交は控えるか，必ずコンドームを使用して**ピンポン感染**を予防する。コンドームを使用しなくていいのは，感染症検査で異常がなく，他の方法で避妊をしているか避妊の必要がないステディーな関係のみである。

性感染症の症状は，男性の場合は，陰囊・陰茎皮膚の病変（梅毒，コンジローマなど），亀頭部粘膜の病変などがあり，その他，尿道炎，睾丸炎，前立腺炎などが起こる。

女性の場合は，外陰部皮膚の病変，小陰唇周囲の病変，尿道炎，膀胱炎，腎盂腎炎，腟炎，子宮頸管炎，子宮内膜炎，卵管炎，骨盤腹膜炎，肝周囲膿瘍など，腹腔内までつながって炎症を起こすことが特徴である。

病変の場所や状態によって症状や不快感の場所が異なり，性交に際しての訴えも様々になる。男性も女性も，クラミジア，淋疾などの性感染症は不妊原因ともなるので，疑ったら検査治療が必須である。

(2) 性感染症各論

a) 陰部ヘルペス Genital Herpes

ヘルペス自体はありふれたウイルス（herpes simplex）だが，陰部ヘルペスは性的接触による感染症である。潜伏期は1週間程度で，小さな水疱が多発し，つぶれて潰瘍化する。型判別には，潰瘍底の擦過または血液抗体検査を行う。初感染初発は症状が重い。Ⅰ型（口唇型）による陰部感染は再発が少ない。オーラルセックスにより，Ⅰ型もⅡ型も口唇および陰部で症状を呈することがある。治療はファムシクロビル（ファムビル®），バラシクロビル（バルトレックス®），またはアシクロビル（ゾビラックス®）などの内服である。Ⅱ型で年6回以上の再発をする場合は，1年

以上のバルトレックス® 500 mg/日の持続抑制療法が保険適用となっている。ウイルスは所属神経節に生息しているので，内服薬が効果的で，外用薬は補助的効果しかない。

　症状があるときはバルトレックス® 1,000 mg/日 5日間服用，その間は性交を控える。思い当たる性行為がない場合は，過去の感染による既感染初発の場合もある。再発は症状が軽く，肉眼で診断することは難しい。

　単純ヘルペスは両側性に水疱ができる。再発が起こりやすいこと，初発では症状が激烈であることから，性交に対して否定的な感情を持ちやすいので，精神的フォローアップが重要である。子宮頸がん検診の検体でも，封入体細胞の所見で見つかることがある。帯状疱疹（herpes zoster）は片側性で，陰部にできることはない。

b）クラミジア感染症 Chlamydia Trachomatis

　若年女性に多い。潜伏期は2週間程度，男性では尿道炎症状，女性では透明な帯下など軽微な症状である。妊娠初期のルーチン検査項目になっている。クラミジアPCR（polymerase chain reaction）が陽性なら，アジスロマイシン（ジスロマック®）2 gを朝1回内服にて治療する。パートナーも検査すべきだが，原因の男性パートナーが検査で陰性のこともある。感染源を特定しにくい場合も多く，どちらが感染源かわかりにくく，もめやすいので注意が必要である。3週間後に再検査し，PCRが陰性化するのを確認する。治りやすいが，性行動を改めなければ再感染も多い。女性では腹腔内感染から肝周囲膿瘍まで起こすことがあり，子宮頸管では陰性でも，腹腔内PCRが陽性となることもある。男女とも不妊原因になりうる。

c）淋菌感染症 Neisseria Gonorrhoeae

　罹患頻度は男性に多く，尿道炎を起こす。潜伏期は数日であり，女性では膿状帯下がみられる。耐性菌が多いので，安易なレボフロキサシン（クラビット®）投与は避ける。標準治療はセフトリアキソン（ロセフィン®）

1g点滴1回を行う[1]。パートナーが淋菌感染症にかかった場合の女性パートナーは，淋菌検査を受けるべきである。耐性菌の増加も指摘されている。クラミジア感染と共に動くことがある。クラミジア，淋菌感染は咽頭を通しても起こるので，オーラルセックスの場合も，感染予防にはラバーやコンドームが必要である。

d) 梅毒 Treponema Pallidum

スピロヘータ感染。新興・再興感染症としてHIV（human immunodeficiency virus）と共に感染しやすい。潜伏期間は3～6週間，2013年頃から若い女性に急増中である[2]。妊娠初期に罹患すると，胎児の胎内感染のリスクとなる。早期顕症梅毒第Ⅰ期は，約3週間後に初期硬結，硬性下疳（潰瘍），早期顕症梅毒第Ⅱ期では，いったん症状が消失した後，手掌，足底を含む全身に多彩な皮疹，粘膜疹，扁平コンジローマなどが出現する。無治療で気づかないと，晩期顕症梅毒として，ゴム腫，心血管梅毒，進行麻痺などが起こる。

梅毒に罹患した母体から胎盤を通して感染すると先天梅毒となり，早期先天梅毒では水疱性発疹，肝脾腫など，晩期先天梅毒では学童期以後にHutchinson 3徴候（実質性角膜炎，内耳性難聴，Hutchinsonの歯）などを呈する。

治療は，ペニシリンGの筋注単回投与が望ましいが，国内では認可されておらず，ペニシリンGなどの経口合成ペニシリン製剤を1～2カ月内服にて治療し，抗カルジオリピン抗体価の低下を確認する。

e) HIV/AIDS（Human Immunodeficiency Virus/ Acquired Immune Deficiency Syndrome 後天性免疫不全症候群）

異性間でも感染するが，MSM（Men Sex with Men）男性の肛門性交が出血しやすくリスク因子として大きいので，肛門性交では毎回必ずコンドームを使用するべきである。初期症状は感冒様で軽微，CD4リンパ球が減少すると，AIDS関連症候群として発熱，下痢などを

起こす．AIDSを発症すると，日和見感染や悪性腫瘍など様々な免疫不全疾患を併発する．

　HIV陽性でも，近年の治療薬の進歩により，平均寿命はHIV陰性と比べてもさほど変わらなくなっている．また，十分に治療されているHIV陽性者が他者に感染させる可能性は低くなっている．陽性者というだけで診療拒否にあうことがあり，透析や不妊治療などのアクセス制限がある不自由がある．医療の現場でも十分に対応すべきである．また，PrEP（pre-exposure prophylaxis：曝露事前投与）として，HIV治療薬であるツルバダ®をあらかじめ内服するなどの方法も出てきている[3]．

f）尖圭コンジローマ

　HPV（human papillomavirus）感染による疣贅であり，HPVの中でも良性型と呼ばれる6，11型のウイルスによる．潜伏期は3週間から3カ月程度と長く，症状も緩徐に出て自然治癒もあるので，感染源を特定しにくい．放置すると，いわゆるニワトリの鶏冠状のいぼとなり，外科的切除を要することもあるが，免疫賦活剤のベセルナクリーム（イミキモド）で治療する．小陰唇の前側に並ぶ良性の乳頭腫と間違いやすい．確定診断は組織診で行う．子宮頸がんや陰茎がん，肛門がんを引き起こすHPV16，18型など悪性型とは異なる．国内では接種がこじれているが，海外ではHPVワクチンによって，子宮頸がんやコンジローマの発生頻度低下がみられている[4]．

g）トリコモナス腟炎

　鞭毛を持った原虫が主に水を介して感染するので，人から人だけでなく，スパや温泉などでもうつる．症状は泡沫状帯下と掻痒感だが，カンジダ腟炎のクリーム状帯下と誤診しやすい．顕微鏡で白血球よりやや大きい，鞭毛のある虫体を認める．メトロニダゾール（フラジール®）内服や腟錠（妊娠中）で治療する．

h) アメーバ赤痢 Entamoeba histolytica

赤痢アメーバ原虫による感染で，主に肛門性交で感染する。粘血便，下痢，しぶり腹などの症状がある。メトロニダゾール（フラジール®）で治療する。

(3) 性感染症リスクの軽減には

①パートナーが変わるごとに検査を受ける

性交する前にお互いが既知の性感染症について検査を受け，陽性項目があれば速やかに治療を受けることが原則である。

②違和感を感じたら早めに受診する

かゆみ，痛み，いぼ，水疱，喉の痛みなど，性感染症の疑いがあれば性交はしないで，受診を優先する。受診先は，皮膚科，性病科，泌尿器科，産婦人科，耳鼻科などである。

③コンドームを着用する

ステディーな関係ではなく，相手の性感染症に関する情報が不足している場合は，コンドームの装着は最低限の予防策である。性的接触でも傷のない皮膚は比較的安全であるが，粘膜は傷つきやすく，粘液はウイルス等の病原体が生存している可能性があり，粘膜が接触することは感染リスクである。オーラルセックスやアナルセックスも同様のリスクがあり，ラップやゴム等のバリアが有用である。

④きちんと治療を受け，治療中は性行為を控える

性感染症が判明したら，治療を受ける。パートナーにも感染を伝え，治療を促す。

⑤その他の注意点

1）複数のパートナーがいる場合

不特定多数，特定多数のパートナーがいる場合，または相手に複数のパートナーがいると想定される場合は，妊娠を考える時以外は性感染症の予防としてコンドームの装着が必須である。可能であれば，関係者に性感染症検査の受診を促すことも予防策である。

2）相手の提案を断れない場合

　感染の有無がわからない相手がコンドーム使用を嫌がる場合は，性交しないのがベストであるが，自分の身をどのようにして守るかを考える必要がある．事後策としては，定期的に性感染症検査を受けて早期発見に努める方法がある．

⑥パートナーや家族へのカウンセリング

　性感染症に罹患したからといって，特別いけないことをしたわけではない．かかりたくない病気として扱われがちだが，そもそも疾患に「なりたいもの」などない．患者の失意をくみ取りながら，淡々と治療を行い，パートナーや家族にも必要に応じて説明する．特に，妊娠している場合，胎内感染については妊娠時期によるリスクの差を説明することが大切である．

（早乙女　智子）

参考文献

1) 日本性感染症学会. 性感染症 診断・治療ガイドライン2016
　http://jssti.umin.jp/pdf/guideline-2016.pdf
2) 国立感染症研究所HP
　https://www.niid.go.jp/niid/ja/
3) Yi S, Tuot S, Mwai GW, et al. Awareness and willingness to use HIV pre-exposure prophylaxis among men who have sex with men in low- and middle-income countries: a systematic review and meta-analysis. J Int AIDS Soc. 2017; 20(1): 21580
4) Ali H, McManus H, O'Connor CC, et al. Human papillomavirus vaccination and genital warts in young Indigenous Australians: national sentinel surveillance data. Med J Aust. 2017; 206(5): 204-9

❷ 乳がん

　本邦の乳がん罹患者数は増加傾向にあり，年間8万人近くの女性が新たに乳がんと診断されている．初期乳がん治療は，進行度や病理学的分類により，手術療法を軸に放射線療法や化学療法，内分泌療法等の集学的治療が行われる．これらの治療成績の向上に伴い，長期的なサバイバーシップのなかで，乳がんになっても，その人らしい生・性をい

かに維持することができるかが課題となっている。

　乳がん治療で行われるいずれの治療法も，患者のセクシュアリティに影響を及ぼす可能性がある。本項では，主な治療法がもたらす性機能への影響について概観したうえで，がんの臨床現場でできる介入の実際について解説する。

(1) 手術療法による影響

　乳がんによる**乳房切除術**は，乳房という，女性にとってシンボリックな部分に対する喪失感を経験する。一般的に2 cm以下の腫瘍に対しては**乳房温存術**が適応される。先行研究からは，乳房切除術に比べて，乳房温存術を受けた女性の方が，ボディイメージへの満足度は高いという結果が多く報告されている[1]。しかし，温存術を受けても両側の乳頭の位置のずれや，手術による変形が生じたことを受け入れられない場合は，自己のボディイメージに対する評価が下がる。

　近年，人工物を用いた**乳房再建術**が保険適用となり，乳房再建術を受ける女性患者が増加した。乳房再建術には，乳がんの手術と同時に乳房再建術を実施する一次再建術と，乳房切除術から期間をあけて改めて行う二次再建術がある。人工物による一次再建術は，乳房を切除するのと同時にティッシュエキスパンダー（皮膚拡張器）が挿入され，手術後から胸のふくらみを感じることができるために，術後の乳房喪失感は軽減されるという利点がある。先行研究からも，特に若年乳がん患者においては，乳房再建術を行った女性の方が，術後のボディイメージは良好であることが報告されている[2]。しかし，再建術後の乳房が期待した整容性と異なったり，乳房に触れられる感覚の変化や人工物が挿入されていることに対する違和感や抵抗感を長期的に感じる女性が多いことも事実である。Boquirenら[3]は，乳がんサバイバーの性的満足度とボディイメージには直接的な関連は認められず，ボディイメージに対するスティグマ（社会的烙印）が性的満足度や性機能に有意に関連があったと報告している。これらの結果からも，乳房再建術を受けることが，長期

的な性的満足度にどのような影響があるのかについては今後検証する必要がある。

さらに，手術後のボディイメージへの自己評価には，その女性が自分の乳房に対して術前にどれくらい愛着があったかや，手術に対する受け入れの程度，さらにパートナーとの関係性などが影響を及ぼす。

手術によってボディイメージへの影響が考えられる場合は，術後の写真などを用いてイメージ化を図り，治療方針を決定する際に納得した術式選択を行うことができるように支援していく必要がある。

乳がんの手術に伴って腋窩リンパ節を郭清した場合には，肩関節運動障害やリンパ浮腫などの合併症が，性生活に影響を与える可能性もある。さらにTakahashiら[4]は，乳がん治療後の性生活再開後の変化について，半数以上の乳がん治療後の女性が「以前より性生活への関心が失せた」と回答しており，約3割の対象者が，服を脱ぐことへの抵抗や胸部を圧迫されることへの苦痛があり，「手術創のあたりを触られると不快」と回答したことを報告している。

創部が圧迫されることに恐怖を感じたり，パートナーに創部を見せることに抵抗があり，性生活に対して消極的になっている場合，まずは患者自身が創部を受け入れることができるように促すことが重要であり，また手術前のスタイルにこだわらないなど，パートナーとのコミュニケーションの方法を支援していくことが重要である。

手術を受けた女性患者は，退院時には性生活への影響についてまで想像が及ばないことも多いため，手術後の回復とともに疑問がわいた場合には，いつでも相談に乗ることができる体制があることを伝えておくことが重要である。

(2) 放射線治療による影響

乳房温存術が施行された場合，および腋窩リンパ節への転移個数が多い場合には，局所再発を予防するために，乳房への照射が行われる。**乳房照射**による副作用には，一時的ではあるが，照射部位の皮膚炎や

色素沈着があり，術直後よりも乳房に対するボディイメージが低下したり，胸部を触られることが苦痛である場合も多い。

(3) 薬物療法による影響

　化学療法が性生活に与える影響には，卵巣毒性によるエストロゲン欠落症状と，その他全身性の副作用による影響がある。抗がん剤による卵巣機能への影響としては，シクロホスファミド等のアルキル化剤が最も毒性が強いことが明らかになっている。

　これらの薬物療法による**卵巣機能の低下**により，女性患者自身がまず自覚する症状は，月経の消失である。そして，性生活において最も高頻度で起こる症状は，性交疼痛である。

　乳がん患者に対するホルモン補充療法は勧められないため，性交疼痛に対しては，**腟潤滑剤**の活用を紹介したり，リラックスする方法を話し合う。薬物療法によって卵巣機能が低下していても，必ずしも性交疼痛を感じるわけではなく，性生活を楽しんでいる女性が多くいることを説明することも大切だと考える。

　直接，性行為時の痛みとして訴えがなくても，「腟の中が乾いている感じがする」「下着におりものがつかず，すれる感じがする」とった，腟内環境の変化を患者自身が自覚している場合は多い。卵巣機能低下に伴い腟内の自浄作用が低下しているのに加えて，さらに化学療法中の血球減少を伴う時期には，感染のリスクがあるため，外陰部にかゆみや痛み，尿路感染症状が出現した場合は，早めに介入することが必要である。また，女性の性欲は，卵巣から産生される男性ホルモンである**テストステロン**に影響されることがわかっている。卵巣機能が低下することによってテストステロンの分泌も低下した結果，性欲が低下するとともに，オルガズムが得にくくなるといった特徴もある。

　さらに，化学療法の有害事象として生じる脱毛や皮膚障害は，女性患者にとって，性的魅力に対する自らの評価を低下させる。悪心や倦怠感といった全身症状がつらいと，性生活を楽しむ気持ちにはなれないと

いうこともあるだろう。

　化学療法による血球減少によって，感染や出血に気を付けなければならない時期には，性生活における具体的な注意点を示すことが重要である。例えば，爪などで皮膚や粘膜を傷つけないようにすること，性行為前後での清潔に気を付けること，腟内を石けんなどで無理やり洗浄しないこと，性感染症予防のためにもコンドームを使用することなどを伝えていく。**腟潤滑ゼリー**を使用する場合は，水溶性のもので，できるだけ個別包装になっていて使い切りできる様式のものが望ましい。さらに，抗がん剤治療終了後48時間以内の体液には，抗がん剤が排泄されている可能性があるため，性行為の際にはコンドームを用いることを指導し，パートナーへの抗がん剤曝露の影響について注意することが重要である。

ホルモン療法による影響

　ホルモン受容体陽性の乳がんの場合は，再発予防のために術後5～10年間ホルモン療法を行うことが標準治療となっている。術後ホルモン療法で使用される抗エストロゲン剤やLHRHアナログ製剤によってもエストロゲンが抑制され，**卵巣機能の低下**に伴う症状が生じる。化学療法と異なる点は，治療期間が長期間にわたるため，女性の性に関して長期的な影響を及ぼす点である。さらに，ホットフラッシュや気分の落ち込みといった更年期様症状が性生活への集中を妨げたり，消極的になったりすることも考えられる。

(4) がんの進行

　乳がんが局所進行して自壊創を形成すると，悪臭や出血などが伴う。女性にとって，とてもつらい症状である。Vitranoら[5]は，病状の進行によって，性生活の頻度や満足度は低下する一方で，**精神的な結び付き**を重視するようになることを指摘している。

　医療者はまず，性生活や患者のボディイメージに影響がある症状のコントロールを行うことが一義的な課題である。そのうえで，パートナーと

の関係性や親密さを維持できるような関わりも緩和ケアの重要なケアであるという視点をもつことが求められる。

（渡邊 知映）

参考文献
1) Paterson CL, Lengacher CA, Donovan KA, et al. Body Image in Younger Breast Cancer Survivors: A Systematic Review. Cancer Nurs. 2016; 39(1): E39-58
2) Fallbjörk U, Rasmussen BH, Karlsson S, et al. Aspects of body image after mastectomy due to breast cancer-a two-year follow-up study. Eur J Oncol Nurs. 2013; 17(3): 340-5
3) Boquiren VM, Esplen MJ, Wong J, et al. Sexual functioning in breast cancer survivors experiencing body image disturbance. Psychooncology. 2016; 25(1): 66-76
4) Takahashi M, Ohno S, Inoue H, et al. Impact of breast cancer diagnosis and treatment on women's sexuality: a survey of Japanese patients. Psychooncology. 2008; 17(9): 901-7
5) Vitrano V, Catania V, Mercadante S. Sexuality in patients with advanced cancer: a prospective study in a population admitted to an acute pain relief and palliative care unit. Am J Hosp Palliat Care. 2011; 28(3): 198-202

❸ 婦人科手術

　婦人科で行う手術が性生活に及ぼす問題は，単に手術後の後遺症の問題だけではない。婦人科手術にまつわる問題には，**手術によって引き起こされる問題と，起こった性機能障害の治療としての手術適応がある**。また，その問題点は障害の部位や程度によっても異なる。そして最も留意すべきは，その問題点が心理・社会的さらには行動科学的な視点から個別に検討される必要があり，解決策は個人やカップルの価値観も考慮する必要がある点である。特に，手術後の性機能障害を訴える患者の症状は，医学的理論では説明ができないことも多く，心理社会的背景とともに，その行動医学的側面にも配慮する必要がある。

図36 子宮頸がんの手術範囲のイメージ

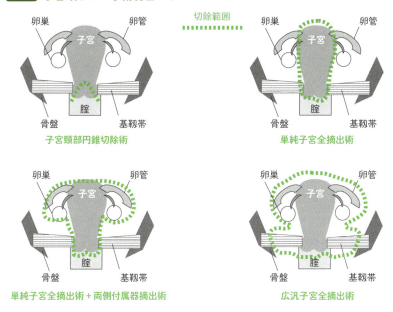

(1) 婦人科手術後のセクシュアリティ

a) 婦人科手術後の身体的影響
①子宮全摘出術の種類

　単純子宮全摘出術，広汎子宮全摘出術やその中間ともいえる準広汎子宮全摘出術といった手術が，疾患の種類や進行度によって選択される（図36）。一方で，単純子宮全摘出は腟式にも行われ，術後の早期回復や表皮の手術痕を残さない点で優れている。

　また腹腔鏡による手術は子宮がんにも用いられ，早期の子宮がんのみならず，現在では広汎子宮全摘出術までも腹腔鏡やロボット技術を用いて試みる施設もある。腹腔鏡を用いることで，術後の回復を早め，コスメティックな影響を最小限にすることができるが，悪性腫瘍の場合は，根治率を下げない熟練した技術が必要である。

図37 子宮腟上部切断術と単純子宮全摘出術のイメージ図

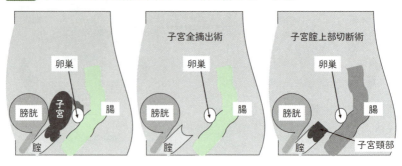

　一般的には，単純子宮全摘出術や腟上部切断術では，女性ホルモン環境にも変化を及ぼさないので，術後の性器性交は術前と変わらない腟内環境を保つことができる。広汎子宮全摘出術は，腟の切除による短縮はあるが，性器性交を行ううえでは大きな妨げにならないことが多い。しかし，実際に比較的早期に子宮頸がんの手術を受けた女性とコントロール女性の間でセクシュアリティについての比較を行ったBergmarkらの調査では，子宮頸がんの治療後の女性には少なからず，性行為に苦痛を感じる腟内環境の変化が起こっていることを示唆している[1]。

　子宮体がんや広汎・準広汎子宮全摘出において，**卵巣摘出**が加えられて，両側の卵巣を失った場合には，女性ホルモンの欠落症状として，腟内環境の変化による性交痛が起こりうる。

②**子宮腟上部切断術**

　子宮の性反応については諸説あるが，子宮の全摘出により腟を含む骨盤内臓器の解剖学的変化が少なからず起こる。このことが心身に影響を及ぼす可能性は否定できない。

　腟上部切断術は，解剖学的な変化を最小限に留める治療方法の一つである（図37）。Kilkkuらは，腟上部切断術が全摘出よりも性生活を妨げない可能性を示唆する報告をしている[2]。また，角らの研究からは，性生活の妨げの一つとなりうる腹圧性尿失禁の発生率は，健常者で

38.2％に対し，子宮全摘出術後で52.6％と有意に高く，子宮全摘出術患者の方が腟上部切断術よりも高かった[3]。そのため，性にまつわる様々な変化に対し，子宮頸部の温存が役立つ可能性が示唆される。しかし一方で，手術による腟内環境の変化が術後のセクシュアリティに必ずしも悪い影響を与えないという報告もある[4-6]。

③子宮頸部円錐切除術

組織学的に高度異形成や上皮内癌と診断された浸潤癌に至っていない病変に対し，診断的・治療的に行われる。子宮頸部を円錐状に切除する方法であり（図36），組織型にもよるが，切除部分内に病変が留まっていれば，慎重に経過を追うことを前提に，子宮を温存し妊孕性を保つことも可能である。

④広汎子宮頸部摘出術

適応を十分に検討した早期浸潤癌に対し行われる。子宮体部の温存により妊孕性を保つ可能性を残す術式である。本邦では本手術を行う施設は限られ，術後のセクシュアリティへの検討は十分ではない。

⑤骨盤底筋障害に対する手術

腟壁形成術（後壁・前壁）は，骨盤底筋障害において腟壁補強が有用と判断された場合に用いられる。膀胱瘤や直腸瘤を改善するが，腟口の開大スペースは性器性交を妨げないよう配慮が必要である。また，**腟閉鎖術**を希望する場合は，性生活への希望は患者の意思を尊重したうえで，パートナーの意向についても話し合えるように患者-医師関係を構築しておくことが望まれる。また，原則として子宮摘出の必要がない**骨盤内臓器脱メッシュ修復術〔TVM（tension-free vaginal mesh）手術〕**では，形態的・機能的影響はないが，術後に腟びらん症状が問題となることがある。骨盤臓器脱において随伴症状が軽度な場合は，生活習慣の改善とともに，骨盤底筋トレーニングの指導も一定の効果を示している。適切な管理で腟内環境を良好に保つことを心がければ，自己着脱が可能な腟脱矯正用のペッサリーリングは手術を回避することに役立つ[7]。また，尿失禁に対してのメッシュテープを用いた**TVT（tension-free vagi-

図38 女性ホルモンと腟粘膜細胞の変化

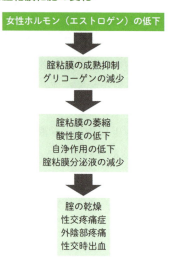

nal tape）やTOT（trans-obturator tape）手術は，腟内環境には影響はない。

⑥腟・外陰部腫瘍摘出術

　外陰部や腟壁に大きく切除を加えた後でも，パートナーとの性生活を楽しむことは可能である。しかし手術の範囲によって，性器挿入が困難になることや，創部の疼痛や浮腫による苦痛を感じることもある[8]。

⑦出産時の会陰切開術や会陰損傷に対する治療

　産後に会陰切開創や離開部の縫合による性交痛を訴える患者は多い。現在の周産期医療では，不必要な会陰切開を減らすことが推奨されており[9]，また，会陰損傷の重症化を防ぐための分娩介助方法のトレーニングや，術後の性交痛や排泄障害を起こさないための知識や技術を習得することが望まれる。

⑧手術による両側卵巣機能の喪失

　両側の卵巣機能を失った場合には，女性ホルモンの欠落症状としての腟内環境の変化が性機能に少なからず影響を及ぼす（図38）。しかし，

健常子宮を残した両側付属器摘出術後や子宮頸がんにおいて両側卵巣と子宮全摘出を行った場合の女性ホルモンの欠落症状に対し，内科的禁忌がなければ女性ホルモン補充療法が可能である。

⑨性生殖器の温存手術

その手術術式によって性機能に直接的影響を与えない婦人科手術として，筋腫核出術，卵巣腫瘍核出術，片側卵巣温存手術，卵管切除術，卵管形成術，子宮内膜焼灼術，帝王切開術といった手術が挙げられる。また，卵巣摘出の際に一部の組織が腹腔内に生着したovarian remnant syndromeでは，卵巣機能は残るが残存卵巣の癌化の報告もある。

b）婦人科手術後の心理的影響
①子宮喪失と卵巣機能喪失

前述のように，本来片側だけでも卵巣が機能していれば，理論的には腟内環境は保たれ，手術前と同じような性器性交が可能となる。しかし，いくつかの調査では，卵巣機能が温存された状態でも，術後の性器性交に不快感を訴えることや，子宮の喪失の方が，卵巣の喪失よりも心理的なダメージを作りやすい可能性が示されている[10]。

②手術切開痕とコスメティックな問題

女性において，手術痕の外見的な問題は小さいものではない。疾患の根治を目指しながらも，コスメティックな満足度に対する配慮を願う気持ちを受け止めなければならない。腹部切開については，恥骨の上方のしわのよりやすい部位の皮膚割線にそって切開を入れる。一般的な腟式手術は外見的な手術痕を残さない。腹腔鏡による手術操作は，数cm以内の小さい手術痕での治療を可能にする。

c）婦人科手術後の社会的影響

妊孕性の喪失や性器性交が妨げられる手術を余儀なくされた場合に，残念なことではあるが，パートナーの理解が得られず離婚に至ることや，患者自身が身を引くことは，婦人科疾患以外でも見られる。このような

事態をより少なくするために，医療者は医学的に正しい判断ができるように，十分に配慮した説明を治療前後に行うべきである．また，残念ながらパートナーとの離別に至った場合に，必要と判断すれば，心のケアにつなげることも考慮すべきである．また，これからパートナーを作ろうとしている患者に対しても，将来の可能性について，正しい情報やカウンセリングを行う機会をもてるように配慮が望まれる．

d) 婦人科手術に行われる人工肛門(ストーマ)造設と性の問題

子宮摘出の際に，癒着やがんの浸潤によって，消化管や尿管や膀胱にも手術を施さざるを得ない場合がある．その際に，人工的に瘻孔を造設したことで，性機能に関して心理的な影響が出る可能性がある．ストーマのケアとしては，①セックスの前に袋の交換やケアをしておく，②ストーマや袋を圧迫しないような体位の工夫，③洗腸による匂いなどの管理や袋を装着しない性交を工夫する，④目立たない色のストーマを使用する，といった指導を術前術後に適切に行うことが望まれる[11]．

e) カップルの性生活における婦人科手術

日本においては，骨盤底筋障害の手術の際の術式決定時に，**腟閉鎖術**が選択されることは少なくない[12]．骨盤臓器脱の手術を受ける年齢が比較的高いため，合併症を有していることと，性に対する興味や希望の傾向が影響していると思われる．しかし一方で，パートナーの本音を十分に確認しないまま，手術承諾書へのサインのみで判断している可能性がある．平均寿命が男女ともに延び続ける日本において，この手術を受ける年代のカップルが，数十年先までの性生活を見据えて判断できるようなインフォームド・コンセントが望まれる．

また，子宮や卵巣に対する手術の後で，パートナーと離別している患者もいる．これには個別の事情や背景が存在し，手術そのものやそれによる性機能障害が直接の理由とは限らないが，妊孕性の喪失を伴う治療を受けるにあたっては，患者やパートナーの心理・社会的問題にも留

意が必要である[10,13]。それらに対し，性治療者は精子や卵子の保存，受精卵保存や卵巣組織保存の可能性についても適切な説明ができることが望まれる。さらに現在，日本においても子宮移植の技術が確実なものとなりつつあり，その倫理的問題についての討議がなされ，法的整備も望まれるところである[14]。そのような中で，将来の妊孕性の回復について，その時点での正しい情報提供が望まれる。

(2) 性機能障害の婦人科手術による治療

a) 処女膜強靱・処女膜閉鎖症

伸展性のある薄い粘膜で構成され，中央にひだ状の開口部を持つ処女膜であるが，その粘膜が分厚く，開口部が卵円形の伸展性に乏しい構造である場合や，開口部が極端に狭いか閉鎖している状態である。切開を入れる手術によって治療する。

b) 腟中隔

腟横中隔は，尿生殖洞とミュラー管の癒合障害によって起こり，腟の上1/3に起こることが多い。隔壁に切開を加える手術によって治療する。

一方で腟縦中隔は，左右のミュラー管の癒合不全によるものであるが，一般に性器性交は可能な例が多く，がん検診や妊婦健診での指摘によって気づかれることが多い。しかし，隔壁が伸展不良で性交に痛みを伴う症例では，手術が必要な症例もある。

c) 陰部癒着

新生児から乳幼児に頻度が高くみられるが，老年期の発症もある。主に炎症によって小陰唇が癒着している状態で，多くは用手剝離で治癒する。中には副腎性器症候群といった先天性疾患によるものもあり，手術適応となる症例もある。

d）腟欠損

ミュラー管の発育障害により，腟が極端に短く盲端を形成するか欠損した状態で，外性器の形態異常は伴わない。

①正常子宮を伴う腟欠損

機能性子宮を伴う場合には，多くは子宮留血腫という月経血の貯留による腹痛がきっかけで診断に至る。

②機能性子宮の欠損を伴う腟欠損（Mayer-Rokitansky-Küster-Hauser syndrome）

ミュラー管の発生異常により，卵管を除き子宮は瘢痕状態であるが，卵巣は両側とも正常に機能し，外陰部は正常な形態を保つ。腟が短くも存在する場合はプロテーゼを用いて，鈍的に非観血的に拡張を試みることで，性交可能な状態まで改善が望める。

観血的な造腟法として，栄養血管と共に切断したS状結腸を外陰部に固定するRuge法や腹膜を用いるDavydov法があり，腹腔鏡を用いることで，より安全な造腟が実現できる。また近年は，腟壁の代用としての人工真皮や酸化再生セルロースの膜をプロテーゼに巻き付けて直腸と膀胱の間隙に作った空間に挿入固定して造腟を行う方法もある[15]。また，これらの病態に伴う，子宮形成不全や子宮摘出後の妊娠希望者に対し，子宮移植が施され妊娠・出産が叶ったという報告がなされ，日本でも子宮移植を行うための研究が進んでいる[14]。

e）骨盤臓器脱に対する手術療法

骨盤臓器脱は，その病態が性機能を著しく損なうわけではないが，脱出や排尿障害・排便障害による不快感や羞恥心が，快適な性生活を妨げる場合もある[16]。手術方法としては，膀胱瘤に対する前腟壁形成術や，直腸瘤に対する後腟壁形成術，Manchester法，McCall改良法（腟尖部と仙骨子宮靱帯を固定する），メッシュを用いたTVMといった方法を，患者の希望や病状に合わせて選択する。それらの手術には腹腔鏡補助による腟式子宮全摘出術（laparoscopic-assisted vaginal hysterectomy）といった方法が適宜併用される[17]。中には腟閉鎖術を希望する例も少なくないが，性器性交ができなくなることから，本人の意向を尊重しつつも，パートナーの理解を確認することが望まれる。

(3) 手術治療と併用が望まれる心のケア

性治療を明らかに妨げている形態的な問題に対し，適切な手術を施すことは意義のある治療の一つと言える。しかし現実には，手術によって形態的障害が肉眼的には取り除かれたとしても，挿入障害が改善されるとは限らない。特に，挿入障害における処女膜切開は，挿入時の痛みや恐怖を訴える患者の心理的要因まで取り除けるとは限らない。そのため，明らかな形態的要因の改善の必要性とともに，心理的要因に関しては手術後にカウンセリングや行動療法といった性治療が必要になる可能性についても説明すべきである[18]。

おわりに

婦人科手術は，性器性交を行うために必要な部位への操作によって行われる。性機能障害の治療に用いられる手術がある一方で，婦人科手術が原因で性機能障害を引き起こす場合もある。手術の術式や摘出臓器によってセクシュアリティは常に多様な影響を受け[19]，また女性にとって，子宮の喪失は卵巣機能の喪失よりもセクシュアリティに影響を及ぼす可能性もあり，患者に寄り添いながら術式を検討する必要がある。

健康的な性生活を送る権利は誰にでもある。不必要な手術操作によって，それを妨げないようにしなければならない。しかし一方で，カップルの愛を深めるために，性器性交は不可欠ではない。カップルの数だけ愛し合う形はあり，互いを思いやる方法であれば，それは正しい愛し合い方と言えるだろう。

（森村 美奈，榎本 小弓）

参考文献

1) Bergmark K, Avall-Lundqvist E, Dickman PW, et al. Vaginal changes and sexuality in women with a history of cervical cancer. N Engl J Med. 1999; 340(18): 1383-9
2) Kilkku P, Grönroos M, Hirvonen T, et al. Supravaginal uterine amputation vs. hysterectomy. Effects on libido and orgasm. Acta Obstet Gynecol Scand. 1983; 62(2): 147-52
3) 角 俊幸, 森村美奈, 安井智代, 他. 子宮摘出術後の女性のSexualityの変化 子宮腟上部切断術の意義について. 日本性科学会雑誌. 2006; 24(1): 3-6
4) Flory N, Bissonnette F, Amsel RT, et al. The psychosocial outcomes of total and subtotal hysterectomy: A randomized controlled trial. J Sex Med. 2006; 3(3): 483-91
5) Zobbe V, Gimbel H, Andersen BM, et al. Sexuality after total vs. subtotal hysterectomy. Acta Obstet Gynecol Scand. 2004; 83(2): 191-6
6) Thakar R, Ayers S, Clarkson P, et al. Outcomes after total versus subtotal abdominal hysterectomy. N Engl J Med. 2002; 347(17): 1318-25
7) 三津野圭子, 柳瀬陽子, 中村みどり, 他. 骨盤臓器脱に対するペッサリーリングの使用法に関する臨床検討 当院看護師外来で自己着脱指導を受けた患者の分析. 日本女性骨盤底医学会誌. 2010; 7(1): 75-7
8) Andersen BL, Hacker NF. Psychosexual adjustment after vulvar surgery. Obstet Gynecol. 1983; 62(4): 457-62
9) Carroli G, Mignini L. Episiotomy for vaginal birth. Cochrane Database Syst Rev. 2009; (1): CD000081
10) 森村美奈, 平井光三, 金岡 靖, 他. 婦人科手術とセクシュアリティー. 日本性科学会雑誌. 2003; 21(1): 81-8
11) 髙橋 都, 加藤知行, 前川厚子, 他. Enterostomal Therapist/Wound,Ostomy,Continenceナースによる性相談の実態調査 相談内容とアドバイスに着目して. 日本創傷・オストミー・失禁管理学会誌. 2010; 14(2): 230-8
12) 古山将康, 錢 鴻武, 吉川博子, 他. 子宮全摘後の腟断端脱の修復と腟閉鎖手術. 日本女性骨盤底医学会誌. 2009; 6(1): 31-5
13) 廣井正彦. 婦人科がんとsexuality. 産科と婦人科. 2011; 78(11): 1391-401
14) Mihara M, Kisu I, Hara H, et al. Uterus autotransplantation in cynomolgus macaques: intraoperative evaluation of uterine blood flow using indocyanine green. Hum Reprod. 2011; 26(11): 3019-27
15) 古谷健一, 永田一郎. 性分化異常 内・外性器分化異常. 新女性医学大系 第18巻 思春期医学. 中山書店, 東京, 2000, pp192-205
16) 田向美紀, 水野千詠美, 加藤久美子, 他. 骨盤臓器脱メッシュ手術（TVM手術）を受けた患者の術前後の心理・生活状況に関する面接研究. 泌尿器ケア. 2010; 15(8): 931-8
17) Drutz HP; IUGA Education Committee. IUGA guidelines for training in female pelvic medicine and reconstructive pelvic surgery (FPM-RPS). Updated guidelines 2010. Int Urogynecol J. 2010; 21(12): 1445-53
18) 永田智子, 竹島和美, 川野藍子, 他. 性分化異常症（DSD）に対する手術症例の臨床検討. 思春期学. 2014; 32(3): 327-33
19) Audette C, Waterman J. The sexual health of women after gynecologic malignancy. J Midwifery Womens Health. 2010; 55(4): 357-62

❹ 泌尿器科手術

　泌尿器科における手術療法は，手術対象が性機能そのものに関わる臓器であったり，性機能に関係する神経や血管を損傷する可能性があったりするため，術後に性機能障害を引き起こすことがある。本項では泌尿器科手術によって起こる性機能不全とその対処法について述べる。なお，女性の性器脱および尿失禁に対する手術等については前項の「婦人科手術」で述べられている。

(1) 前立腺の手術

　前立腺は男性の膀胱の下方に位置するクルミ大の臓器である。尿道が中を貫いている。精液の成分である前立腺液を産生しており，前立腺部尿道には左右の射精管が開口していて，ここから尿道に精液が射出される。射精時は内尿道括約筋が閉じて膀胱への逆流を防いでいる。また，前立腺に接して勃起神経（海綿体神経）が走行している。

a) 経尿道的前立腺切除術

　前立腺肥大症に対して行われる経尿道的前立腺切除術は，尿道に挿入した内視鏡を用いて前立腺の組織を切除する手術である。前立腺被膜と呼ばれる外側の膜を残して，内部の腺組織を切除する。

　膀胱と尿道の境界である内尿道口が拡大するため，尿道に射出された精液が陰茎側ではなく，膀胱方向に逆流してしまう（**逆行性射精**）。また，精液の一部を生産する組織を切除することになるため，精液そのものの量が減る。射精感はあるが外尿道口から精液が出ない，いわゆる「空撃ち（dry orgasm）」の状態となる。

　この術後障害は，ほぼ必発のうえ確立した治療方法がないため，術前の説明が非常に重要である。手術対象患者に高齢者が多いため以前は軽視されがちであり，十分な説明がなされぬまま手術が施行されていた。近年は高齢者の性に対する意識も変わりつつあり，術後にトラブル

になるケースも増えている。

　一方，勃起障害への影響は術後，悪化させる場合と改善させる場合がある[1]。悪化する理由は，前立腺の近傍を走行している海綿体神経が切除の際に生じる熱によって障害される可能性があるためである。改善する理由は，排尿障害が改善され，虚血状態が改善されるためではないかと言われている。悪化した場合はPDE5阻害薬の内服を試みてもよい。

b）根治的前立腺全摘術

　前立腺がんに対して行われる手術である。膀胱と前立腺，前立腺と尿道を切離して前立腺を摘出し，膀胱と尿道を吻合する。勃起神経を温存する術式もあるが，病変の部位，進展度によっては神経合併切除をせざるを得ないこともある。また下腹部を正中切開して行う開放手術，腹腔鏡下手術，ロボット支援腹腔鏡下手術などの術式がある。

　神経非温存手術の場合，勃起障害は必発である。温存しても回復率は術後5年で34％であったという報告もある[2]。温存手術の場合，経時的に回復してくる。腹腔鏡下手術，ロボット支援腹腔鏡下手術などは手術部位を拡大して観察できるため，開腹手術より回復率が高いとされている。

　回復率を高めるために，海綿体リハビリテーションも試みられている。基礎研究では術後早期からのPDE5阻害薬の内服が有効であるとされていたが，ランダム化比較試験では有効性が認められなかった[3]。PDE5阻害薬は，海綿体平滑筋細胞内のcGMPを増加させることによって平滑筋を弛緩させるが，性的興奮による神経刺激が伝達されないと，この系が働かないため，神経非温存例では有効性が低い。無効の場合は，プロスタグランジンE_1の海綿体注射や陰圧式勃起補助具が適応となる（234頁～参照）。

　前立腺部尿道には射精管が開口しているため，術後は射精障害が必発である（摘出時，両側の精管は切断される）。しかしながら，オルガズ

ムは残る場合がある。

(2) 膀胱全摘術

　膀胱がんに対する膀胱全摘術は，男性では前立腺も合併切除を行う。よって前立腺全摘術と同様，射精不能となり勃起障害が起こる可能性も高い。勃起障害については前立腺全摘術に準ずる。また，膀胱を摘出すると尿路変向が必要になる。尿路変向の種類としては，尿管を膀胱近傍で切断し，①そのまま皮膚に尿管を吻合（**尿管皮膚瘻**），②回腸を20 cmほど切離し，口側を閉じ，尿管を吻合し肛門側を体表に吻合（**回腸導管**），③回腸を切開し，縫い合わせ，袋状にして尿管を吻合，尿道と吻合（**新膀胱**）などがあるが，このうち新膀胱以外は，尿を貯留するためのパックを体表に貼付する必要がある。ボディイメージが変わったことを気にしたり，パックが性行為中に外れてしまうのを恐れたりすることでsexual bother（性負担感）が高まってしまう。これについてはカウンセリングが必要となってくる。

(3) 精巣の手術

　精巣の手術は，精巣がんに対する高位精巣摘出術，生殖医療として行われるTESE（testicular sperm extraction：精巣内精子採取術）および（精巣そのものに対する手術ではないが）精巣がんの後腹膜リンパ節転移に対する後腹膜リンパ節郭清術について述べる。

a）精巣がんに対する手術

　精巣がんは20～40代の若い年代に好発する。組織型によりセミノーマとそれ以外の非セミノーマ腫瘍（胎児性がん，卵黄嚢腫，絨毛がん，悪性奇形腫）に分類され，後者の方が予後が悪い。精巣の摘出は鼠径部を切開し，精巣動静脈，精管が束となった精索を結紮する。血流を遮断することによって，腫瘍細胞の全身播種を予防したうえで鼠径部の創から精巣を摘出する（**高位精巣摘出術**）。

片側の精巣を摘出しても，通常，血中テストステロン値はある程度保たれ，勃起障害などが起こることは少ないが，残った精巣が精巣上体炎や停留精巣の術後などで萎縮していた場合，血中テストステロン値が下降し性欲低下や勃起障害を起こすことがある。この場合はテストステロンの補充を行う。

　また，残存精巣の造精能が低下していると術後無精子症となるため，可能なら術前精子保存を行っておく。残存精巣の造精能が正常であっても，術後化学療法や放射線療法によって低下する可能性があるので，術後補助療法の前に精子保存が行われていることが望ましい。

　精巣の所属リンパ節は腹部傍大動脈リンパ節や大動静脈間リンパ節であり，転移がみられた場合，化学療法後リンパ節郭清を行う。この際，大動脈周囲の交感神経が障害されると射精障害が起こる。この射精障害は逆行性射精であることもあるが，損傷が大きいとオルガズム障害を起こす。オルガズムが残っている場合はアモキサピン（アモキサン®），イミプラミン（トフラニール®）などが有効な場合もある[4]。このような術後射精障害は，腹部大動脈瘤の手術や直腸がんの手術でも起こりうる。

b）精巣内精子採取術

　無精子症に対して行われる生殖補助医療である。精巣の組織を採取するため，元々の精巣容量が小さいと術後テストステロンの低下による性機能障害を起こすことがある。この場合はテストステロン補充療法を行う。

(4) 陰茎の手術

a）包茎手術

　小児に対して行われる背面切開術と，成人に対して行う環状切除術がある。このうち包皮が短縮する環状切除は術後，性感覚の低下や性交痛を訴えることがある。この場合，対処は非常に困難であることが多く，根気強くカウンセリングを続け，明らかに効果が期待できる場合を除き，

表35 泌尿器科手術後に起こりうる性機能障害と原因手術

術後に起こりうる性機能障害	手術名
射精障害	膀胱全摘術,前立腺全摘術,経尿道的前立腺切除術,後腹膜リンパ節郭清術
勃起障害	膀胱全摘術,前立腺全摘術,経尿道的前立腺切除術
ボディイメージの変化	膀胱全摘術に伴う回腸導管造設術,尿管皮膚瘻造設術
低テストステロン血症	高位精巣摘出術,精巣内精子採取術
性交痛	環状切除術(包茎手術)など

安易に再手術などをするべきではない。

本邦では小児に対する包茎手術も近年はできるだけ回避する傾向にあり,また成人の仮性包茎は手術の必要はない。

2016年6月,国民生活センターは包茎手術について,不安をあおられ高額な施術を強引に勧められたり,手術後に痛みが続いたりするなどの相談が相次いでいると注意を呼びかけた。

b)小児期に行われた陰茎形成術

小児期に尿道下裂や埋没陰茎などに対して陰茎形成術などが行われた場合,二次性徴後の陰茎増大により陰茎の変形や違和感を訴える場合がある。誰にも相談できず悩み,交際や結婚を機に受診する場合もある。

(5) 泌尿器科手術後のセックス・セラピー全般について

以上に述べたように,泌尿器科手術後の性に関する問題は多岐にわたる(表35)。セックス・セラピーの際は泌尿器科手術既往の有無を確認し,薬物や手術などの医療介入が必要な場合は,しかるべき医療機関への紹介を行う。

しかし，年齢やライフスタイルなどにより対応は異なり，また症例によっては薬物療法や手術療法よりも，カウンセリングが必要かつ有効な場合もある。クライエントのニーズにそって適切なセラピーができるよう心がけたい。

（内田 洋介）

参考文献
1) 日本性機能学会ED診療ガイドライン2012年版作成委員会 編．ED診療ガイドライン2012年版．EDのリスクファクター．8.下部尿路症状/前立腺肥大症．リッチヒルメディカル，東京，2012，p19
2) Namiki S, Ishidoya S, Ito A, et al. Quality of life after radical prostatectomy in Japanese men: a 5-year follow up study. Int J Urol. 2009; 16(1): 75-81
3) Montorsi F, Brock G, Lee J, et al. Effect of nightly versus on-demand vardenafil on recovery of erectile function in men following bilateral nerve-sparing radical prostatectomy. Eur Urol. 2008; 54(4): 924-31
4) 松田洋平，小林 皇，橋本浩平，他．逆行性射精に対するアモキサピンの有効性．日本性機能学会雑誌．2013; 28(2): 77-81

❺ 身体障害

　身体の障害が性に与える影響は，性機能，性行為，性的感覚，自己のボディイメージなど様々である。中でも男性の性機能障害は多く認められ，勃起障害や射精障害は深刻な問題となる。また，女性においても，性行為中の失禁や腟の湿潤の低下などがパートナーとの関係性に及ぼす影響は大きい。しかし，こうした問題に対して，カウンセリングおよび治療を求める人は少ない。そこには，性に関して相談することへの抵抗感もあるが，身体の障害が少なからず影響していると考えられる。

　"**障害にかかわらず，性について考えることは自然なことである**"。このことを，医療職者が認識し，本人およびパートナーに伝えていくことが重要である。

(1) 身体障害のある人への性に関する支援

　身体障害のある人への性に関する支援の方法としては，性機能障害の検査や治療に関する情報提供，カウンセリング，泌尿器科医および産婦人科医による検査・治療などがある。性に関する勉強会などを定期的に行っている病院もあるが限られており，日常的に関わる看護師や訓練士が，患者から相談を受けた場合に対応することが多い。

　性の専門家ではない医療職者が，相談に対応することに苦手意識をもつ場合があるかもしれないが，"患者が話す"ことが重要なのである。

　以下に，話を聴くうえで大切なことを示す。

a) 関係性をつくる

　セックス・カウンセリングは，相談者が希望して受診することが望ましいが，障害のある人が，自ら相談することは少ない。筆者の経験では，排泄や清潔などのケア時に，性に関する疑問や悩みを聴くことが多かった。

　患者は，性の話をしたことで看護師や訓練士から「いやらしい患者」と思われることを恐れている。また，「相談してもどうにもならない」と考えている人もいることから，患者が「話してみよう」と思えるような関係性を築いていくことが大切である。

b) きっかけをつくる

　病気や事故による障害の場合，性について考えるのは，退院が決まった時期か，退院後落ち着いた時期のことが多い。しかし，「事故後，意識が回復したときに，最初に，セックスできるかどうかが一番心配だった」と言う人もいる。

　性に関することは，何かきっかけがないと話しにくい内容でもあることから，医療者側から話のきっかけをつくることが必要な場合もある。

c) 支援の必要性を判断する

「性は大切なものである」といっても，誰もがそうとは限らない。患者にすれば，「今はそれどころではない」と言う人もいる。

性について，"話をしたいと思っている"か，"触れられたくないと思っている"かを判断し，触れてほしくないようであれば，見守ることが大切な場合もある。しかし，今後に向けて情報提供の必要性があると考えた場合は，相談に対応できることを伝えておくようにする。

d) 性の専門家につなげる

患者から，性行為に関する問題や挙児，性機能障害の検査・治療について相談された場合は，カウンセラー，セラピスト，泌尿器科医，産婦人科医につなげる必要がある。できれば，対応できる病院やカウンセラーを一緒に探すことが望まれる。

(2) 支援の実際

以下に具体的な支援について示す。

a) "相談してください"というメッセージを伝える

障害のある人は，性的な悩みがあっても，それらを表現することは恥ずかしいと考え，相談することに抵抗感をもつ。また，「この身体でセックスの相談をしようなんて思いつかない」と言う人もいる。

そうした状況のなか，医療者側は「相談してください」というメッセージを出すことが大切である。

- 入院のしおり，外泊指導パンフレット，退院指導パンフレットに，性に関する相談ができることを明記する
- 外泊パンフレット，退院指導パンフレットに，性行為時の注意点を記載する
- 性に関する勉強会を開催する
- 相談窓口を設ける
- 性に関する相談に応じることを，ポスターなどで掲示する

b）支援の方法を検討する

　リハビリテーション領域における支援方法としては，看護師や訓練士による情報提供が主となる。日常的に関わっている医療職者が，患者から性に関する悩みや不安を聴けば，「何とかしなければならない」と考えるものである。しかし，中には「聴いてくれればいい」という人もおり，その見極めが大切になる。

　また，そうした人の中にも，泌尿器科的な検査や治療について知っておいてもらいたい人もいる。支援の方法や方向性については，何が正しいという答えが決まっていないため，患者の気持ちを尊重しながらも，医療的な知見を踏まえて検討することが大切である。

c）専門的な治療が必要となる場合の紹介先を確保する

　挙児の希望や，性機能障害の検査・治療について相談があった場合は，泌尿器科，産婦人科につなげることが必要となる。

　患者に性機能障害の検査・治療，挙児について情報提供をすれば，「わかりました。ぜひ検査を受けてみたいと思います。では，どこに行けば検査をしてもらえますか？」という流れになる。その際に，「知りません」と対応してしまうと，ようやく前向きに考えることができた患者も，「やっぱり無理だ」という気持ちになってしまうことがある。

　障害のある人の性について支援するにあたっては，泌尿器科医，産婦人科医，生殖医療専門医，リハビリテーション医と連携できることが望ましい。しかし，リハビリテーション専門病院で産婦人科を標榜している病院はほとんどなく，性機能障害の検査・治療を実施している泌尿器科も限られているため，障害に精通している医師，あるいはバリアフリー環境が整っている病院の医師と連携できる関係を築いていくことが重要となる。

(3) 相談対応の実際

　障害のある人が性に関する相談をすることは，容易なことではない。

様々な思いを抱えた患者に対し，相談を受ける側は，一方的な情報提供や指導は極力控えることが大切である。性に対する考え方は人によって多様であることを，医療職者が認識し，専門家としての意見を強く述べるのではなく，本人とパートナーが答えを見つけられるよう支援することが大切である。

以下に，症例と対応の実際を示す。

> **症例** A氏，28歳女性，結婚2年目（夫30歳，営業職）

交通事故により第7頸髄損傷不全麻痺（呼吸機能障害，膀胱直腸障害，自律神経障害）。日常生活動作（activities of daily living: ADL）自立を目標としてリハビリ病院にて訓練中。入院後4カ月経過。担当看護師から「赤ちゃんが産めるか知りたい」という患者がいるから，挙児について情報提供してほしいと依頼あり。また，「最近，元気がないため入浴介助時に聞いてみたところ，離婚について考えているようだ」と情報があり，本人と面接をすることにした。

● 面接初回

外来の一室を使って面接を実施。

本人より「結婚2年目になる。赤ちゃんが産めるか心配」と話される。頸髄に障害があっても，産科学的問題がなければ妊娠，出産は可能であることを説明し，必要時は産婦人科受診につなげることを話した。すると，「自分のことが何もできない状態では結婚生活も厳しい。もう自分は女性ではなくなってしまった。離婚するしかない。離婚のことばかり考えている」と話された。

「女性ではなくなってしまったと思っているのですね」と返すと，「この身体では，（セックス）できないでしょ？」と話されるため，「女性は受け身の姿勢をとることが多いので，性行為自体はできることが多いですよ。実際に，そういう人を知っています。でもその人たちから，セックスの時に失禁したり，自律神経過緊張反射が出たりするので，注意した方がいいと聞い

ています」，「また，赤ちゃんを産んで育てている人もいますよ」と説明した。
　「赤ちゃんを産んでいる人もいるんですね」と表情がやわらいだことを確認し，挙児については産婦人科受診につなげ，また，気分転換になるのであればと自宅への外出を提案した。

●面接2回目
　初回外泊の日程が決まったため相談希望あり。「外泊中にもしかしたら，（セックスを）するかもしれない。事故をして見た目も変になって，髪も短くなって。大丈夫かな」
　相談に対し，外泊しようと思えるようになったことを尊重し，セックス中に起こりやすい失禁，自律神経過緊張反射，息苦しさ，痙縮，腟の湿潤の低下などについて説明した。また，知覚麻痺や不安などから，気持ち良さを感じにくくなっているかもしれないことを説明した。

●面接3回目
　「外泊中にいろいろ話し合えて，気持ちが少し軽くなった。私も夫も疲れきっていて，すぐに寝てしまった。たぶん次は（セックス）すると思います」と，初回相談時より表情が明るくなっていた。

●面接4回目
　「2回目の外泊をしてきた。事故をしてから初めてセックスしました」「何とかできたけど，どこを触られても気持ち良さを感じられなかった」
　脊髄の障害によって感覚が前とは違うが，不全麻痺でもあり，しばらく様子をみるように説明した。

●面接5回目
　退院日が決まったため，妊娠，出産について情報提供した。夫と本人の母親も同席した。

●退院後
　退院8カ月後，外来受診時に妊娠の報告があった。セックスについては，感覚が少し戻った部分がでてきており，それなりの満足感を得ることができていた。

a)時間と環境を確保する

　相談を受けるときは,プライバシーが守られる場所と,対応できる時間を確保する。これは当然のことと思われるが,看護師,訓練士が時間と場所を確保することは容易なことではない。相談することへの抵抗感を少しでも少なくするには,面接室などの個室が望ましいが,難しい状況であれば,話し声が周りに聞こえにくく,人の出入りが少ない場所を確保する。

　また,対応している時に,電話がかかってきたり,呼び出されるようなことがあると,相談者の気持ちを傷つけてしまうので,職場の上司およびスタッフと調整しておく必要がある。

b)情報を把握する
①障害が性機能に及ぼす影響
・障害について
　疾患名,障害名,障害部位,障害の重症度,運動麻痺,知覚麻痺の状態,膀胱直腸機能,合併症,ADLの状況など
・性的状態について
　男性:勃起機能,射精機能,性行為経験の有無,性行為時の問題の
　　　　有無,性的感覚など
　女性:性行為経験の有無,性行為時の問題の有無,性的感覚,月経,
　　　　妊娠,出産など
②検査・治療への希望について
・性機能障害の検査・治療を希望しているか
・挙児の希望はあるか
③パートナーについて
・パートナーは検査・治療・カウンセリングを希望しているのか
・パートナーとの関係性

c)情報の整理
　患者の話を聴いたうえで,何について相談を希望しているかを整理し,

お互いが共通認識をもてるようにする。例えば，挙児に関する相談を希望されていても，対応していくなかで，セックスに関する相談が優先される場合もある。

d) 情報提供および指導
①障害が性機能に及ぼす影響
　脊髄障害，脳血管障害などの疾患，障害，合併症，治療などが性機能に及ぼす影響について指導する。
②性機能障害の検査・治療
男性：勃起，射精機能障害，造精機能障害などの検査や治療については，泌尿器科が対応していることを説明する。
女性：妊娠，出産について情報提供するとともに，産婦人科受診を勧める。
③性行為のときに問題となることと，その対処
　性行為について困っている，不安があるという相談に対しては，性行為時に起こりうる問題と対応について指導する。

(4) 脊髄障害者のセックス・カウンセリング

a) 男性脊髄障害者のセックス・カウンセリング
　脊髄障害が性機能に及ぼす影響としては，勃起障害，射精障害，オルガズム障害，造精機能障害などがある。また，麻痺があることで性行為が思うようにできなくなり，膀胱直腸機能が障害されることで，性行為中に失禁することもある。こうした問題が心理面に及ぼす影響は計り知れないことから，性機能障害への対応は重要となる。

●B氏：40歳，頚髄損傷
「エッチなビデオを観て興奮しても勃起しない。自分で触ったりして大きくすることはできるけど，すぐに元に戻ってしまう。射精できないから苦しい。ヘビの生殺しみたい」

●C氏：36歳，二分脊椎
「射精はあるけど，視覚から得る情報や，精神的なもの，直接的な感覚

とは違ったことで射精する。勝手に出てしまうという感じ」

①**カウンセリング**

　男性脊髄障害者では，身体の障害に加え，性機能障害による喪失感，性生活上の悩み，子どもができないかもしれないという不安など心理面への影響も大きいことから，性機能障害の治療ならびにカウンセリングが必要である。

②**性機能障害に対する治療**

　損傷部位により性機能の状態は異なるが，脊髄障害者の多くは，勃起障害と射精障害が問題となる。以下に主な治療法を挙げるが，性機能障害の検査および治療に関しては，第Ⅴ章を参照していただきたい。

1）**勃起障害に対する治療**
- PDE5阻害薬*

*勃起障害治療薬をインターネットで購入したり，知人からもらって試している場合があるため，泌尿器科を受診するように指導する。

- 血管作動薬陰茎海綿体注射
- 陰圧式勃起補助具
- 陰茎プロステーシス

2）**射精障害に対する治療**
- 電気射精法
- バイブレーション法

b)**女性脊髄障害者のセックス・カウンセリング**

　性行為に関連した身体的・心理的問題には，女性脊髄障害者だからこそ起こりうる問題もあれば，そうでない問題もある。性に関する悩みや問題は様々で，話を聴くことで問題が軽くなることもあれば，専門家の対応を必要とする場合もある。本人にとって，性行為が負担となることがなく，コミュニケーションの機会となるよう支援できることが望ましい。

①**女性脊髄障害者の性行為に関する問題（表36）**

　筆者の調査では，18歳以上の二分脊椎者で，セックスの経験がある

表36 セックスの時に困っていること，困った経験(n=119)

困っていること	人(%)
尿失禁	72(60.5)
便失禁	23(19.3)
脚が開きづらい	29(24.4)
体位がとりづらい	26(21.8)
おならがでる	19(16.0)
腟のしまりが悪い	24(20.2)
腟の潤滑が悪い	22(18.5)
性交時に痛みがある	10(8.4)
留置カテーテルがじゃま	10(8.4)
オルガズムが得られない	38(31.9)
相手の人が満足しているか心配	45(37.8)
感じているふりをしている	36(30.3)
興奮しない	29(24.4)

(文献1より)

人は40%，脊髄損傷者では，受傷後にセックスの経験がある人は55%であった。「セックスの時に問題となることはあるか」という質問に対し，「ある」と回答した人は全体で83%と多く，最も問題となっていたのは失禁で，そのために性行為を避けている人もいた。また，自律神経過緊張反射による激しい頭痛や，知覚麻痺による性的感覚の低下なども挙げられた。

　一方，経験を重ねるなかで，頭・頸部，胸などへの刺激によって性的興奮を得ている人もいた。

②パートナーとの関係性に関する悩み

　性行為の問題や性的な満足感には，パートナーとの関係性が大きく影響する。

　以下に，自由記述欄に記載されていた意見から一部を抜粋するが，本人もパートナーも互いの関係性や親密性を大切にしていることがわかる。
- **B氏**：セックスがうまくできないために，夫は出会い系サイトやファッションヘルスを利用している。ときに苦しくて感情が先走ることがある。
- **C氏**：夫とは退院してから1回しか経験していなくて，もう普通の女性と見てくれないかと淋しい気持ちでいる。
- **D氏**：肩から下の感覚がない。いろいろな方法を試したが，だめだった。昼間は普通に会話ができるが，ベッドに入ると重苦しい空気が流れる。互いになんとかしなければと思っていた。年数が経ち，年齢的に必要がなくなってから，それが夫婦にとってすべてではなかったと思え，互いに一人の人間として認め合えるようになった。

③**女性脊髄障害者の性行為に関する問題への対応**

　性行為に関する問題の中には，少し工夫したり，医療的な対応をすれば，多少なりとも問題が軽減することもある。

1）性行為中の尿失禁

　尿失禁に対しては，以下の対応が挙げられる。
- 性行為の直前に導尿をする
- 利尿作用のある飲み物は控える
- 身体を冷やさないようにする
- 間欠式留置カテーテルを利用する（尿バッグを接続する方法もあるが，尿バッグに接続しないで，ストッパーでとめて，ルートを大腿部にテープ固定する方法もある）
- 尿道留置カテーテルを挿入する（挿入したままでも性行為は十分可能である）
- ベッドに防水シーツを敷く
- 風呂場でセックスをする（傷ができないようにマットを敷く）

2）性行為中の便失禁

便失禁については，基本的に普段から排便コントロールができていることが重要である。よって，コントロールがうまくできていない人は，医療関係者に相談することを勧める。そのうえで，性行為の前日あるいは半日前に排便を済ませておくように指導し，また，便失禁防止を目的として作られた肛門に挿入する衛生材料について情報提供する場合もある。

- セックスをするかもしれない日の前日あるいは，当日早めの時間帯に排便を済ませておく
- 便がやわらかくなる食事は控える
- ベッドに防水シーツを敷く
- 人工肛門の人は，袋を空にしてたたみ，カバーをして片側にとめておく

3）腟の湿潤性の低下

腟の潤滑に関して情報提供する。仙髄より上位の障害では，精神的な潤滑は得られなくても反射性の潤滑を得ることができ，不全麻痺または第11胸髄から第2腰髄の皮膚感覚が残っている場合は，経験を積み重ねることで精神的な潤滑が得られる場合があると言われている。

腟が潤っていない状態で性行為を続けると，腟が傷つき感染の危険性があり，挿入が困難な場合があるので，水溶性の潤滑ゼリーの使用を勧める。

4）オルガズムを得にくい

障害の有無とは関係なく，誰もが毎回オルガズムを得られるわけではないことを説明する。身体的，心理的な影響や経験によって感受性は異なることから，お互いがどうしたら気持ち良くなるか試してみるなど，経験を積み重ねていくことが大切であることを伝える。医療的な対応が必要な場合は，産婦人科医，セックス・カウンセラー，セックス・セラピストにつなげる。

5）体位がとりづらい

- 殿部，腰部の下に枕を入れて浮かすと挿入しやすい
- 足を動かす時はパートナーに，静かに動かすように話しておく

- お互いに楽な姿勢を,いろいろ体験し,見つけるようにする
- 下肢の痙縮が強い場合は,太めのやわらかい布で軽く下肢を固定しておく

6）自律神経過緊張反射

頸髄損傷や第6胸髄損傷以上の損傷者では,性行為の刺激により,自律神経過緊張反射（発作性高血圧,頭痛,徐脈,発汗,顔面紅潮など）が誘発されることがある。程度が強い場合には,直ちに性行為を中断し,安静にして症状が治まるのを待たなければならない。

④安全なセックスのために

- 妊娠を希望しない場合は,必ず避妊する（障害があるから妊娠しないと思い込んでいる人もいる）
- 性感染症予防のためにも,コンドームは必ず使用する（感染した場合,陰部の感覚が弱いと,痛みやひりひり,かゆみがわからないことがある）
- ラテックス性のゴムにアレルギー反応を起こす人もいるため注意する

まとめ

障害の有無にかかわらず,性について考えることは自然なことである。障害があることで,性を否定的に捉えているのであれば,医療職者として少しでも,本人が望む方向に進めるよう一緒に考えることはできる。

一歩を踏み出すことで,あとは当事者とパートナーが一緒に考えていけることを,筆者はこれまでに多くの患者から学んできた。障害のある方に関わる医療職者は,性に関する現状を認識し,障害のある人やその家族が,性について話すことができるように支援することが必要である。

（道木　恭子）

参考文献
1）道木恭子．性機能障害の看護．総合リハビリテーション．2012; 40(3): 255-60

❻ 精神疾患

　精神科領域で広く用いられている診断基準のDSM-5[1])には，性に直接関わりのある疾患として性機能不全群，性別違和，パラフィリア障害群が挙げられている。これらについては，すでに本書の他の項目で述べられているため，本項では性機能不全群，性別違和，パラフィリア障害群を除いた精神疾患を基礎とした性に関連した訴えや症状，その鑑別，治療について，精神疾患ごとに述べていく。

　性に関連した症状の治療にあたっては，**基礎となる精神疾患とはまったく別のものとして区別し治療すべきなのか，基礎となる疾患に伴う症状や二次的に生じた症状として治療**すべきなのか検討が必要である。また，性に関連した訴えで受診し，初診時には精神疾患は想定していないケースでも，その背景には様々な他の精神疾患が潜んでいる可能性もある。そのため，初診時には特に慎重な問診を行う必要がある。患者が直接訴える症状，周囲の者によって観察された症状や家族からの情報，経緯などの聞き取りのほか，臨床検査，心理検査などを行う。得られた情報から総合的に判断し，診断を確定するとともに，どの症状を優先的に治療対象とするかなどを含め治療方針を決定する。精神科領域の問題は複雑で，客観的判断が難しい場合が多いことから，治療経過中にも治療方針について柔軟に見直す必要がある。

▍精神疾患との鑑別および治療の実際

(1) 抑うつ障害群

　うつ病の主な症状には，不眠または過眠，食欲低下，「気持ちが落ち込む」「何をしても楽しくない」と訴えられる抑うつ気分のほか，意欲や活動性の低下（「おっくうである」「何もする気が起きない」），思考制止（「考えがまとまらない」「物事が決められない」），疲労感（「疲れやすくなった」「なんとなく体がだるい」）などが挙げられる。これらと関連して，

性欲の低下や性機能障害が認められることが多いが，基礎となる疾患であるうつ病を治療することで，性機能障害についても回復することがある．しかし，一方で抗うつ薬の使用によって性機能障害が出現する場合もある．うつ病相からの回復後，性機能障害が残遺する場合には，血中プロラクチン値を測定しながら減薬を考慮することも必要である．

一方，性機能障害を発端とするうつ病に対しては，抑うつ症状が軽度の場合には性機能障害に対する治療を優先し，重度の場合にはうつ病の治療に重点を置いた治療を検討する必要がある．性機能障害の治療を優先して行う場合でも，パートナーへの現状の説明や，パートナーとの相互コミュニケーションの促進，信頼関係の回復など初歩的な段階から実際的な技法への取り組みなど，時間をかけた治療が望ましい．

(2) 双極性障害および関連障害群

双極性障害とは，先に挙げたうつ病を呈する時期と，躁状態を呈する時期を繰り返す精神疾患である．躁状態を呈する時期には，気分の異常かつ持続的な高揚を認め，開放的となり，その際に性的行動が亢進することがある．一見極めて楽しそうに見えることもあるが，様々な考えが次から次へと頭に浮かび，注意力が散漫となり，焦燥感が出現し易怒的となることがある．

双極性障害が認められる場合には，速やかに気分の安定を図る治療を優先させる．気分の安定とともに性的行動の亢進も回復することが多いが，それ以外の性に関連した症状が残存する場合には，その治療を行う．

(3) 統合失調症スペクトラム障害および他の精神病性障害群

a) 統合失調症

統合失調症では，幻覚や妄想，まとまりに欠けた発語，感情表出の減少，意欲低下など，病期によって様々な症状が認められる．性に関連した幻覚や妄想が出現することもあるが，意欲低下に伴って性機能障害

が生じることもある。

性に関する妄想の例としては，実際は一人で寝ているにもかかわらず「寝ている間に，毎晩○○さんに襲われています」と訴えられる**被害妄想**や，実際は身体機能に問題がないにもかかわらず「性器が他の人と違っておかしいんです。このままでは死んでしまいます。もう一度検査をしてください」と，短期間に何度も同じ検査を希望する**心気妄想**などが挙げられる。

統合失調症と診断された場合には，速やかにその治療を優先させる。症状の回復とともに，性に関する訴えの多くは消失する。精神症状が回復しても性に関する訴えが残存する場合は，成育歴上の虐待経験，性的外傷経験の有無なども考慮しながら，侵襲性の少ない，支持的で根気強い治療が必要である。

抗精神病薬の使用によって，性機能障害が生じることもある。そのため，統合失調症の症状が再燃しないことを優先しつつ，その旨を患者に十分に説明のうえ，減薬や薬剤の変更などは慎重に行う。

b）妄想性障害

妄想性障害は，行動上は目立って奇異であったり奇妙であったりしないにもかかわらず，1つかそれ以上の妄想が1カ月間以上存在するもので，妄想の内容が性にまつわる問題の場合がある。例えば，自分の配偶者や恋人が，実際にはそのようなことはしていないにもかかわらず「不貞を働いている」と訴えられる**嫉妬妄想**，「大物俳優から求婚されている」という**恋愛妄想**，体の機能にまつわる**心気妄想**，被害を受けているという確信を持つ**被害妄想**などが認められる場合がある。

性に関する訴えが妄想によるものか，何らかの治療を要する性に関連した問題が合併しているのか，慎重に鑑別する必要がある。妄想性障害の治療を優先させ，性に関連した訴えの変化に注目する。妄想の多くは軽減するが，消失しないケースも認められる。性機能障害が明らかに合併しているケースでは，患者の負担にならない範囲で，セックス・セラ

ピーかその導入的治療を行う場合もある。生活上の負荷で症状が再燃する危険性があることから，セックス・セラピー自体が負担とならないよう留意する。

(4) 神経症圏の障害

a)不安症群

この診断の下位分類にある，社交不安症，パニック症，広場恐怖症，全般性不安症などが性に関連した訴えや症状を伴いやすい。

不安症群の主な症状として，社交的状況や不慣れな場所の回避，パニック発作や発作が生じるのではないかという恐れ，仕事や学業などの出来事または活動についての過剰な心配などの症状が認められ，これらの症状は性的関係が生じる場面にも影響しやすい。不安障害の治療を優先し，不安が軽減されれば，性機能の回復につながるケースもあるだろう。不安障害回復後にも性機能障害が残存する場合には，患者の希望にそって性機能障害の治療を行う。性にまつわる知識の確認を行い，必要があれば心理教育を行う。認知療法的介入も有効である。

b)強迫症および関連症群/醜形恐怖症

強迫症は，思考，衝動，イメージが繰り返される強迫観念と，手を洗う，順番に並べる，確認するなどの繰り返しの行動や，祈る，数えるなどの心の中の行為である強迫行為の一方，または両方が存在する。

醜形恐怖症は身体上の外見の欠点にとらわれているが，その欠点は他人にとっては認識できないか，認識できたとしても些細なものとしか捉えられない。

強迫観念や強迫行為の内容が性的なものである場合がある。例えば，「性行為を行うと罰せられる」という強迫観念を持つ場合や，布団を敷くことにも細かな順番があり，その強迫行為に1時間を要し疲れ果ててしまうなどが挙げられる。醜形恐怖症においては，とらわれている外見の欠点が性器であるなど，性にまつわる訴えが認められる場合もある。

性にまつわる訴えが，基礎となる精神疾患の症状の一部とみなされるケースが多く，その治療を行うことで性に関連した訴えも減少する。背景に強い苦痛，不安が存在していることから，それらとの関連で性機能障害を併発している場合もある。性行為は通常，多少の緊張を伴うものであり，苦痛，不安が軽減しなければ，性機能の回復は期待できないかもしれない。本疾患の特徴であるこだわりとの関連で，パラフィリア障害群を合併している場合には，反社会的行為に及ぶことのないよう，厳重な注意が必要である。

c）身体症状症および関連症群/作為症

身体症状症とは，苦痛を伴う，または日常生活に意味のある混乱を引き起こす身体症状を訴え，同時に，その身体症状に対して過度の懸念が認められるものである。

作為症とは，身体的，心理的な兆候または症状のねつ造，または外傷，疾病が意図的に誘発されるものである。

これらの身体症状が性的内容である場合がある。実際の身体疾患が医学的臨床検査をもって否定された後，心理検査や適切な問診によって確定診断に至る。

診断に至った場合は，**疾病利得（障害を持つことで得られる利益）**を把握するよう努め，その解消を目指す。疾病利得の背景に，満たされていない性的欲求が隠されている場合もある。そのことも含めて身体症状を介することなく，欲求が解消されていくことを目指す。

（5）神経発達症群

a）知的能力障害

知的能力が限定されているために，性的逸脱行動，責任の伴わない性行動，望まない妊娠などが生じる場合がある。望ましい性行動について心理教育，環境調整などを行う。

b）自閉スペクトラム症

　自閉スペクトラム症では，社会的コミュニケーションの苦手さのほか，同一性や習慣，興味関心の対象について異常なほど固執することがある。また，感覚刺激に対する過敏さまたは鈍感さ，感覚への並外れた興味などが認められる場合もある。

　これらの特徴から，多くの性にまつわる問題が合併する可能性がある。感覚刺激への嫌悪，社会的コミュニケーションの苦手さなどから性機能障害に陥る可能性，限定された強い興味からパラフィリア障害群を併発する可能性も否定できない。

　根本的な治療は難しく，症状理解とその対処方法の指導などを行い，社会適応の向上を促すことが治療の中心となることから，性に関連した症状が認められる場合には，同時にその治療を行っていく。幼少期から発達の各段階に合わせた性に関する心理教育が有効であり，図や表などを用いて具体的な指示を行うことが望ましい。

(6) 神経認知障害群

　認知症の原因となる疾患としてアルツハイマー病，レビー小体病，前頭側頭葉変性症などが知られているが，脳の機能低下が生じた部位に関連した症状として性的逸脱行動が認められるケースがある。例えば，数年にわたって性生活が認めらなかった夫婦で，突然，異常なほど頻繁に性生活を求めるなどが挙げられる。性的逸脱行動が減少するよう，薬物療法，環境調整などが行われる。

▌まとめ

　性に関する話題は，極めて個人的なものであることが多く，通常日常的に話題にすることはほとんどない私的な領域である。すなわち，セックス・セラピーは極めて侵襲性が高い治療と言える。

　一般に，精神疾患の重症度が重い場合，自我境界の脆弱さがあると考えられ，心理的に侵襲性の高い治療は控えられる。そのため重症度

が重い疾患では，基礎となる精神疾患の治療を優先させることが肝要である。症状が安定した後，性的な問題に改めて取り組む場合でも，患者の負荷とならないよう問題の有無を確認する臨床検査，一般的知識の伝達，コミュニケーション訓練など侵襲性の低い介入が勧められる。重症度が軽い場合には，並行して，もしくは基礎となる精神疾患に対する治療が安定した時期に，性機能障害に対する治療を行う。

どの疾患においても，生活上の負荷が症状再燃の引き金になることがあるので，セックス・セラピー自体が負担となる場合は，コミュニケーションの回復など，その目標を低くして取り組むなど，ケースごとに慎重に治療方法を選択されたい。

（織田 裕行）

参考文献
1) American Psychiatric Association. Diagnostic and Statistical Manual of Mental Disorders: DSM-5. American Psychiatric Publishing, Washington DC, 2013

❼ 薬物の副作用により生じる女性の性機能障害

臨床現場では，抗精神病薬による薬剤性高プロラクチン血症が乳汁分泌や無月経，月経不順などを引き起こすことはよく知られている。10代後半から40代半ばまでの性成熟期の女性では，妊孕性への影響，妊娠した場合の母体や胎児への影響，そして，投薬治療を継続しながらの周産期管理などが問題となる。治療中に妊娠が起こることで，精神科治療が滞ることも考えられる。また，妊娠不安が服用のコンプライアンスを下げることも好ましくない。妊娠を考えていない場合でも，性機能障害が起こることにより人間関係に支障をきたすことも，QOLを下げる要素となる。

抗うつ薬の中でも選択的セロトニン再取り込み阻害薬（selective serotonin reuptake inhibitors:SSRIs）は，性欲低下やオルガズ

ム障害など，女性性機能低下を引き起こす。性欲低下や腟が濡れにくいなど，性行為に問題が生じることもあるが，患者さんが薬との関係に気づかないこともあるし，相談しにくい内容でもある。カウンセラー側から，あらかじめ性機能に関して簡単に伝えておくなどすれば，性の問題が後手に回らずに済む。このありふれた副作用が，患者さんの新たな悩みの種にならないとは限らない。健康の概念の中に「性の健康」を含めて考え，患者さんには，服用時に起こりうる月経不順や無月経，性機能の変化などの知識を提供する必要がある。既婚，未婚にかかわらず，性機能や性欲は日常生活において大切なことである。

「物質・医薬品誘発性性機能不全」の定義

DSM-5[1]では，性機能不全群の中に，「物質・医薬品誘発性性機能不全」(Substance/Medication-Induced Sexual Dysfunction)の項目がある。定義として，以下のようになっている。

A. 臨床的に意味のある性機能の障害が臨床像の中で優勢である。
B. 病歴，身体診察，または検査所見から，次の(1)と(2)の両方の証拠がある。
　(1)基準Aの症状が，物質中毒中またはその直後，または医薬品からの離脱または曝露の後に生じている。
　(2)関連した物質・医薬品は基準Aの症状を生じる可能性がある。
C. その障害は，物質・医薬品誘発性ではない性機能不全ではうまく説明されない。そのような独立した性機能不全の証拠には，以下のものが含まれるであろう。
　症状が物質・医薬品の使用開始に先行する；症状が，急性の離脱または重篤な中毒が終わった後，相当な期間（例：約1カ月間）持続している；または物質・医薬品誘発性でない性機能不全が独立して存在していることを示唆する他の証拠（例：物質・医薬品に関連しない反復エピソードの既往歴）がある。

> D. その障害は、せん妄の経過中に限って起こるものではない。
> E. その障害は、その人に臨床的に意味のある苦痛を引き起こしている。

(日本精神神経学会〔日本語版用語監修〕．髙橋三郎，大野 裕 監訳．DSM-5 精神疾患の診断・統計マニュアル．医学書院，東京，2014，p437-438より，一部省略)

該当する物質・医薬品としては，アルコール，オピオイド，鎮静薬，睡眠薬，または抗不安薬，アンフェタミン（または他の精神刺激薬），コカイン，他の（または不明の）物質が挙げられている。疾患分類としては，ICD-9-CMからICD-10-CMに移行した時に，「軽度の使用障害を伴うもの」，「中等度または重度の使用障害を伴うもの」，「使用障害を伴わないもの」の3つに細分化されている。また，性機能不全の重症度としては，「**軽度**＝性的活動の25～50％の機会で生じる」，「**中等度**＝性的活動の50～75％の機会で生じる」，「**重度**＝性的活動の75％以上の機会で生じる」となっている。

(1) 抗うつ薬（表37）

抗うつ薬の中でも特に頻度が高いのは，SSRIによる性機能障害である。SSRIは，ノルアドレナリン神経終末において，5-HT再吸収を阻害し，ニューロンのシナプス間隙におけるモノアミンの増量を介してシナプス前α2受容体阻害作用によって抗うつ作用を呈するとされており，過量服薬しても比較的安全であることから第一選択薬として使用されている。性機能障害として，性欲低下，潤滑不足，オルガズム不全が起こることがわかっている[2]。

定義にもあるように，**うつ状態そのものの性機能障害なのか，薬剤性なのかを慎重に検討する**必要がある。性機能そのものは，様々な神経生理学的要因によって，あるいは成育歴や人間関係の変化や内在する問題などが複雑に関係している。

セロトニン・ノルアドレナリン再取り込み阻害薬(serotonin noradrenaline reuptake inhibitor:SNRI)は，セロトニンとノルアドレナリン両

表37 性機能が低下する薬剤リスト

抗うつ薬	一般名	商品名(例)	性機能障害
SSRI	フルボキサミン	デプロメール, ルボックス	○
	パロキセチン	パキシル	○○
	セルトラリン	ジェイゾロフト	○○
	エスシタロプラム	レクサプロ	○○
SNRI	ミルナシプラン	トレドミン	○○
	デュロキセチン	サインバルタ	○
	ベンラファキシン	イフェクサー	○○
NaSSA	ミルタザピン	リフレックス, レメロン	−
5-HT2A遮断薬	トラゾドン	レスリン, デジレル	○
四環系抗うつ薬	ミアンセリン	テトラミド	−
	マプロチリン	ルジオミール	○
三環系抗うつ薬(TCA)	アミトリプチリン	トリプタノール	○
	イミプラミン	トフラニール, イミドール	○
	クロミプラミン	アナフラニール	○○
	ノルトリプチリン	ノリトレン	○
	アモキサピン	アモキサン	○

気分安定薬	リチウム	リーマス	
精神刺激薬	メチルフェニデート	リタリン	
		コンサータ	
	アトモキセチン	ストラテラ	

性機能障害の内容	その他の副作用			
	抗コリン作用	胃腸症状	不眠・焦燥	体重増加
月経異常, 高プロラクチン血症	○	○○○	○	−
高プロラクチン血症	○	○○	○○	○
月経異常, 高プロラクチン血症	−	○○	○○	−
(射精障害, 持続勃起症)	−	○○	○○	−
性機能異常	−	○○	○○	−
性機能異常	−	○○	○○	−
月経異常, オルガズム障害(射精障害)	−	○○	○○	−
不正出血	−	−	−	○○
	−	○	−	○
	○	−	−	○
乳房肥大, 乳汁漏出	○○	−	−	○○
	○○○	−	−	○○○
乳房肥大, 乳汁漏出	○	−	○○	○
高プロラクチン血症	○○○	○	○	○○
	○	−	○	○
高プロラクチン血症	○○○	−	○○	○
性欲減退				
性欲減退				
勃起不全, 持続勃起症				
持続勃起, 勃起時疼痛, オルガズム異常				

(文献3〜7より作成)

方に作用する。過量服薬のリスクは少ない。

三環系抗うつ薬は，ノルアドレナリン，アセチルコリン，ヒスタミン等の受容体遮断作用によって，催眠，鎮静，自律神経系の副作用を起こす。効果は高いが副作用も多く，過量服薬の致死性が高い。

ノルアドレナリン作動性・特異的セロトニン作動性抗うつ薬（noradrenergic and specific serotonergic antidepressant:NaSSA）（ミルタザピン）は，四環系抗うつ薬の一つで，α2受容体を阻害するが，胃腸症状や性機能障害は少ない。

トラゾドンはシナプス後部のセロトニン5-HT2受容体阻害と再取り込み阻害により，持続勃起症が起こることがある。

うつと性機能については，①**性機能が保たれる（性的刺激が加わる）とうつが改善する場合**や，②**うつの時は性的なことがプレッシャーになるために控えるべき場合**や，あるいは③**うつを治せば性機能が改善する場合**など，どちらが先とは言えない様々な状況が起こりうる。薬剤を増量すべきか減量すべきかという選択を迫られることになる。

うつ状態と性機能障害の程度によっては，NaSSA（リフレックス®，レメロン®）やミアンセリン（テトラミド®）に変更する。

(2) 向精神薬

性機能障害というよりは，高プロラクチン血症による月経異常，乳汁分泌であるが，間接的には性機能に影響する可能性がある。プロラクチン値が最も上昇しやすいのは，非定型抗精神病薬のリスペリドン，パリペリドンであり，定型抗精神病薬として，ハロペリドール，クロルプロマジン，その他，ペロスピロン，ブロナンセリン，アセナピンなどがある。

(3) アルコール

お酒の力を借りて性行為に及ぶことはよくあることだが，アルコールの血中濃度によっては勃起障害や女性性機能障害が起こることが考えられる。

(4) オピオイド

瘙痒感や痛覚過敏が起こることがあり，増量により悪化する。

(5) コカイン，アンフェタミン（または他の精神刺激薬）

薬物依存では，一時的な高揚感から使用が習慣化しがちだが，詳細な性体験を聞き取ると性機能障害が見つかることがあり，断薬の糸口になりうる。

(6) その他

a) 降圧薬

降圧薬の開発中にバイアグラ®の副作用としての勃起障害（erectile dysfunction:ED）治療効果が見つかったことは有名な話である。男性性機能では，海綿体静脈への血液流入が重要となるが，女性でも同じことである。バイアグラ®，レビトラ®，シアリス®などは，ED治療薬となるが，他の降圧薬はむしろ性機能障害を引き起こす可能性が高い。

b) ステロイドホルモン

自己免疫疾患等の治療で使用するステロイドホルモン剤も，代謝経路の共有によりホルモン効果を阻害する可能性があり，性機能低下につながる。パルス療法などの大量投与では一時的に性機能低下は免れない場合もあるが，原疾患が落ち着いたら，患者さんの生活ニーズを聞きながら減薬を試みたいものである。

c) 経口避妊薬，LEP(low dose estrogen-progestin)

避妊や月経困難症の治療として使用する経口避妊薬または保険薬のLEPの副作用としての性機能低下は，避妊目的で使用しているときには特に好ましくないものである。メカニズムは性欲の鍵となるアンドロゲンが，ピルのエストロゲンによって相対的に低下するためではないかと考え

られているが，性欲亢進，低下，不変など様々な報告がある[8]。

性機能を増す薬

日本ではまだ承認されていないが，Flibanserin（フリバンセリン）（ADDYI®）という抗うつ薬が，更年期女性の性欲低下に有効とされ，アメリカ食品医薬品局（Food and Drug Admin istration：FDA）で認可されている。低血圧や昏倒のリスクがあり，アルコールや他の薬との飲み合わせ，肝機能障害等に注意が必要である。

対処の仕方

うつ状態や精神疾患などは，性機能障害は置いておいても治したい優先度の高いものであるかもしれない。しかし，性機能も日常のQOLの大事な要素であり，人によっては，その障害は耐え難い苦痛を伴う可能性もある。また，そのことで夫婦関係に影響が出かねないとも言える。

まずは，丁寧なカウンセリングを心がけたい。本人のみならず，パートナーを交えて理解を求めることも重要である。家族が性の話題を隠そうとする場合もあるので，未成年や未婚者では家族の同席を外して聞く配慮も必要である。

減薬や処方変更が可能であれば試みる。すぐには切り替えられなくても，おおまかな見通しを告げるだけでも役に立つ。

（早乙女 智子）

参考文献

1) 髙橋三郎，大野 裕 監訳．DSM-5 精神疾患の分類と診断の手引．医学書院，東京，2014
2) Rappek NA, Sidi H, Kumar J, et al. Serotonin Selective Reuptake Inhibitors (SSRIs) and Female Sexual Dysfunction (FSD): Hypothesis on Its association and options of treatment. Curr Drug Targets. 2016 Dec 27. (Epub ahead of print)
3) World Federation of Societies of Biological Psychiatry (WFSBP) guidline
http://www.wfsbp.org/educational-activities/wfsbp-treatment-guidelines-and-consensus-papers.html
4) Grover S, Mattoo SK, Pendharkar S, et al. Sexual dysfunction in patients with alcohol and opioid dependence. Indian J Psychol Med. 2014; 36(4): 355-65

5) 日本緩和医療学会HP. がん疼痛の薬物療法に関するガイドライン2010年版
https://www.jspm.ne.jp/guidelines/pain/2010/chapter02/02_04_01_09.php#top
6) 髙久史麿, 矢崎義雄 監修. 治療薬マニュアル2017. 医学書院, 東京, 2017
7) 浦部晶夫, 島田和幸, 川合眞一 編. 今日の治療薬2018. 南江堂, 東京, 2018
8) Davis AR, Castaño PM. Oral contraceptives and libido in women. Annu Rev Sex Res. 2004; 15: 297-320

❽ 薬物の副作用により生じる男性の性機能障害

　多くの薬剤が勃起障害（erectile dysfunction:ED）を引き起こす。代表的なものとしては，降圧薬，抗うつ薬，抗精神病薬，5α還元酵素阻害薬，前立腺がんに対するアンドロゲン除去療法などがある。薬剤によるEDは，QOLに多大なる影響を与える。結果として，服用コンプライアンスの低下を招き，治療効果の低下，疾患再発への関与が示唆されている。可能であれば，内服開始前に性機能障害のリスクについて説明し，経過中も，性機能障害も含めた副作用のモニタリングを行うことが望ましい。性機能障害の軽減は，薬剤治療中のQOLを維持するだけではなく，治療効果の面からも重要となる。

　薬剤性EDの対処法としては，**経過観察（EDが自然に改善するのを待つ），原因薬剤を減量もしくは中止する，PDE5阻害薬などのED治療薬を追加する，休薬日を作る，カウンセリングと教育**とされている[1]。

　以下，降圧薬，抗うつ薬，抗精神病薬，前立腺肥大症治療薬，前立腺がんに対するアンドロゲン除去療法について述べる。

(1) 降圧薬

　高血圧もEDのリスクファクターであるが，降圧薬自体も薬剤性EDを起こすことがよく知られている。降圧薬によるEDの発症機序は，高血圧に合併する動脈硬化病変のために陰茎への血流が低下しているところに，降圧薬による降圧で，さらに陰茎への血流が低下するためと考えられている[1]。

しかし，後述のように降圧薬の種類によってED発症の頻度が異なり，この理論だけでは説明できない。降圧薬の切り替えによって，薬剤性EDの改善が確認されるような，コントロールされた研究はない。しかし，薬剤によってEDの発生率が異なるとされており，利尿薬，β遮断薬，カルシウムチャネル遮断薬は勃起機能への悪影響を示唆する報告が多く，α遮断薬，ACE(angiotensin-converting enzyme)阻害薬に関しては影響がなく，ARB (angiotensin Ⅱ receptor blocker)に関しては，保護的に働くという報告が多いため[2]，よりリスクの少ない降圧薬を使用することが望ましい。

なお，降圧薬の休薬に関しては，適正な生活習慣の継続および血圧の定期観察が条件であり，治療前に臓器障害や合併症のないⅠ度高血圧である場合以外は推奨できないとされる[3]。

(2) 抗うつ薬，抗精神病薬

抗うつ薬に代表されるメンタルクリニックの治療薬も，EDの頻度が高いとされる。中枢および末梢神経領域において，それぞれ異なる神経伝達物質の性機能への関与が示唆されている。性行動に関して，セロトニン作動性神経が抑制的に，ドパミン作動性神経が促進的に作用するため，抗うつ薬ではセロトニン再取り込み阻害作用が，また抗精神病薬ではドパミン受容体遮断による高プロラクチン血症をきたし，さらに性ホルモン抑制をきたすことが，性機能障害の機序として推定されている。

うつ病患者で問題なのは，EDを自分の欠点のように捉えることが多く，それがさらに，自分はダメな人間なのだという感情につながることである。恥ずかしさからか，患者がEDの副作用が出ても主治医に申告しないことが多く，服用コンプライアンスの低下につながる[1]。抗うつ薬の休薬，切り替えによるED改善に関して，コントロールされた研究は存在していない[4]。

抗精神病薬の切り替えによる性機能障害改善に関して，リスペリドンまたは定型的抗精神病薬からオランザピンに変更したところ，有意に性

機能障害が改善したという報告があるが[5]，休薬，切り替えにて勃起機能が改善したというエビデンスはない[4,5]。抗うつ薬によるEDも，抗精神病薬によるEDも，PDE5阻害薬の併用により，有意に勃起機能の改善を認める[4,5]。

(3) 前立腺肥大症治療薬

前立腺肥大症の治療に用いられる，α遮断薬に関しては，射精障害が多く報告されているが，勃起機能に関しては，影響がないか保護的に働くという報告が多い。若年者（性的にアクティブな中高齢者も含む）にα遮断薬を使用する場合には，射精障害の観点より，十分な説明が必要である。

同じく前立腺肥大症治療薬である，5α還元酵素阻害薬に関しては，多くの研究でEDを誘発するとされており，その頻度は，日本の研究で約4.7％程度とされる[1]。陰茎海綿体の線維化など不可逆の変化が起こる可能性があり，副作用のために薬剤を休薬しても，50％の患者しか改善されないという報告もある[6]。可能であれば投与開始前に，患者とこれらの性的副作用の可能性について十分に相談しておくことが求められる[1,6]。

(4) 前立腺がんに対するアンドロゲン除去療法

前立腺がんに対するアンドロゲン除去療法は，性欲，勃起，オルガズム，射精のすべてを障害する。

間欠的アンドロゲン除去療法は，EDを含めたQOLを改善する。しかし，この効果は短期的であり，長期的な効果には結論が出ていない[7]。

(5) ガイドラインでの薬剤性男性性機能障害の取り扱い

『ED診療ガイドライン 第3版』[8]での薬剤性EDの推奨は，「薬剤性EDを疑った場合，薬剤の変更または中止を弱く推奨する。ただし，変更/中止は困難な場合が多い」である。

他のガイドラインから見た薬剤性EDの取り扱いについて以下に述べる。

● **第2回プリンストンコンセンサスパネル**[9]

血圧のコントロールによりEDを改善させたというエビデンスはほとんどない。さらに降圧薬の種類変更による性機能改善も稀である。これら多くの患者には、(PDE5阻害薬を含めた)特異的なED治療が必要である。

● **第3回プリンストンコンセンサスパネル**[10]

心血管リスクに対する治療の際に、性機能への効果を考慮すべきである。例えば、β-ブロッカーのnebivolol(本邦未承認)は血管拡張作用があり、他のβ-ブロッカーに比べてEDを起こすことが少ないとされる。ARBは、他の降圧薬(利尿薬など)に比べてEDを起こすことが少ないとされる。

● **2004年版『高血圧治療ガイドライン』**[11]

50歳以上でEDは増加し、高血圧自体がEDの頻度を増加させると報告されている。降圧薬は性器への血流減少をきたし、EDを引き起こすと考えられるが、否定する報告もある。シルデナフィル等のPDE5阻害薬は、ニトロ製剤を除いた降圧薬との併用により、副作用をきたさないと報告されている。

● **2014年版『高血圧治療ガイドライン』**[3]

EDに関する記載なし。

● **International Consultation on Sexual Medicine 2015(ICSM2015)**[12]

薬剤性EDに関して薬剤休薬、切り替えの記載なし。

● **European Association of Urology(EAU)ガイドライン**[13]

薬剤性EDに関して薬剤休薬、切り替えの記載なし。

(白井 雅人)

参考文献

1) 日本性機能学会ED診療ガイドライン2012年版作成委員会 編. ED診療ガイドライン2012年版. リッチヒルメディカル, 東京, 2012
2) La Torre A, Giupponi G, Duffy D, et al. Sexual dysfunction related to drugs: a critical review. Part IV: cardiovascular drugs. Pharmacopsychiatry. 2015; 48(1): 1-6
3) 日本高血圧学会高血圧治療ガイドライン作成委員会 編. 高血圧治療ガイドライン2014. 日本高血圧学会, 東京,

2014
4) Taylor MJ, Rudkin L, Bullemor-Day P, et al. Strategies for managing sexual dysfunction induced by antidepressant medication. Cochrane Database Syst Rev. 2013;(5): CD003382
5) Schmidt HM, Hagen M, Kriston L, et al. Management of sexual dysfunction due to antipsychotic drug therapy. Cochrane Database Syst Rev. 2012;(11): CD003546
6) Liu L, Zhao S, Li F, et al. Effect of 5α-Reductase Inhibitors on Sexual Function: A Meta-Analysis and Systematic Review of Randomized Controlled Trials. J Sex Med. 2016; 13(9): 1297-310
7) Ahmadi H, Daneshmand S. Androgen deprivation therapy: evidence-based management of side effects. BJU Int. 2013; 111(4): 543-8
8) 日本性機能学会, 日本泌尿器科学会 編. ED診療ガイドライン 第3版. リッチヒルメディカル, 東京, 2018
9) Kostis JB, Jackson G, Rosen R, et al. Sexual dysfunction and cardiac risk (the Second Princeton Consensus Conference). Am J Cardiol. 2005; 96(2): 313-21
10) Nehra A, Jackson G, Miner M, et al. The Princeton III Consensus recommendations for the management of erectile dysfunction and cardiovascular disease. Mayo Clin Proc. 2012; 87(8): 766-78
11) 日本高血圧学会高血圧治療ガイドライン作成委員会. 高血圧治療ガイドライン2004. 日本高血圧学会, 東京, 2005
12) McCabe MP, Sharlip ID, Lewis R, et al. Risk Factors for Sexual Dysfunction Among Women and Men: A Consensus Statement From the Fourth International Consultation on Sexual Medicine 2015. J Sex Med. 2016; 13(2): 153-67
13) Hatzimouratidis K, Eardley I, Giuliano F, et al. Guidelines on Male Sexual Dysfunction: Erectile dysfunction and premature ejaculation. European Association of Urology, 2015

第 X 章

喜びを高めるためのセックス・セラピー

1 女性

　女性を対象とした医療現場でのセックス・セラピーは，しばしばセックスが成立することをゴールとして認識してしまい，その本質が見失われてしまうことがある。性的な行為に興味がない，もしくは嫌悪を感じるという患者や，痛みや恐怖心のためにペニスの挿入ができないという患者，忙しさや過労からパートナーとセックスレスになり子どもを授かれないという患者に対し，パートナーのペニスを受け入れ，射精を完了させることを目先の目標としてカウンセリングやセラピーを行ってしまうのだ。患者の話を傾聴し，抱える問題を解決しようという姿勢は決して間違ったもので

はないが，それだけに終始してしまうとゴールを見誤りやすい。

❶ セックス・セラピーの真のゴール

　セックス・セラピーはクライエント本人のためになるものでなければならず，相手を受け入れることや喜ばせることを目的としてはならない。クライエント自身が性欲や性的快感に対する概念を元々あまり持っていなくとも，セックス・セラピーの真のゴールは，セックスという行為においてクライエントおよびパートナーが喜びを感じることである。腟けいれんや未完成婚のセラピーで，腟ダイレーターを細い順から自己挿入するトレーニングがあるが，腟内に挿入できるようになることに気持ちを注いでしまい，自分の性的興奮が眼中になくなってしまうことは珍しくない。しかし，クライエントの視野を広げるための助言をすることは，セックス・セラピーの現場においては重要である。

　また，クライエントおよびパートナーが最優先とする目標が「子どもを授かること」である場合もあるが，その際も，セックスができるようになる，腟内にペニスを挿入し射精できるようになる，ということをセラピーのゴールとするのではなく，パートナーとのセックスを楽しみ，互いが快感を得られるという本質をセラピストが見失わないようにしなくてはならない。

❷ 性欲相に問題がある場合のアプローチ

　パートナーとのセックスがうまくいかず，カウンセリングに訪れる女性の中には，そもそも性欲相に問題を抱えている人が少なくない。挿入ができない，快感が得られない，挿入時に痛みがあるということを主訴に受診したクライエントをよく問診すると，「セックスそのものがしたいわけではないが，相手のことは好きなので，触れ合うことは嬉しい」というように

自分自身には性欲がないという回答や,「パートナーとして相手を受け入れるべきだと思っているので,セックスができるようになりたい」といったように,セックスを義務だと感じている回答は非常に多い。
　こうした場合は,「パートナーとセックスをする時以外に,ムラムラしたりエッチなことを考えたりすることがありますか?」のように質問し,性欲の多寡をみる。「自分がどのような対象に興奮を感じやすいか知っていますか?」と,性的嗜好について尋ねてみることも有用である。性的興奮の対象は,身の回りの人物であってもよいし,アイドルや有名人,アニメや漫画の登場人物などでもよい。人物でなくとも,上司と部下,先生と生徒,禁断の愛,というような関係性や,シチュエーション,身体のパーツなどでもよい。筆者のこれまでの臨床経験やヒアリングによれば,男性はかなりの割合で自分の性的興奮の対象を認識しているが,女性の場合は「考えたこともなかった」と答えることがしばしばある。本邦では,主に男性向けの商業ポルノが発達し,ジャンルが非常に細分化している。男性は二次性徴の頃から友人同士で性的な会話をし,性的興奮の材料を共有する土壌があるため(現在の10代はスマートフォンやインターネットの普及により,また異なった状況になっている可能性もある),自分の性的嗜好について思春期から掘り下げる機会を得られやすい。多かれ少なかれ,マスターベーションをすることも一般的とされている。しかし女性の場合は,思春期に友達同士で性的な会話をする機会はほとんどなかったと答える人が多く,マスターベーションはおろか,性的な写真や漫画,小説,動画などに触れる機会はなかった,もしくは悪いこと,いけないことだと思って育ったと答える人にしばしば出会う。
　セックスで喜びを感じるためには,脳が性的に興奮することが重要であり,自分の性的興奮のスイッチがどのようなものであるかを自覚することは大きな一歩となる。そのスイッチを自覚していないクライエントに対し,筆者はセックス・セラピーの場で,まずは性的なものを多種類,見聞きしてみることを勧めている。いいなと思う有名人のグラビアや,レディースコミックや官能小説,商業ポルノ動画などで,いろんなジャンルのものを

見てもらう。その中で少しでも興奮を感じたものがあれば，類似したものをいくつも見てもらう。そうして自分の中で性的興奮の材料の層を少しずつ厚くしてもらうのである。

性嫌悪症やアセクシュアルの場合は，この時点でセラピーがつまずくため，クライエントにあったセラピーが必要となる。

性的興奮のスイッチがわかれば，パートナーとのセックスの際にも空想を取り入れることで性欲相がスムーズに起こりやすくすることができる。

❸ マスターベーションのすすめ

性欲相に問題がない場合，また性欲相の問題をクリアできた場合は興奮相，オルガズム相がスムーズにいくようアプローチする。性的快感やオルガズムが得られるようになるには，学習が有効な例が多い。パートナーとの性的接触によって学習を積み重ねられる例もあるが，自分の時間を割けばよい点やクライエント自身のペースで行うことができるという点から，マスターベーションの方が勧めやすい。女性の中には，一度もマスターベーションをしたことがないという人が少なくないだけでなく，自分の外性器を見たり触ったりすることに過剰なまでのタブー感を持っていることも少なくない。

マスターベーションを指導する場合，拙速に性的快感を得させようとするのではなく，まずは鏡で自分の外陰部を見ることから始めてもらうようにする。心理的抵抗がある場合は，クライエントとの信頼関係のもと，診察用ベッドの上で一緒に行うことが有効である場合もある。見るというステップをクリアした後は，できればそのまま自分で触るという段階まで経験してもらう。一度触るところまでできれば，その後は心理的抵抗が緩和され，二度三度と試してもらいやすい（**セルフ・タッチング**）。

マスターベーションはプライバシーが保たれた空間で行ってもらう。あらかじめ性科学的にどの部位を刺激すると性的快感が得られやすいかを

図39 マスターベーショングッズ

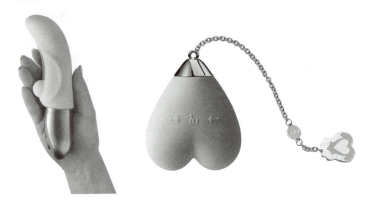

図示して伝えておくとよい。性欲相に達した段階で触れ始める方が，痛みや心理的抵抗で中断しにくいと思われる。触れ方は，下着の上からでもよいし，下着を外した状態でもよい。指を使ってもよいし，指の動かし方が見当もつかないという場合には電動のマスターベーショングッズがあるので，それらの存在を伝える（図39）（筆者は購入できるメーカーやWEBサイトを伝えるようにしている）。

すぐには快感が得られない場合もあるが，週に○回というように課題を決めて何度もトライしてもらう。

マスターベーションを通して，性感を得るだけでなく，自分はどの部位を，どのような方法で，どのような強さで刺激すると一番よいのかを知ることは，パートナーとのセックスをよりよいものにしていくためにとても重要である。オルガズム相に達することを当座の目標とし，進めていく。

❹ インタラクティブセックス

　本邦でのカウンセリングおよびヒアリングによれば，パートナー間において，どのようなセックスをしたいか，セックスの際にどのような手順で，どのような刺激をして欲しいか，というような詳細についての言葉によるコミュニケーションが不足している，もしくはまったくないという例は少なくない。典型例では，男性側はヒントを与えられることなく女性を満足させなければいけないと思っており，女性側は痛かったり性感が得られなかったりしても相手にネガティブな感想を伝えてはいけないと思っており，我慢したり，オルガズムに達したふりをしたりしているというものである。

　たとえ男性側の行う刺激やセックスに不満があったとしても，それを伝えようという努力をまったくしなければ相手のセックスが変わることはなく，オルガズムに達したふりをしていたりすれば，現行のセックスでいいのだと思って当然である。クライエントの中には長い間，相手のセックスに不満があったにもかかわらず，それに満足をしているふりをしていて今さら不満があるとは言えないという人もいるが，カウンセリングの場においては，あくまでも本当に快感を得てセックスを楽しむことが本来のゴールであることを伝え，直接的もしくは間接的に相手に現行のセックスでは不満であることを表現してもらい，よりよいセックスができるための一歩を踏み出せるように手伝う。

　相手に自分が満足していないということを伝える場合，ただ単に「不満である」ということのみを伝えては，相手が心情的に反発しやすい。そのため，不満であるというだけでなく，どのように改善して欲しいかを同時に伝える必要がある。その際，どのような方法をとって欲しいかを自分自身が知っていなければ，相手にそれを伝えることができない。そのため，まずは前項で示したようにマスターベーションを通じて，自分にとって適切な方法を知っておくことが大切であるということもクライエントに伝える。

　男性の中には，何のヒントもなしに相手に快感を与えなくてはいけない，

満足しているかどうかなどを相手に尋ねることはよくない，と思っている人も多い。しかし，実際はお互いにコミュニケーションを取るのが一番の近道である。そのため，女性の方が相手の性器などを刺激する場合，「ここは気持ち良いと感じるか，それよりもこちらの方がいいか」と部位の希望を尋ねたり，「強さはこのくらいでいいか，それとももっと強い方がいいか」と強弱について尋ねたりしてみることを勧める。するとパートナーも，相手に尋ねてもらって希望を伝えた方が，自分にとっても快感が得やすいことに気づくかもしれない。

　相手の刺激が快感とは程遠く，ほとんど痛みしか感じていないのに快感を得ているふりをしているような場合には，真実を伝えたくないというクライエントが多いので，まずはマイナスの感覚を，あたかもプラスであるように表現することをやめてもらうことから始める。そして，相手が少しでも快感と感じるような刺激をした場合は，大げさ気味に反応するようにすれば，相手が行う刺激方法を少しずつ適したものに改善させていくことができるかもしれない。

　カウンセリングの場においては，「自分の考えを相手にストレートに伝えるべき」，「それで損なわれるようなパートナーシップならば，そもそも相手はパートナーとして不適格」というようなことを言ってしまいがちであるが，それではクライエントに寄り添ったことにならないため，クライエントのできる範囲でパートナーにアプローチしていける方法を一緒に考えることも，ときには必要となる。

❺ 体位バリエーションのアドバイス

　ペニスを挿入する際に，パートナーとの体格の差や骨盤内の病変などの理由により，性交が困難であったり性交痛を生じたりすることがある。その際には少しの工夫で解決することが多い。実際に体位のバリエーションをアドバイスすることで，クライエントの抱えている問題を解決できるこ

ともしばしばある。

(1) 体格差をカバーするための提案

正常位で挿入を行う場合，男女の体格差によっては，両者の腰に負担がかかったり，男性側がピストン運動を続けられないことも多い。こういった場合，図40 のように**クッションなどで女性の腰の高さを調整すること**で，スムーズにセックスが行えることも多い。

柔らかいベッドやクッションの上だと，ピストン運動の力が吸収されてしまうので，硬めのクッションを使った方が良い。クッションで調整しきれない場合は，ベッドの高さを利用することも効果的である（図41）。

後背位の場合も，女性に対し男性が小柄である場合には脚を大きく開かないと挿入ができないなど，体格差が悪影響を及ぼす場合がある。その際も，ベッドなどの高さを利用することで解決できることが多い（図42）。また，**後背位で長時間になる場合**は，女性の上半身を，どこかにもたれかけるようにすると疲労が少ない（図43）。

(2) ダグラス窩に痛みを感じる場合

手術歴や感染症，子宮内膜症などにより，骨盤底に癒着を生じている場合は，深さや挿入角度により痛みを生じることがある。また，子宮後屈の場合に，子宮体部の方向にピストン運動されると痛みを訴えることがある。これらの場合は，内診上，痛みを感じる部位は限定されていることが多いため，その部位を刺激しないような体位をアドバイスするとよい。図は一例である（図44）。ペニスの長さの問題などで，あまり深く挿入したくない場合は，**女性が脚を閉じると挿入が浅くなる**（図45）。

(3) 会陰に痛みを感じる場合

会陰に痛みを感じる例は臨床上非常に多く，受診する段階では，すでに潤滑ゼリーなどを試したけれど，それでも解決できないという場合が多い。器質的疾患や女性ホルモン欠乏など，原因検索や対応は多岐にわ

図40 クッションで調整（正常位）

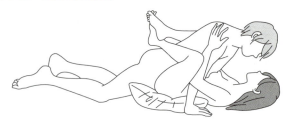

図41 ベッドで調整（正常位）

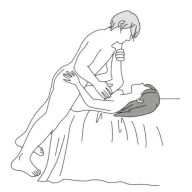

図42 ベッドで調整
（後背位）

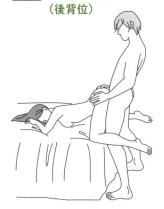

図43 ベッドで調整
（後背位で長時間になる場合）

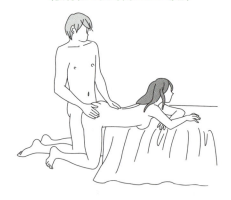

図44 うつぶせバック

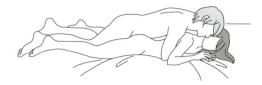

図45 挿入が浅くなる体位（女性が脚を閉じる）

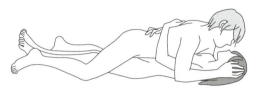

図46 摩擦を起こしにくい体位（抱きつき騎乗位）

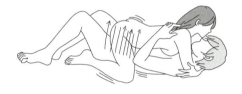

図47 シムスの体位（男女どちらの身体にも負担がかかりにくい）

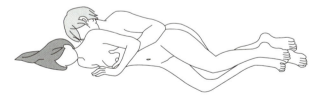

たるが，ここでは体位で工夫できる方法に触れる。摩擦によって会陰に痛みが生じる場合は，後背位のように後方から挿入する体位よりも，前方から挿入する体位の方が**摩擦を起こしにくい**（ 図46 ）。

(4) 体力に問題がある，脚が開きにくいなど，体に問題を抱える場合

シムスの体位は，体に問題を抱える場合でも挿入が可能になりやすいので，クライエントに伝えて参考にしてもらう（ 図47 ）。

❻ セックスし続ける関係のために

　カウンセリングでは，セックスそのものを滅多にしない，まったくなくなってしまった，という**セックスレス**に関する相談も多い。一概にセックスレスといっても，カップルごとに歴史や背景は異なり，対応は多岐にわたる。加齢によるセクシュアルアクティビティの低下や，過労によるうつ病からくる性欲低下が背景にあることも多い。

　カップルの一方だけの話を聞いても関係性を把握することは難しいので，双方のカウンセリングが必要であるが，一方が受診に消極的であるようなカップルほど，解決が難しいというケースが多い。逆に，双方が解決したいと考えている場合は，少しずつ課題を出しながら解決の糸口をつかむこともできるケースも少なくない。

　筆者はカウンセリングとヒアリングの経験により，**セックスレスを予防する方**が，何年もセックスレスの状態からもう一度セックスを復活させるよりも実現しやすいと考えている。互いの体を知り，双方が興奮できるセックスのロールプレイなどを掘り下げていくなどして，できるだけカップル間のセックスを保てるようアドバイスしている（ただし，実際にはなかなか難しいようである）。

おわりに

　セックス・セラピーのゴールは，セックスが可能になることだけではなく，クライエントおよびパートナーがセックスをしたいと思った時に行為に及び，性的快感を得てセックスを楽しむことであることを見誤らないようにする必要がある。そのために，カウンセラーは多面的かつ段階的にアプローチできるようにしたい。

（宋　美玄）

2　男性

　勃起障害（ED）治療の目的は，満足のいく性的関係を回復することである。男性のEDは女性の性機能障害のリスクファクターの一つであり，ED治療の目的とは最終的に，カップルにおける性の満足度を高めることにある。しかし，ED治療に限らず，カップルの喜びを高めるということは，男女の関係性を良好に保つ良い手段となる。

　セックス・セラピーの目的は，単に性機能障害に対する治療を行うだけではなく，カップルにおける性の満足度を高めるということにある。カップルがお互いの満足度を高めるために，どのような性行為を行っているのか，アメリカの中高年男性を対象とした調査報告がある[1]。ガールフレンドやパートナーあるいはコマーシャルセックスワーカーとの性行為の内容は，フェラチオが35.1％，ペニスの腟への挿入は34.6％であり，最も多い行為として，フェラチオから腟挿入に至るパターンであった。女性から男性を満足させる行為としては，前戯としてのフェラチオが多かった。

　カップルが満足できるように実施するセックス・セラピーにおいては，心理的な側面はもちろん，前戯についての知識も深める指導をしながら，お互いが満足のできる性行為を完遂できるように，多面的にアプローチする必要がある。

男性の性の喜びを高めるための方法を以下に示すので参考にされたい。

❶ 前戯

時間をかけてじっくりと楽しむことが必要である。男性の性行為は射精に伴うオルガズムを最終目標にしがちであるが，そうではない。前戯の快感だけで十分に満足できることもあるということを知っておく必要がある。セックスは陰茎を腟に挿入することがすべてではなく，手や口を使って楽しむものであるという考え方を持つことが大切である。もちろん射精とそれに伴うオルガズムを迎えることを期待しながら前戯を楽しむことで，カップルの連帯感が増すであろう。そして，お互いが性感帯を刺激し合うことは，オルガズムを迎える前段階として重要である。

男性の性感帯は，耳，耳たぶ，唇，首筋，乳首，腋窩，背中，陰茎，陰囊，肛門周囲，太ももの内側，膝頭，足の指と意外に多く認められる。それ以外にも，刺激により心地良い感覚が出現する部位は性感帯と理解してよい。カップル間でお互いの性感帯を知ることも大切であり，気持ちのいい場所は，言葉に出して相手に伝えると良い。性感帯は指や舌を使って，ゆっくりと軽く刺激する。大半の男性は，それだけですでに完全勃起が出現しているはずである。ときには，口で吸うという刺激も効果的である。

刺激の順番に法則はないが，じらすということも大切で，性器から遠いところから刺激していく。最終的に性器を刺激するが，陰囊の皮膚も刺激に敏感である。やさしく陰囊を指や手のひらで触り，まさぐる感じが効果的である。肛門から陰囊につながる会陰部分も性感帯の強い場所である。陰茎への刺激は，フェラチオが効果的であろう。指を使ってやさしいグリップで陰茎を刺激するのも良く，フェラチオと使い分けることにより刺激度が増す。口肛性交いわゆるアナル舐めも有効な手段ではある

が，清潔の観点で言えば，どうしても腸内細菌を口内に飲み込むことになりかねず，衛生面において若干の注意が必要である。

　前戯においては，男性も女性に対して攻守交代で女性を喜ばせることが大事である。性行為は，男女の共同作業で満足度を高め合うものである。女性の性感帯を指や口で刺激するが，ときにはお互いがお互いの指や口で同時に刺激し合うのも良い。いわゆるシックスナインも効果的である。性器をお互いに舐め合うことについても抵抗感があるカップルもいるが，セックスにいわゆるタブーはなく，お互いが合意できて，好きだという気持ちがあれば，気持ちの良いことをすることに制限はない。ただし，清潔の観点からいえば，性行為の前にシャワーを浴びて，体や局所を洗っておくことは，一つのエチケットかもしれない。

　前戯による快感が高まると，男性は射精欲求が強くなり，ついには挿入という形をとる。しかし，場合によっては，前戯とフェラチオや手の刺激によって射精を迎えてしまうことがあるかもしれない。カップルがどこをゴールにしているかによって射精をコントロールするべきである。挿入し，射精を迎えることがお互いの最終目標であれば，前戯での射精はコントロールするべきである。しかし，たとえ前戯で射精に至っても，しばらくの休憩の後，再び勃起に至り，挿入し射精するという楽しみ方もある。

　女性にも，挿入される喜びはあるが，陰茎の挿入そのものではオルガズムを感じず，クリトリスの刺激によるオルガズムを重視するタイプの女性がいることも知っておく必要がある。この場合は，前戯によって一度オルガズムを感じると良い。その後，陰茎の挿入に至り，性交を楽しむと良い。慣れたカップルであれば，お互いの好み，オルガズムに至る経緯を知っているので，より楽しいセックスが可能である。

❷ 挿入

　お互いの気持ちが高まったら，いよいよクライマックスに向けて挿入で

ある。挿入にあたって大切なことは，女性の腟が十分に潤っているということである。この確認は大切である。男性は指を軽く腟口に当て，いわゆる愛液が出ていることを確認する。挿入の際にコンドームを使用する場合は，コンドームを着用中に勃起が衰える場合があるので，その間に女性は男性の乳首や陰嚢などを手で刺激すると良い。

　挿入時の体位も好みによる。最もオーソドックスなのは**正常位**である。女性が仰向けになり，足を開く。男性は女性の上に乗り，腟入口部に陰茎を導きゆっくり挿入する。女性の反応を見て，痛がるようなら無理に力を入れず，ゆっくり時間をかけて挿入する。完全に挿入が完了したら，**スラスト運動**である。いわゆる男性が腰を前後に動かす運動であるが，陰茎と腟を刺激し合うことになる。

　後背位も一般的に好まれる体位である。女性がうつ伏せになり尻を持ち上げ，男性が後ろから挿入するというものである。女性が横向けになり，お尻を突き出す体位で，男性も横向けで後ろから挿入する体位も後背位のバリエーションの一つである。身体への負担が少なく楽な体位である。その他，いろいろな体位が考案されているが，好みによって，途中で体位を変更するのも良い。

　男性は射精が近づくとスラスト運動を激しくし，陰茎の刺激を強く求めるようになる。最後に射精に至ると，男性はオルガズムを感じる。女性もその動きと射精のクライマックスの動きに反応してオルガズムを迎えることになる。しかし，射精に合わせて女性もオルガズムを毎回感じるというわけではない。それぞれのオルガズムのタイミングがずれることもある。射精のコントロールができる男性は，女性の反応を見ながらお互いのオルガズムのタイミングを計ることができる。しかし，男性は射精をコントロールすることが困難な場合も多い。クライマックスの迎え方についても，男性が満足したことで幸せを感じる女性もあり，この点についてもお互いがよく話し合い，また，実際の行為を重ねるうえで，体得していくことが大切である。

　最初に述べたように，性行為は最終的に，カップルにおける性の満足

度を高め，男女の関係性を良好に保つ手段としてお互いが作り上げていく共同作業であるので，セックス・セラピーにおいてもこの点を常に念頭に置いて指導すべきである。

（永井　敦）

参考文献
1) Milrod C, Monto M. Older Male Clients of Female Sex Workers in the United States. Arch Sex Behav. 2017; 46(6): 1867-76

索引

●あ
アセクシュアル　　　　　62
アメリカ食品医薬品局　200, 210, 420
アメリカ心理学会　　　325
アメリカ精神医学会　　52
アルコール　　　　　　418
アルツハイマー病　　　412
アンドロゲン　　289, 419
アンドロゲン除去療法　423

●い
異性愛主義　　　　　　334
異性装障害　　　　　　352
異性への関心　　　　　258
依存　　　　　　　　　178
一般医療者の支援　　　359
一般医療従事者による性相談の3原則　　　　　356
イメージ療法　　　　　182
陰圧式勃起補助具　233, 234, 308, 390
陰茎海綿体　　　　　　50
陰茎海綿体注射　　　　234
陰茎形成術　　　　　　393
インターネット　141, 253, 259
インタラクティブセックス　　　　　　　　431
インテイク　152, 167, 185, 192
インテイク用紙例　　　156
インフォームド・コンセント　　　　　　　　271
陰部神経　　　　　　　39
陰部神経ブロック　　　213

●う
ウィッグ　　　　353, 363
うつ状態　　　　　　　223
運動　　　　　　　　　322

●え
会陰　29, 33, 201, 285, 433
会陰損傷　　　　　　　382
エゴグラム　　　　　　116

エストラジオール　301, 302
エストリオール　　301, 302
エストリオール軟膏　　211
エストロゲン　34, 207, 282, 301, 419
エストロゲン欠乏　201, 301
エディプス・コンプレックス　　　　　　　　226

●お
黄体期　　　　　　　　34
黄体ホルモン　　　　　282
オーラルセックス　256, 368, 370
オキシトシン　207, 288, 290, 317
オナニー　　　　　　　11
親に対するカウンセリング　　　　　　　　244
オルガズム　29, 40, 44, 184, 200, 288, 439, 440
オルガズム障害　　94, 108
オルガズム痛　　　　　40

●か
回復期　　　　　　　　41
海綿体注射　　　　　　233
鏡のエクササイズ　　　363
核家族化　　　　　　　259
仮性包茎　　　　　　　393
家族療法　　　　　　　182
学校現場　　　　　　　259
カップル・カウンセリング　　　　　　　　26
カテーテル　　　　　　404
カプラン　　25, 38, 41, 46, 53, 95, 118, 188, 221, 226, 238
カミングアウト　　　　342
加齢　　119, 200, 315, 319
加齢男性性腺機能低下（LOH）症候群　228, 258, 304
感覚集中訓練　　　　　95
感覚焦点法　　　　　　330

看護師の認知面の自己アセスメントモデル　　128
漢方薬　　　　　　　　307
癌末期　　　　　　　　317

●き
キシロカイン®　　211, 302
逆行性射精　310, 389, 392
胸髄損傷　　　　　　　406
許可　　　　　　125, 359
挙児希望　　154, 192, 267
禁煙　　　　　　　　　273
緊急避妊　　　　254, 264
近親姦　　　　　　　　352
近親姦恐怖　　　215, 226
キンゼイ　　　24, 43, 85
キンゼイ報告　　　　　43

●く
苦痛性愛障害　　　　　346
クライエント中心療法　85
クラミジア　256, 264, 369, 370
グリップ　　　　　　　218
クリトリス（陰核）　29, 188
クリトリスの立体構造　30
グループ・カップルセラピー　　　　　　　　86
グループセッション　　90
グループ療法　　　86, 90

●け
ゲイ　　　　　　325, 332
経口避妊薬　　　　　　419
頸髄損傷　　398, 401, 406
系統的脱感作　　　　　94
ケーゲル体操　187, 195, 205
ゲシュタルト療法　85, 182
月経困難症　　　　　　250
月経前症候群　　　39, 251
月経痛　　　　　　　　250
月経の消失　　　　　　376
健康寿命　　　　　　　311

●こ
降圧薬　　　　　419, 421

抗アンドロゲン剤 354	ジェンダー・アイデンティティ 336	消退期 46
抗うつ薬 415, 422	ジェンダーバイアス 28, 37	小児性愛障害 351
抗けいれん薬 212	子宮頸がんの手術範囲 379	女子の性欲 262
高血圧 421	子宮喪失 383	処女膜 29, 192
高血圧治療ガイドライン 424	子宮内精子注入法 294	処女膜強靭 206, 385
高原期 40, 44	子宮内避妊具 254, 299	女性観 82
口腔性交 438	子宮内膜症 114, 202, 250	女性器の構造 30
口唇性交 343	自己女性化性愛 353	女性性機能質問票 144
抗精神病薬 409, 413, 422	痔疾 285	女性性機能障害 207
向精神薬 418	支持的カウンセリング 117	女性性機能不全 105, 184
交通事故 398	思春期 228, 250	女性性機能不全の診断基準 56
更年期障害 299	思春期(女子) 250	女性のオルガズム障害 57, 59, 94, 184, 200
更年期様症状 377	思春期(男子) 257	女性の性機能に関する指標 148, 288
後背位 433, 434, 440	思春期妊娠 253	女性の性的関心・興奮障害 56, 199
興奮期 39, 44	自然家族計画法 32	女性の性的興奮の障害 188
興奮障害 94	持続勃起症 418	女性の性反応を抑制する薬物 113
肛門性交 337, 343, 372	下着泥棒 352	ジョンソン 24, 38, 53, 190, 221
高齢者 389	失禁 399, 401	シリンジ法 269, 278
国際疾病分類 9	シックスナイン 439	シルデナフィル 88, 234
国際人口開発会議 11	児童期 246	心因性ED 120, 222, 279
国際性機能学会 309	児童虐待防止法 246	心因性射精障害 238
心の性別 336	自認の性 263	心因性勃起不全 89
骨盤・性器の疼痛と挿入の障害 57, 59	自費診療 83	人工肛門(ストーマ) 129, 134, 358, 363, 384, 405
骨盤痛 197, 203	シムスの体位 435, 436	人工授精 294
子どもに対するカウンセリング 244	射精 44, 241, 439	人工妊娠中絶 11, 255
個別的アドバイスの提供 132, 360	射精コントロール 238, 239	身体権 16, 280
コミュニケーション 431	射精障害 118, 236, 390	身体障害 394
コミュニケーションの失敗 122	射精障害診断への流れ 237	身体的老化 316
コンドーム 256, 264, 299, 332, 367, 372	射精障害の種類とその頻度 278	身体の性 263
コンドーム・マス法 96, 220	射精遅延 64, 94, 237, 238, 239, 310	心的外傷後ストレス障害 110
●さ	射精のメカニズム 49	心理カウンセリング 137
サプリメント 322	射乳反射 288, 289, 290	心理教育 410
三環系抗うつ薬 212, 416, 418	周産期 280	心理職 136
産後 284, 288	羞恥心への配慮 172	●す
産後セックスレス 285	集中的治療 135, 360	スーパーヴィジョン 78
産褥期の性交痛 289	手術痕 363, 379, 383	スクイーズ・テクニック 239
三相サイクル理論 54	術後無精子症 392	ストップ・スタート法 94, 239
●し	授乳 286, 290	
死 312, 317	潤滑液 301	
	潤滑剤 289, 316	
	潤滑ゼリー 194, 302	
	循環型 41	
	少子高齢化 272	

索引

443

スポイト法	269, 278	
スマートフォン	253, 259	
スラスト運動	236, 262, 440	

●せ

性感染症	256, 260, 263, 367
性感染症リスクの軽減	372
性感帯	38, 39, 438
性機能障害	8
性機能障害の診断の進め方	93
性機能に影響を及ぼす主な疾患や治療	357
性機能不全	8
性機能不全分類	52
性教育	253, 259, 260
性恐怖	108, 248
性嫌悪	108
性嫌悪症	94, 214
性嫌悪障害	60, 68
性交	190
性行為	439
性交痛	105, 107, 108, 287, 288, 301, 315, 316, 392, 432
性交痛の原因となりうる疾患	114
性交疼痛	94, 197, 376
性交頻度	313
性指向	263, 336
性指向と性自認の自由	10
性自認	336
正常位	433, 434, 440
生殖医療	265, 293
精神疾患	407
精神療法	94, 191
性成熟期	265
精巣サイズ	260
精巣内精子採取術	391, 392
精通	261
性的外傷	110
性的虐待	246, 291
性的恐怖	121
性的行為の強要	120
性的興奮	39, 105, 199
性的興奮のメカニズム	47
性的サディズム障害	351
性的少数者	324
性的被害	110, 246
性的暴行	110
性的マゾヒズム障害	350
性同一性障害	336, 353
性の健康	10, 271
性の健康世界学会	9
性の権利	15
性の権利宣言	11, 13
性別違和	336, 353
性別適合手術後の性交	344
性暴力	110, 291
性欲障害	94, 279
性欲相	46, 427
性欲低下	86, 94, 108, 289
性欲の差	316
セーファーセックス	332, 343
脊髄障害者	401, 402
脊髄損傷	200
セクシュアル・マイノリティ	262, 324
セクシュアルヘルス	10
セックス・カウンセラー	74
セックス・カウンセリング	26, 130
セックス・セラピー	8, 81
セックス・セラピスト	73
セックスレス	105, 147, 215, 225, 269, 312, 316, 353, 436
セックスレスの構造	107
窃視障害	347
窃触障害	350
セマンズ法	94
セルフ・タッチング	186
セロトニン	207
セロトニン・ノルアドレナリン再取り込み阻害薬	415
センセート・フォーカス	94, 95, 186, 224, 330
選択的セロトニン再取り込み阻害薬	222, 309
前立腺がん	234, 307, 390, 423

●そ

双極性障害	408
早産リスク	284
早産率	284
早朝勃起	230
挿入	439
挿入障害	108, 114, 191, 203, 267
早漏	66, 94, 221, 238, 309

●た

ターンオフ	223
ターンオフ・メカニズム	226
第3世代認知行動療法	91
体位	281, 405, 440
体位バリエーション	432
ダイエット	252
体外受精	271, 273, 294
タイミング法	279
タッチング	96, 186, 189
男子の性欲	262
男女二元論	29
男女の意識のズレ	105
男性オルガズム障害	65
男性化徴候	258
男性観	82
男性更年期障害	258, 304
男性性器	45
男性性機能障害	116
男性性嫌悪症	215
男性の性欲低下障害	61, 225, 309
男性不妊症	272
男性ホルモン	228, 258, 301, 304
男性ホルモン補充療法	230, 307

●ち

痴漢	110, 350
腟潤滑	94, 282, 301
腟潤滑液	203, 315
腟潤滑剤	376
腟ダイレーター	194
腟内射精障害	218, 237, 239, 261, 278, 310

知的能力障害	411	
中絶	285	
中年期(女性)	297	
中年期(男性)	303	
直腸がん	134, 358, 392	
遅漏	238, 278	

●て
低酸素性愛	351
低用量ピル	208, 251, 299
テイラー症候群	203
テストステロン	207, 227, 230, 301, 307, 320, 376
テストステロン製剤	340
テストステロン補充療法	30, 234, 307, 392
転移感情	135
てんかん	104

●と
統合失調症	98, 408
盗撮	348
同性愛	326
同性愛者	368
東大式エゴグラム	116
糖尿病	231
東邦大式性嫌悪質問票	145
読書療法	90
ドパミン	207
トラウマ	282, 284, 291
トランスジェンダー	336

●に
二次性徴	228, 257
二分脊椎	401, 402
日本がん・生殖医療学会	271
日本産科婦人科学会	273, 295, 296
日本性科学会	73, 79, 105, 108, 132, 135, 155, 189, 191, 194, 197, 199, 267, 296, 312
日本生殖医学会	295
日本不妊カウンセリング学会	266
乳がん	302, 373
乳児院	255
乳幼児栄養調査	286
乳幼児期	244

尿失禁	380, 403, 404
妊娠	196
妊娠・出産	280
妊娠中絶率	298
妊娠中の性交	283
妊娠反応検査	254, 255
認知行動療法	84, 88
認知症	412
認知症高齢者	317
妊孕性	256, 381
妊孕性低下	250
妊孕性の喪失	383, 384

●の
覗き	348
望まざる妊娠	263
ノルアドレナリン	207, 418
ノルアドレナリン作動性・特異的セロトニン作動性抗うつ薬	418
ノルエピネフリン	207
ノン・エレクト法	94, 97, 120, 224

●は
ハーム・リダクション	333, 335
バイアグラ®	210, 234, 419
バイセクシュアル	325, 326, 368
排卵日ED	120
ハヴィガースト	312
ハヴロック・エリス	24
パニック障害	100
パニック発作	410
パラフィリア	346
パラフィリア障害	345, 346, 412

●ひ
ピストン運動	188, 190
泌尿器科手術	389, 393
避妊	33, 254, 263, 367, 419
肥満	273, 322
秘密の保持	168
非用手的マスターベーション	218
ピンポン感染	256, 368

●ふ
不育症	285
フーナーテスト	278
フェティシズム障害	352
フェラチオ	437, 438
不感症	188
婦人科手術	378
二人目不妊	285
物質・医薬品誘発性性機能不全	414
不妊(女性)	265
不妊(男性)	272
不妊症	265, 272
不妊治療	265
不妊の原因	237, 369
部分性愛	352
プライバシーの尊重	365
ブリッジ・テクニック	42, 94, 97, 188
フリバンセリン	200, 210, 420
フロイト	24
プロゲステロン	34, 207, 282
プロスタグランジンE_1	234, 308
プロステーシス挿入術	233, 235
プロラクチン	207, 286

●へ
平均寿命	311
閉経	105, 211, 298
閉経後	301, 315
ペニス	195
ヘルシー・イリュージョン	363
ヘルペス	368
便失禁	403, 405

●ほ
包茎	261
包茎手術	220, 392
勃起	44
勃起機能改善薬	302
勃起障害	62, 94, 118, 222, 230, 279, 308, 419, 421, 437

勃起神経 389
勃起のメカニズム 48, 230
ボディイメージ 358, 374, 391
母乳 285
ホルモン補充療法 94, 108, 202, 300, 302

●ま
マスターズ 24, 38, 53, 190, 221
マスターズ報告 43
マスターベーション 27, 34, 94, 186, 236, 244, 261
マスターベーショングッズ 430
マリタル・セラピー 92, 225, 270
マリッジ・カウンセリング 185, 198
マルチモーダルセラピー 86

●み
未完成婚 88, 278, 279
看取りの中の性 318

●む
無月経 252
夢精 261
無性愛者 62
無精子症 392
無反応期 46

●め
メール相談 141
メジャー・トランキライザー 104
メタボリック症候群 319

●も
モーニングアフタピル 254
問診 112
問診票(男性不妊) 275
モントリオール宣言 13

●や
薬剤性ED 421
薬剤性高プロラクチン血症 413

●よ
要介護高齢者の性とケア 314
予期不安 222
抑うつ障害 407
抑うつ症状 408
欲求不満 309
四環系抗うつ薬 416, 418

●ら
ラップフィルム法 221
卵巣機能の喪失 382
卵巣機能の低下 376, 377
卵胞ホルモン 282

●り
離婚 383, 398
リプロダクティブヘルス・ライツ 10, 271, 280
流産 285

●れ
冷感症 188
レイプ 351
レズビアン 325, 329
恋愛経験 122
恋愛性転移 140
恋愛妄想 409

●ろ
老化現象 319
老年期(男性) 318
老年期(女性) 311
露出障害 349
ロストペニス感 40

●わ
ワギニスムス 36, 59, 90, 108, 114, 203, 267

●A
A. Beck 85
A. Ellis 85
A. ラザルス 86
AASECT 74, 80
ABCDEモデル 85
Addyi® 210
AID 294
AIDS 264, 370
AIH 294
AMSスコア 229, 305
Annon 123
ART 265
autogynephilia 353

●B
Beckの認識療法 128
BMI 273

●C
C. Rogers 85
CFNM 349
cGMP 230, 234
co-mother 281

●D
Davydov法 386
Declaration of Sexual Rights 11
dry orgasm 389
DSM-Ⅳ 53, 191
DSM-Ⅳ-TR 53
DSM-5 52, 56, 61, 191, 414
DV 147
DVT 299

●E
EAUガイドライン 424
EC 255
ED 118, 230, 308, 419, 421, 437
ED治療のアルゴリズム 233
ED治療薬 320, 419
ED診療ガイドライン 230, 423
EMDR 182
Erectile Disorder 62
Erectile Dysfunction 63

●F
F. Perls	85
FDA	200, 210, 420
Flibanserin	200, 210, 420
FSD	207
FSD分類	60
FSFI	60, 148, 288
FTM	263, 336, 342

●G
GnRH	287
GnRHアゴニスト	271
GSM	211
G-スポット	31, 34, 36

●H
HBVワクチン	256
hCG療法	230
HIFU	213
HIV	332, 335, 370
HIV感染	264
HPV	371
HPVワクチン	256, 371
HRT	202, 300, 302
Hutchinson 3徴候	370

●I
ICD-10	9, 53, 347
ICPD	11
ICSI	273
IUD	254, 299
IUI	294
IUS	285, 299

●J
J. Rousseau	345

●L
LEP	251, 299, 419
LGB	325
LGBT	263
LOH症候群	228, 258, 304
LOVE	26

●M
MTF	263, 336, 343

●N
NaSSA	416, 418
nebivolol	424

●O
OC	251, 299

●P
Paraphilia	346
Paraphilic disorder	346
PDE5阻害薬	200, 209, 233, 234, 279, 302, 307, 308, 320, 423, 424
PLISSITモデル	123, 359
PTSD	110
P-スポット	31, 34

●Q
QOL	123, 270, 420

●R
RIA法	305
Ruge法	386

●S
seminal emission	49
serosorting	333
sexual disorder	8
sexual dysfunction	8
Sexual Rights	15
SMプレイ	351
SNRI	208, 212, 415, 416
SNS	256, 259
Society of Sexual Medicine	66
SOGI	10
SSRI	208, 222, 238, 309, 413, 415, 416
STI/STD	256

●T
TEG	116
TESE	391

●W
WAS	9
WHO	10

性機能不全のカウンセリングから治療まで
セックス・セラピー入門
定価（本体 4,500 円＋税）

2018 年 5 月 1 日　第 1 版第 1 刷発行

編　集　日本性科学会

発行者　福村　直樹
発行所　金原出版株式会社
　　　　〒 113-0034 東京都文京区湯島 2-31-14
　　　　電話　編集 (03) 3811-7162
　　　　　　　営業 (03) 3811-7184
　　　　FAX　　 (03) 3813-0288　　　　　　©日本性科学会, 2018
　　　　振替口座　00120-4-151494　　　　　　　　　検印省略
　　　　http://www.kanehara-shuppan.co.jp/　　　Printed in Japan

ISBN 978-4-307-30136-7　　　　　　　　　　　印刷・製本／横山印刷
　　　　　　　　　　　　　　　　　　　　装丁・本文デザイン／クワデザイン

JCOPY ＜出版者著作権管理機構 委託出版物＞
本書の無断複製は著作権法上での例外を除き禁じられています。複製される場合は，そのつど
事前に，出版者著作権管理機構（電話 03-3513-6969，FAX 03-3513-6979，e-mail：info@jcopy.or.jp）
の許諾を得てください。

小社は捺印または貼付紙をもって定価を変更致しません。
乱丁，落丁のものは小社またはお買い上げ書店にてお取り替え致します。